Ministère de l'Emploi et de la Solidarité
Haut Comité de la santé publique

La santé en France 1994-1998

Septembre 1998

Haut Comité de la santé publique

Président : le ministre de l'Emploi et de la Solidarité

Membres de droit : le directeur général de la Santé, le directeur des Hôpitaux, le directeur de la Sécurité sociale, le directeur de la Caisse nationale d'assurance maladie des travailleurs salariés, le directeur général de l'Institut national de la santé et de la recherche médicale, le directeur de l'Ecole nationale de la santé publique.

Membres : Adrien Bedossa, Maryvonne Bitaud-Thépaut, Étienne Caniard, Jean-François Dodet, Pierre Ducimetière, Gilles Errieau, Bertrand Garros, Daniel Gautier, Michel Ghysel, François Grémy, Pierre Guillet, Albert Hirsch, Claude Huriet, Arnold Munnich, Guy Nicolas, Philippe-Jean Parquet, Jean-Daniel Rainhorn, Jean-Claude Sailly, Roland Sambuc, Maurice Tubiana.

Vice-président : Pierre Ducimetière

Rapporteur général : Guy Nicolas

Secrétaire général : Joël Ménard, directeur général de la Santé

Secrétaire général adjoint : Geneviève Guérin

ISBN : 2-11-004146-3

Préface

Les Français se portent bien. De mieux en mieux même. Il faut s'en réjouir. Ce second rapport du Haut Comité de la santé publique le démontre : depuis 1991, l'espérance de vie s'est accrue de près d'une année et la mortalité des personnes âgées de moins de soixante-cinq ans diminue régulièrement. C'est un progrès incontestable qui place notre pays parmi les nations privilégiées, et enviées, du point de vue sanitaire.

Une recherche médicale reconnue au plan international, des établissements hospitaliers bien dotés en matériel, des médecins en nombre suffisant ainsi que l'existence d'une sécurité sociale qui reste très performante, participent à l'amélioration de notre état de santé. Le résultat est perceptible. Les maladies cardio-vasculaires et le sida, pour ne citer que ces deux-là, bénéficient d'une meilleure prise en charge. Le nombre des décès qui leur sont imputables recule.

Le Haut Comité pointe aussi des zones d'ombre. Il convient de ne pas les éluder. En premier lieu, la faiblesse des actions de prévention au profit du tout curatif. C'est le malade qui domine dans notre système de soins. Pas le bien portant qui n'aspire pourtant qu'à le rester. La tendance doit s'inverser. Le système de prise en charge ne doit pas attendre que la maladie se déclare. Il doit la prévenir.

Disons-le clairement, seule une évolution des mentalités, une révolution, y contribuera. Le mot n'est pas trop fort tant les habitudes d'un autre temps semblent profondes. Le passage vers une médecine moderne, pas forcément plus coûteuse mais assurément plus efficace, est à ce prix. Au milieu du système, on doit trouver l'usager, pas le médecin, mais le médecin à ses côtés.

D'autres zones d'ombres demeurent. Laissons les chiffres parler. Ils nous montrent que le tabagisme, l'alcoolisme, le suicide des adolescents et les accidents de la route forment à eux quatre les principaux responsables de la surmortalité dans notre pays. Autant de fléaux qui peuvent être combattus par la prévention, autrement dit par l'information du public et l'éducation à la santé, en particulier des jeunes. C'est ce travail de fond, basé sur la persuasion et peut-être la sanction, qu'il nous faut entreprendre au plus vite pour continuer à gagner quelques années de précieuse vie.

Ces opérations de sensibilisation ne doivent pas nous faire oublier l'utilité, elle aussi préventive, des campagnes de dépistage des cancers (notamment de l'utérus, du sein et du colon) et de l'hépatite C qui, chaque année, apportent leur lot de souffrances. Enfin, les études menées sous l'égide du Haut Comité témoignent de l'intérêt croissant que les Français portent aux maladies liées à l'environnement, à la présence d'amiante par exemple, ou à la dégradation des conditions de travail comme la persistance du chômage ou de la précarité. La santé est un tout.

Avec la publication du présent rapport, mais également des enquêtes publiées dans la presse à partir des données fournies par le ministère de la Santé, nous entrons dans l'ère de la démocratie sanitaire. Celle où la discussion sur les priorités en matière de santé publique, et les choix qui en découlent, ne resteront plus l'apanage d'une poignée d'experts mais s'ouvriront aux citoyens attentifs.

Alors, lançons le débat. Que les États généraux de la santé, qui s'organisent dans les régions, soient l'occasion pour chacun d'entre nous de s'informer, de comprendre, d'exprimer ses interrogations et son point de vue. Je souhaite que, de toutes parts, me parviennent des « cahiers de santé » qui seront autant de « cahiers de doléances » pour élaborer ensemble l'avenir de notre système de soins.

Bernard Kouchner
Secrétaire d'État à la Santé

S O M M A I R E

Avant-propos

Publié en 1994, le rapport *La Santé en France* du Haut Comité de la santé publique a immédiatement connu un grand succès. Pour la première fois, une analyse de la situation de l'état sanitaire de la population était proposée, fondée sur le travail collectif de très nombreux experts et synthétisée dans la première partie du rapport général. Il convient de remarquer d'emblée l'intérêt pédagogique et didactique de cet ouvrage. La santé publique, carrefour de nombreuses disciplines, utilise des concepts qui ne vont pas de soi. Peut-être le concept le plus difficile à cerner est-il celui même de santé ! Peut-on dire aussi facilement « l'état de santé de la population s'améliore » que l'on dit « je suis actuellement en bonne santé » ? Parler de la santé d'un groupe ou d'une population, c'est implicitement se référer à un modèle de santé qui pourrait par exemple mettre l'accent sur la longévité de ses membres, ou sur la rareté des déficiences constatées, ou sur la qualité de vie et le développement personnel de chacun… ou qui tenterait de mêler l'ensemble de ces attributs… Une conséquence importante de ce questionnement est que l'ensemble des ressources mobilisées par une population en faveur de sa santé (c'est-à-dire le système de santé) ne se réduit pas à celles destinées aux seuls soins des personnes « malades » (c'est-à-dire le système de soins) même si ce dernier représente la part la plus évidente, la plus éthiquement nécessaire du système de santé. De telles questions ont longtemps paru théoriques et sans conséquence à une grande partie de la population, dont la majorité des professionnels du système de soins, tant que le volume des ressources engagées par la collectivité demeurait supportable, et ne semblait pas menacer les principes mêmes du fonctionnement de la protection sociale et tout particulièrement le principe de solidarité. Depuis quelques années nous avons atteint la limite supportable, les ressources ne peuvent plus augmenter, aussi n'est-il pas surprenant que ces questions soient au cœur des débats très concrets et très actuels concernant l'avenir de la protection sociale et la réforme du système de santé.

À partir du moment où la satisfaction des besoins de santé de la population peut apparaître comme l'objectif déclaré du système de santé, l'offre de soins, longtemps considérée comme un but en soi, pourrait alors devenir l'objet d'une régulation et un débat doit être ouvert sur ce point essentiel.

Encore est-il nécessaire d'être en mesure de définir les « besoins de santé » de la population ! Il n'y a évidemment aucune situation d'absolue référence qui permette d'asseoir une définition du concept de « besoins ». Tout au plus pouvons-nous parler d'un processus, ou d'un cheminement, qui, à partir de constatations sur l'état de santé actuel dans toutes ses dimensions conduirait, par comparaisons dans le temps et dans l'espace, à la formulation de « problèmes de santé ». Si l'on imagine que le processus démocratique puisse se poursuivre par la mise en évidence de problèmes prioritaires pour lesquels des objectifs seraient fixés, on s'aperçoit alors que définir les besoins de santé de la population équivaut à construire une politique de santé. C'est ce cheminement que décrivait le Haut Comité de la santé publique dans son rapport de décembre 1992 *Stratégie pour une politique de santé* qui demandait que la démarche soit pluraliste, ambitieuse mais réaliste, soucieuse de mise en cohérence et sensible aux aspects concrets et de faisabilité.

Dans cette perspective, faire périodiquement un rapport sur l'état de santé de la population c'est analyser les progrès enregistrés dans la définition, l'application et l'évaluation de la politique de santé. Le rapport de 1994 du HCSP anticipait bien entendu sur une telle articulation. En montrant l'existence de menaces de détérioration de l'état de santé dans notre pays en dépit d'un niveau élevé des dépenses de santé, il annonçait la nécessité de faire des choix de santé publique, une autre manière d'appeler de ses vœux une politique de santé, politique qui, aujourd'hui, reste encore à construire.

La plupart des pays comparables à la France et en particulier les pays européens sont confrontés à des problèmes semblables, même si leur système de santé et les solutions qu'ils tentent de mettre en place diffèrent largement. Aussi n'est-il pas étonnant que la rédaction de rapports sur l'état de santé (nationaux, dans certains cas régionaux comme en Allemagne et en Espagne) soit à l'ordre du jour. Le Royaume-Uni, la Finlande, la Suède, les Pays-Bas ont réalisé au moins un rapport de ce type dans les années quatre-vingt-dix. Ils ont adopté des points de vue très proches en ce qui concerne les diverses acceptions du concept de santé.

Deux points apparaissent essentiels et semblent aujourd'hui être reconnus par tous les experts :
– l'état de santé de la population dépend de nombreux déterminants et la connaissance de ces déterminants est l'un des objets de la recherche biologique, médicale et en santé. Aux déterminants endogènes recouvrant l'hérédité et les facteurs personnels acquis s'ajoutent des facteurs collectifs touchant l'environnement, le mode de vie, les interactions sociales… et bien entendu l'état des techniques médicales de prévention, de soins et de réhabilitation. C'est par son intervention sur les déterminants modifiables que la politique de santé peut explicitement contribuer à l'amélioration de l'état de santé de la population ;
– le fonctionnement du système de santé n'est pas fermé. En fait, au-delà de ses déterminants propres, la santé dépend largement des conditions générales de vie de la population aux plans démographique, économique, social et culturel. L'état de santé est donc également soumis à l'influence des politiques menées dans ces domaines.

On conçoit la complexité d'une analyse systémique qui tiendrait compte d'aussi nombreuses interactions. On conçoit également la difficulté de construire un rapport sur l'état de santé de la population qui ne soit pas seulement descriptif, mais qui soit également susceptible de jouer un rôle actif dans la structuration d'une politique de santé. Ainsi dans plusieurs pays, une certaine diversification dans la forme et le contenu des rapports se dessine ; à un rapport pluriannuel s'ajoutent par exemple des rapports réalisés sur des thèmes particuliers.

Depuis son rapport de 1994, le Haut Comité s'est dirigé résolument dans cette voie. Que ce soit à la demande spécifique du ministre chargé de la Santé ou par les travaux adressés depuis 1996 à la Conférence nationale de santé et au Parlement, le Haut Comité de la santé publique s'est livré à l'analyse fine de secteurs spécifiques du système de santé qui chaque fois pose et repose la question de la définition d'une politique de santé cohérente.

Dans le dernier chapitre de synthèse « *il faut donner droit de cité à la santé publique* », le rapport 1994 du HCSP déclarait « *Malgré les réticences et les obstacles, le développement de la santé publique est possible* ». La deuxième partie du rapport répondait directement à cette affirmation en montrant la voie. Un effort de consultation d'experts de la santé sans précédent dans notre pays a conduit à l'identification de problèmes et de déterminants de santé prioritaires et à la proposition d'indicateurs, complétées dans un second temps par l'établissement d'objectifs. Réalisée dans le cadre d'une coopération entre la DGS et le HCSP, cette consultation a eu un impact très important. C'est à partir de ses propositions que les Conférences régionales de santé ont établi les priorités régionales débouchant dans certains cas sur des Programmes régionaux de santé. C'est à partir de l'identification de problèmes de santé et de déterminants prioritaires, repris dans le rapport du HCSP à la première Conférence nationale de santé en 1996, que cette dernière a établi sa liste de priorités de santé publique en direction du Parlement.

Il est apparu au HCSP que quatre à cinq ans après la rédaction du rapport *La Santé en France*, il était opportun d'examiner la situation actuelle des indicateurs qui avaient alors été proposés. C'est ainsi qu'ont été définis les contours d'un « rapport d'évolution » qui permettrait de poser quelques jalons en direction d'une évaluation *a posteriori* d'une politique publique de santé. À la fin d'un deuxième mandat (1995-1998) et bien que disposant de moyens limités, le Haut Comité de la santé publique propose un constat qui permet de relancer les débats ouverts dans la deuxième partie du rapport de 1994. Il ne s'agit pas d'atteindre quelque exhaustivité que ce soit en réalisant un annuaire statistique mais bien de poursuivre dans la voie didactique amorcée en 1994.

La deuxième partie du rapport de 1994 précisait : « *Il ne suffit pas de proposer des objectifs de réduction des problèmes de santé. Il est aussi nécessaire d'organiser les conditions qui permettront aux institutions et aux professionnels de contribuer à la réalisation des objectifs et aux individus, aux familles et aux communautés d'améliorer leur santé* ».

Le plan du présent rapport s'inspire très largement de cette remarque. Dans une première partie il est apparu utile de brosser en quelques pages un tableau de l'évolution du contexte de la situation sanitaire en France durant la période 1994-1998, tant les aspects démographiques, économiques et sociaux, politiques et institutionnels... jouent un rôle important. Les opinions et perceptions de la santé par la population constituent un autre élément dont on doit tenir compte et leur évolution entre 1992 et 1997 est discutée essentiellement à partir des résultats des deux enquêtes par sondage réalisées à ces deux dates par le Crédoc à la demande du HCSP.

L'évolution de l'état de santé constitue une seconde partie au cours de laquelle sont successivement abordées l'évolution des indicateurs de santé et celle des déterminants de la santé.

Enfin dans une troisième partie trois exemples de problèmes d'organisation du système de santé en débat depuis plusieurs années dans notre pays seront évoqués.

Pierre Ducimetière
Vice-président

PREMIÈRE PARTIE

Le contexte de la situation sanitaire

C H A P I T R E U N

Les dimensions démographique, économique et sociale, politique…

Depuis la publication du premier rapport du HCSP, plusieurs évolutions de natures différentes sont intervenues en France, modifiant parfois profondément le contexte de la situation sanitaire. Ce premier chapitre est donc consacré à un rappel de ces évolutions pour permettre une meilleure analyse et une mise en perspective plus précise des données sur l'état de santé présentées ensuite. Quatre aspects sont abordés. Le premier porte sur les évolutions démographiques, le deuxième est consacré aux évolutions économiques et sociales, le troisième aux changements dans le domaine politique et institutionnel et le quatrième à la dimension européenne de la politique de santé.

La dimension démographique

La fécondité et les naissances se redressent depuis 1995

Depuis le début des années quatre-vingt-dix, la fécondité française a connu une évolution assez irrégulière (tableau 1). Alors que l'indicateur conjoncturel de fécondité s'était stabilisé entre 1985 et 1992 à un niveau voisin de 1,8 enfant par femme, il a connu une chute brutale en 1993 et 1994, atteignant 1,65 enfant par femme. À partir de 1995, cet indicateur s'est légèrement redressé, mais

Tableau 1 **Indicateur conjoncturel de fécondité**
(naissances pour 100 femmes)

	Naissances
1980	194,5
1985	181,4
1990	177,7
1993	165,4
1994	165,4
1995	170,2
1996	172,2
1997	171,0

Lecture : 100 femmes qui présenteraient à tous les âges, tout au long de leur vie, les conditions de fécondité de l'année 1997, mettraient au monde 171 enfants.
Source : Insee, statistiques de l'état civil.

son niveau en 1997 (1,71 enfants par femme) est encore loin de celui observé il y a dix ans.

Il est tentant de mettre cette évolution en relation avec les fluctuations du cycle économique depuis le début de la décennie. Plus précisément, une corrélation semble apparaître entre les variations de la fécondité et celles du « moral » des ménages, mesuré par les indicateurs des enquêtes de conjoncture auprès des ménages. L'analyse de la fécondité selon l'âge confirme que les comportements de fécondité ont connu des inflexions conjoncturelles. Jusqu'en 1992, la stabilité de l'indicateur global de fécondité résultait d'une baisse des taux de fécondité avant 30 ans et d'une hausse des taux de fécondité après 30 ans, ces deux évolutions s'observant de façon régulière depuis le début de la décennie quatre-vingt-dix. En 1993 et 1994, on a assisté à une accélération de la baisse des taux de fécondité aux âges jeunes et à une stagnation des taux de fécondité après 30 ans, ces deux mouvements contribuant à la baisse importante du taux global de fécondité. La remontée de la fécondité à partir de 1995 s'explique par le retour des tendances de long terme : baisse des taux de fécondité avant 30 ans, accompagnée d'une forte hausse après 30 ans (tableau 2).

L'évolution du nombre des naissances, qui résulte des variations de la fécondité mais aussi de celles du nombre de femmes en âge d'avoir des enfants, est elle aussi irrégulière. Alors que 800 000 enfants environ étaient nés en 1980, le nombre de naissances n'était plus que de 711 000 en 1994. Depuis 1995, il oscille entre 725 000 et 735 000, l'année 1997 marquant un point bas (tableau 3).

Tableau 2 **Fécondité selon l'âge**
(naissances pour 100 femmes)

	Total	dont 15-29 ans	dont 30 ans et plus
1980	194,5	141,8	52,7
1985	181,4	124,9	56,5
1990	177,7	110,7	67,0
1993	165,4	98,3	67,1
1994	165,4	96,2	69,2
1995	170,2	96,5	73,7
1996	172,2	95,2	77,0

Lecture : 100 femmes, qui présenteraient à tous les âges, tout au long de leur cycle de vie, les conditions de fécondité de 1996, mettraient au monde 172,2 enfants, dont 95,2 entre 15 et 29 ans et 77 à partir de 30 ans.

Source : Insee, statistiques de l'état civil.

Tableau 3 **Nombre de naissances**

	Naissances (en milliers)
1980	762,4
1985	759,1
1990	743,7
1993	711,6
1994	711,0
1995	729,6
1996	735,3
1997	725,0

Source : Insee, statistiques de l'état civil.

Les mariages et les divorces sont en augmentation

Le début de la décennie quatre-vingt-dix a enregistré une forte baisse du nombre annuel des mariages. Celui-ci avait connu une légère remontée à la fin des années quatre-vingt pour atteindre 287 000 en 1990. Ce nombre a diminué de 11 % jusqu'en 1994 et 1995, deux années au cours desquelles seuls 254 000 mariages ont été célébrés. Toutefois, l'année 1996 a été marquée par une très forte hausse, suivie d'une progression modeste en 1997, le nombre de mariages s'élevant à 285 000 (tableau 4). Il est vraisemblable que les mesures fiscales revenant sur la situation, dans certains cas favorable, faite aux couples non mariés en matière d'imposition des revenus a pu contribuer à cette évolution spectaculaire.

Dans l'attente de la confirmation d'une inflexion durable des comportements matrimoniaux, le bilan que l'on peut dresser de

Tableau 4 **Nombre de mariages**

	Mariages (en milliers)
1980	287,1
1985	280,2
1990	271,4
1993	255,2
1994	253,7
1995	254,7
1996	280,6
1997	284,5

Source : Insee, statistiques de l'état civil.

l'évolution des structures familiales depuis le début de la décennie est cependant caractérisé par la poursuite de la progression du nombre des divorces (121 000 en 1995, soit 38,7 divorces pour 100 mariages) et du nombre des naissances hors mariage (39 % de l'ensemble des naissances en 1996). Ces évolutions s'ajoutent à l'augmentation du nombre tant des familles monoparentales (une famille sur huit, qui regroupe un enfant sur neuf au recensement de 1990) que des familles « recomposées » (comprenant un couple et au moins un enfant d'une précédente union de l'un des deux adultes) dont le nombre, difficile à estimer, était évalué à 660 000 en 1990 (regroupant 950 000 enfants). La notion de famille correspond ainsi de moins en moins à un modèle unique, celui de deux parents mariés avec leurs enfants.

La mortalité continue à baisser

En 1997, les décès se sont élevés à 534 000. Ce nombre, correspondant à la valeur moyenne annuelle des années 1995 à 1997, est en légère hausse par rapport à la moyenne de la période 1990-1994 (tableau 5). Toutefois, ces évolutions n'indiquent aucune inflexion des tendances de long terme de la mortalité. Si les gains d'espérance de vie se sont ralentis en 1996 et 1997 en raison des épidémies de grippe, l'intensité de la mortalité par âge reste toujours nettement orientée à la baisse. C'est en réalité le poids croissant des personnes âgées de 65 ans et plus dans la population qui explique la légère augmentation du nombre de décès depuis 1995.

La mortalité infantile a connu une baisse spectaculaire en 1995, où elle a atteint 4,9 décès avant l'âge de un an pour mille naissances vivantes. Malgré une légère remontée, le taux de mortalité infantile observé en 1997 (5,1 ‰) est cependant à un niveau significativement plus faible qu'en 1994 (5,9 ‰). Cette diminu-

Tableau 5 **Nombre de décès**

	Décès (en milliers)
1980	526,2
1985	524,7
1990	521,5
1993	532,3
1994	520,0
1995	531,6
1996	536,8
1997	534,0

Source : Insee, statistiques de l'état civil.

tion spectaculaire résulte en grande partie de la baisse du nombre de décès attribuables à la « mort subite » du nourrisson.

Le recul de la mortalité générale s'accompagne d'une progression de l'espérance de vie (tableau 6). À la naissance, celle-ci a progressé depuis le début de la décennie quatre-vingt-dix de 1,5 an pour les hommes et de 1,2 an pour les femmes, et s'élève à 74,2 ans pour les hommes et à 82,1 ans pour les femmes. Plus de la moitié de ce gain est due à la baisse de la mortalité après 60 ans. En 1996, un Français de 60 ans peut espérer vivre encore 19,7 ans et une Française, 25 ans.

Tableau 6 **Espérance de vie selon le sexe et l'âge**
(en années)

	Hommes		Femmes	
	à la naissance	à 60 ans	à la naissance	à 60 ans
1980	70,2	17,3	78,4	22,4
1985	71,3	17,9	79,4	23,0
1990	72,7	19,0	80,9	24,2
1993	73,3	19,4	81,4	24,6
1994	73,7	19,7	81,8	25,0
1995	73,9	19,7	81,9	24,9
1996	74,1	19,7	82,0	25,0
1997	74,2		82,1	

Source : Insee, statistiques de l'état civil.

La proportion des 20-64 ans dans la population a diminué pour la première fois

Depuis plusieurs années, le poids des personnes de 65 ans et plus dans la population totale progresse régulièrement. À l'inverse, la part des moins de 20 ans a décru de près de deux points depuis 1990. Le solde de ces deux évolutions n'avait jusqu'à présent pas d'effet sur les classes d'âge intermédiaires, dont la part dans la population totale restait stable. Or un retournement s'est produit en 1996, année au cours de laquelle, pour la première fois, le poids des 20-64 ans dans la population totale a commencé à baisser, certes de façon très modérée (tableau 7). Pour symbolique qu'elle soit, cette évolution rend cependant plus perceptibles les conséquences du vieillissement de la population.

Tableau 7 **Répartition de la population selon l'âge**
(au 1er janvier, en pourcentage)

	Moins de 20 ans	20-64 ans	65 ans et plus	Ensemble
1980	30,6	55,4	14,0	100,0
1985	29,2	58,0	12,8	100,0
1990	27,8	58,3	13,9	100,0
1995	26,1	58,9	15,0	100,0
1996	26,0	58,8	15,2	100,0
1997	25,9	58,7	15,4	100,0
1998	25,8	58,6	15,6	100,0

Source : Insee, statistiques de l'état civil.

La dimension économique et sociale

La croissance économique est restée modeste

Même si l'année 1993, qui a connu le recul d'activité le plus important depuis le lendemain de la Seconde guerre mondiale (–1,3 %), reste exceptionnelle, il n'en reste pas moins que depuis le début de la décennie quatre-vingt-dix, la croissance économique a été en France très modérée : 1,2 % en moyenne par an en francs constants. Un tel rythme est en effet inférieur de moitié à la croissance potentielle de l'économie française, correspondant à la pleine utilisation des facteurs de production et aux tendances séculaires de la productivité, que l'on évalue à 2,3 % par an.

Les différentes composantes du produit intérieur brut ont évolué différemment (tableau 8). La principale d'entre elles, la consommation des ménages, a progressé comme l'ensemble de l'écono-

Tableau 8 **La croissance et ses principales composantes de 1991 à 1997** (en pourcentage, aux prix de 1980)

	1991	1992	1993	1994	1995	1996	1997
Produit intérieur brut	+0,8	+1,2	–1,3	+2,8	+2,1	+1,5	+2,4
Importations	+3,0	+1,2	–3,5	+6,7	+5,1	+2,8	+6,6
Total ressources et emplois	+1,3	+1,2	–2,0	+3,6	+2,7	+1,8	+3,4
Consommation des ménages	+1,4	+1,4	+0,2	+1,4	+1,7	+2,1	+0,9
Investissement	+0,0	–2,8	–6,7	+1,3	+2,5	–0,5	+0,2
Exportations	+4,1	+2,6	–0,4	+6,0	+6,3	+4,7	+11,3

Source : Insee, comptes nationaux.

mie (1,4 % par an en moyenne), tandis que l'investissement a fortement reculé (–1 % par an). Les échanges extérieurs ont quant à eux contribué positivement à la croissance, le rythme de progression des exportations (4,3 % par an) ayant été significativement supérieur à celui des importations (2,5 % par an).

Toutefois, les dernières données disponibles contrastent avec la morosité générale qui a caractérisé la décennie quatre-vingt-dix. En 1997, la croissance a été de 2,4 %. La reprise s'est amorcée au deuxième trimestre de l'année et s'est confirmée tout au long de l'année. Au quatrième trimestre, la croissance s'établissait à 3,2 % en rythme annuel, ce qui laisse augurer d'une croissance forte, de l'ordre de 3 %.

L'emploi stagne, le chômage progresse fortement

De 1990 à 1996, l'emploi total (non salarié et salarié, y compris les militaires du contingent) a reculé de 200 000 personnes environ (tableau 9). Dans le même temps, la population active a progressé de 760 000 personnes, sous l'effet de facteurs démographiques et de la poursuite de la progression des taux d'activité, essentiellement féminins. Au total, le chômage a progressé de près d'un million de personnes entre 1990 et 1996, année où il touchait 3 160 000 personnes, soit 12,4 % de la population active. Toutefois, la reprise de la croissance en 1997 entraîne des créations importantes d'emploi (+ 130 000 sur l'année) et une baisse du chômage qui ne touche plus que 12,1 % de la population active en janvier 1998.

Les évolutions de l'emploi au cours des dernières années sont marquées par la progression des formes atypiques d'emploi comme les contrats à durée déterminée, l'intérim, les stages, etc. Ces formes d'emploi représentent en mars 1997 près de 10 % des emplois salariés, contre seulement 7 % quatre ans plus tôt. Le

Tableau 9 **Le marché du travail de 1990 à 1996**
(moyenne annuelle, en milliers de personnes)

	1990	1991	1992	1993	1994	1995	1996
Population active	24 853	25 032	25 121	25 189	25 324	25 378	25 613
Emploi	22 648	22 683	22 531	22 259	22 221	22 447	22 451
Chômage	2 205	2 349	2 590	2 929	3 103	2 931	3 162

Source : Insee, comptes nationaux.

temps partiel a également connu une forte progression. Près de 17 % des actifs ayant un emploi, et même 31 % des femmes ayant une activité professionnelle, occupent un emploi à temps partiel en 1997. L'essor du temps partiel s'explique par les mesures d'incitation financière prises à partir de 1992 pour favoriser son développement. Toutefois, le temps partiel semble de plus en plus fréquemment subi. Près de 40 % des personnes ayant un emploi à temps partiel, interrogées par l'Insee lors de l'enquête sur l'emploi de mars 1997, déclarent rechercher une activité à temps plein ou souhaitent travailler davantage.

Enfin, le chômage frappe inégalement les diverses catégories de salariés. Il est d'autant plus élevé que le niveau de qualification est faible : 17,4 % des actifs sans diplôme ou des titulaires d'un certificat d'études primaires sont au chômage, contre 7 % des diplômés de l'enseignement supérieur. Par catégorie socioprofessionnelle, le taux de chômage varie du simple au triple selon que la personne est cadre (5,1 %) ou ouvrier (15,8 %).

Les inégalités de revenu ont légèrement progressé depuis le milieu des années quatre-vingt

Les transformations qui ont affecté le fonctionnement du marché du travail depuis le milieu de la décennie quatre-vingt se sont traduites par un élargissement de l'éventail des salaires jusqu'en 1994 (figure 1). Compte tenu de la progression importante des revenus du patrimoine, et malgré le renforcement des mécanismes de redistribution fiscale et sociale, notamment par la mise en place du revenu minimum d'insertion en 1988, les inégalités de niveau de vie se sont légèrement accrues (tableau 10).

Les données les plus récemment disponibles permettent de penser que ce mouvement d'élargissement des inégalités s'est interrompu à partir de 1994. L'éventail des salaires s'est légèrement resserré, ainsi que les inégalités entre hommes et femmes, et les enquêtes auprès des ménages accréditent également l'hypothèse d'une stabilisation des inégalités de niveau de vie.

Figure 1 **Évolution de la dispersion des salaires**

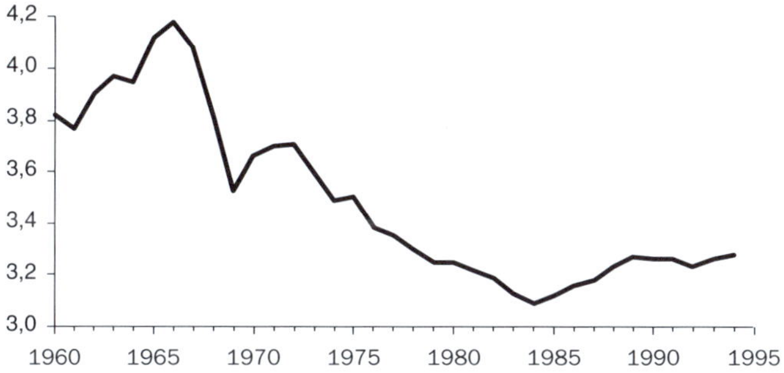

Lecture : en 1960, le salaire net qui sépare les 10 % de salariés les mieux rémunérés était 3,82 fois supérieur au salaire qui sépare les 10 % de salariés les moins bien rémunérés.

Source : Insee, déclarations annuelles des données sociales.

Tableau 10 **Évolution de la dispersion des niveaux de vie**

	Rapport interdécile
1984	3,81
1989	3,89
1994	4,01

Lecture : le rapport interdécile rapporte le niveau de vie qui sépare les 10 % de ménages les plus favorisés au niveau de vie qui sépare les 10 % de ménages les moins favorisés. Ce rapport a augmenté régulièrement entre 1984 et 1994.

Source : Insee, enquête « Budgets des familles ».

Les caractéristiques des ménages pauvres évoluent

La notion de pauvreté des ménages est une notion complexe à définir. Une des mesures utilisées est une mesure relative faisant référence à la distribution de l'ensemble des revenus. Sont ainsi considérés comme « pauvres » les ménages dont le revenu disponible par personne[1] est deux fois plus faible que le niveau de revenu atteint par la moitié de l'ensemble des ménages. Selon cette définition, de juin 1984 à juin 1994, la proportion de ménages pauvres est restée stable, autour de 10 % (tableau 11). Toutefois, le revenu atteint par la moitié des ménages ayant augmenté,

1. Plus exactement par unité de consommation, c'est-à-dire en comptant pour 1 le premier adulte, pour 0,7 chacun des adultes suivants et pour 0,5 chacun des enfants de moins de 15 ans.

le revenu des ménages pauvres en 1994 est plus élevé en valeur absolue que celui des ménages pauvres de 1984.

Cette mesure globale de la pauvreté cache cependant les transformations importantes qui ont affecté la population des ménages à bas revenus. Ainsi, comme l'indique le tableau 11, la pauvreté a reculé fortement parmi les ménages âgés, mais elle a progressé chez les ménages jeunes et parmi les familles monoparentales. À une pauvreté de ménages âgés, liée au faible niveau des retraites, semble succéder une pauvreté de ménages d'âge actif, dont la montée du chômage constitue l'une des principales causes. Ainsi, 39 % des ménages dont la personne de référence est au chômage disposent de ressources inférieures au seuil de pauvreté.

Ce bref commentaire ne donne qu'un aperçu de la diversité des situations de pauvreté. Une vaste étude de l'Insee sur la pauvreté,

Tableau 11 **Proportion de ménages pauvres en 1984, 1989, 1994**
(en pourcentage)

	1984	1989	1994
Selon l'âge de la personne de référence			
Moins de 30 ans	9,3	11,2	18,5
30-39 ans	8,0	9,5	9,6
40-49 ans	11,8	9,5	10,2
50-59 ans	10,5	9,8	9,3
60-69 ans	10,7	8,0	6,1
70-79 ans	12,7	8,4	5,5
80 ans et plus	13,8	11,9	11,6
Selon la composition du ménage			
Personnes seules (60 ans ou moins)	8,3	9,0	11,9
Personnes seules (plus de 60 ans)	11,0	9,2	7,6
Couples sans enfant (60 ans ou moins)	4,5	4,3	5,7
Couples sans enfant (plus de 60 ans)	11,6	8,2	5,4
Couples 1 enfant	6,4	5,9	7,1
Couples 2 enfants	8,4	8,6	9,5
Couples 3 enfants ou plus	22,6	21,0	19,7
Familles monoparentales	13,8	20,4	20,5
Autres ménages	15,0	11,4	14,3
Ensemble	10,4	9,6	9,9

Lecture : en 1994, 9,9 % disposaient de revenus inférieurs au seuil de pauvreté, soit environ 3 200 francs par mois et par unité de consommation. Pour la détermination du nombre d'unités de consommation dans un ménage, on compte une part pour le premier adulte, 0,7 part par adulte à partir du second, et 0,5 part par enfant de moins de 15 ans.

Source : Insee, enquêtes « Budgets des familles ».

parue récemment, montre que si un quart des ménages est désavantagé, soit au niveau des conditions de vie — cumul de handicaps —, soit en termes de revenu, soit encore en termes de pauvreté « subjective » (pauvreté ressentie), seuls 1,7 % des ménages cumulent ces trois situations de pauvreté. Les ménages pauvres semblent donc pouvoir être répartis en trois cercles concentriques : un « noyau dur » formé des ménages cumulant des conditions de vie difficiles (2 % de la population environ), des ménages à bas revenu (10 % des ménages) et au-delà un ensemble de ménages (25 % environ) exprimant de fortes insatisfactions.

La dimension politique et institutionnelle

Le dispositif législatif en matière d'éthique biomédicale s'est renforcé

Quatre textes de lois adoptés par le Parlement en juillet 1994 ont doté la France d'un ensemble législatif beaucoup plus structuré en matière d'éthique biomédicale. Il s'agit de la loi du 1er juillet relative au traitement de données nominatives ayant pour finalité la recherche dans le domaine de la santé, de la loi du 25 juillet relative à la protection des personnes qui se prêtent à des recherches biomédicales et des lois du 29 juillet concernant respectivement d'une part le respect du corps humain et d'autre part le don et l'utilisation des éléments et produits du corps humain ainsi que l'assistance médicale à la procréation et au diagnostic prénatal. Sans entrer dans le détail de ces textes très importants et qui placent la France parmi les pays ayant la législation la plus aboutie dans ce domaine, il convient de rappeler leurs principes les plus essentiels.

Sont en effet désormais clairement explicités dans le Code civil les principes qui régissent le statut du corps humain et assurent la primauté de la personne, interdisent toute atteinte à la dignité de celle-ci et garantissent le respect de l'être humain dès le commencement de sa vie. Ces lois précisent également qu'en matière de cession et d'utilisation des éléments et produits du corps humain, les principes de consentement préalable, de gratuité et d'anonymat s'imposent. La publicité commerciale est interdite, mais pas l'information par les pouvoirs publics, et les exigences sanitaires doivent être respectées pour préserver la population.

Par ailleurs, la loi du 1er juillet 1994 constitue une adaptation de celle du 6 janvier 1978 relative à l'informatique et aux libertés pour tenir compte de certains aspects spécifiques de la recherche médicale. Elle instaure un équilibre entre la liberté des personnes, le respect de leur intimité et l'intérêt du développement de la recherche médicale pour la santé de la population. La loi autorise ainsi les communications de données médicales nécessaires à la constitution des fichiers destinés aux recherches en santé. Elle permet des dérogations aux règles du secret professionnel pour permettre la transmission des données dans le cadre des recherches autorisées par la Cnil et prévoit les cas où l'information préalable des personnes peut ne pas être effectuée pour des raisons déontologiques.

La réforme de la protection sociale est en chantier

Le rapport du HCSP de 1994 soulignait comme plusieurs autres la nécessité de profonds changements dans l'organisation de notre système de santé et de protection sociale. La réforme intervenue au début de l'année 1996 a, de fait, considérablement modifié cette organisation. En effet, à la suite d'une modification constitutionnelle votée par le Congrès en février, le Parlement, dont les prérogatives se limitaient jusqu'alors, en matière de santé, aux seuls budgets de l'État, a désormais la possibilité de se prononcer sur l'ensemble du budget de la protection sociale. En avril de la même année, trois ordonnances ont complété cette évolution. Elles portent respectivement sur l'organisation de la sécurité sociale, sur la maîtrise médicalisée des dépenses de soins et sur la réforme de l'hospitalisation publique et privée. Ces trois textes comportent de nombreux aspects. Dans le cadre d'une perspective de santé publique, il semble utile d'insister plus particulièrement sur deux d'entre eux

La prise en compte des priorités de santé

Le premier concerne les dispositions qui renforcent le lien entre allocation de moyens et priorités de santé. Les ordonnances précisent en effet que chaque année, le projet de loi de financement soumis au Parlement par le Gouvernement doit tenir compte des priorités de la politique de santé et des orientations pour la prise en charge des soins proposées par la Conférence nationale de santé. Cette instance comprend 78 membres, dont 38 représentants des professions de santé et institutions des secteurs public et privé, 26 représentants des conférences régionales et 14 personnes qualifiées. Cette conférence a notamment pour objet d'analyser les données relatives à la situation sanitaire de la population ainsi que l'évolution des besoins de santé de celle-ci et de proposer les priorités de la politique de santé publique et des orientations pour la prise en charge des soins, compte tenu de l'évolution des techniques préventives, diagnostiques et thérapeutiques. La transmission au Parlement du projet de loi de financement élaboré par le Gouvernement s'accompagne du rapport de la Conférence nationale de santé mais aussi de celui adressé par le Haut Comité de la santé publique à la Conférence nationale.

Les conventions d'objectifs et de gestion conclues ensuite entre le Gouvernement et les caisses nationales de la branche maladie, dans le respect des lois de financement, doivent mentionner les orientations pluriannuelles de l'action du Gouvernement dans le domaine de la santé publique comme elles doivent préciser les objectifs d'amélioration de la qualité du service aux usagers et les objectifs liés à la politique d'action sociale et de prévention. Les conditions de mise en œuvre de ces conventions sont examinées régulièrement par un conseil de surveillance indépendant qui formule un avis transmis au Parlement. Par ailleurs, les dotations régionales constituées chaque année pour les dépenses hospitalières sont fixées en prenant en compte les besoins de la population, les priorités nationales ou locales en matière de politique sanitaire avec pour objectif la réduction progressive des inégalités de ressources entre régions[2].

Au niveau régional, la réforme du système de santé prévoit plusieurs dispositions pour permettre également l'émergence de priorités de santé régionales et assurer leur prise en compte effective. Il est tout d'abord instauré une Conférence régionale de santé qui a pour rôle d'établir les priorités de santé publique de la région et de faire des propositions pour améliorer l'état de santé de la population au regard de l'ensemble des moyens sanitaires, médico-sociaux et sociaux. Le rapport de la Conférence régionale est transmis à la Conférence nationale, à l'Agence régionale de l'hospitalisation, à l'Union régionale des caisses d'assurance maladie et à l'Union des médecins exerçant à titre libéral.

Les Agences régionales de l'hospitalisation concluent avec les établissements de santé des contrats pluriannuels d'objectifs et de moyens. Ces contrats définissent des objectifs en matière de qualité et de sécurité des soins ainsi que de mise en œuvre des orientations adoptées par la Conférence régionale de santé. Par ailleurs, l'Agence régionale de l'hospitalisation transmet chaque année à la Conférence régionale de santé un rapport d'activité

2. Le HCSP a formulé des propositions dans ce domaine dans le rapport *Allocation régionale des ressources et réduction des inégalités de santé* d'un groupe de travail présidé par J.-C. Sailly, 1998.

présentant les actions des établissements de santé correspondant aux priorités de santé retenues par la conférence.

Les Unions régionales des caisses d'assurance maladie contribuent à la mise en œuvre par chacune des caisses des actions de prévention et d'éducation sanitaire nécessaires au respect des priorités de santé publique arrêtées au niveau régional.

Le renforcement du rôle régional

Le second aspect des ordonnances qu'il convient de souligner dans une perspective de santé publique porte sur le renforcement de la dimension régionale dans le domaine de la santé. Outre les structures déjà existantes, comme les directions régionales des Affaires sanitaires et sociales (Drass), les Caisses régionales d'assurance maladie (Cram), les Unions régionales de médecins libéraux (URML), les Observatoires régionaux de la santé (ORS), les Comités régionaux d'éducation pour la santé (Cres), etc., s'ajoutent en effet, depuis les ordonnances d'avril 1996, les Agences régionales de l'hospitalisation (ARH) et les Unions régionales des caisses d'assurance maladie (Urcam). Ce rôle de coordination et d'impulsion est renforcé par l'action des Conférences régionales de santé et de leur comité permanent dont le Préfet de région assure la présidence. Cette tendance est également suffisamment forte pour que des organismes sans représentation régionale « officielle », comme les caisses de Mutualité sociale agricole, se dotent volontairement d'instances régionales administratives et médicales. Il faut néanmoins souligner que cette logique générale correspond à un processus de déconcentration et non à un processus de décentralisation, traduisant un transfert des compétences de l'État vers les conseils régionaux.

Le champ de la sécurité sanitaire a été structuré

Répondant aux aspirations de la population consécutives à la mise en évidence de plusieurs dysfonctionnements mettant en cause la qualité du système de santé, les années récentes se caractérisent par un renforcement important de la sécurité sanitaire en France dans plusieurs domaines.

Le domaine du médicament et des produits humains à usage thérapeutique

En matière de médicament, la France s'est dotée d'une Agence du médicament, créée sous forme d'établissement public par la loi du 4 janvier 1993. Cette Agence doit garantir la compétence scientifique et l'efficacité administrative des études et des contrôles relatifs à la fabrication, aux essais, aux propriétés thérapeutiques et à l'usage des médicaments de manière à assurer la santé et la sécurité de la population.

La même loi a également transformé en établissement public

l'Agence française du sang, créée sous forme de groupement d'intérêt public en juillet 1992. La création de cette agence s'inscrit dans le contexte général de la réforme de la transfusion sanguine résultant du scandale du « sang contaminé ». L'Agence française du sang a pour objet de contribuer à la définition et à l'application de la politique de transfusion sanguine, de coordonner et de contrôler l'activité et la gestion des établissements de transfusion sanguine et d'assurer des missions d'intérêt général, afin de garantir à la fois la plus grande sécurité possible et la satisfaction des besoins en matière de transfusion et de favoriser l'adaptation de l'activité transfusionnelle aux évolutions médicales, scientifiques et technologiques, dans le respect des principes éthiques.

Par ailleurs, aux termes de la loi du 18 janvier 1994 était créé, toujours sous forme d'établissement public, l'Établissement français des greffes, en remplacement de l'association France transplants.

L'ensemble de ce dispositif vient d'être modifié par l'adoption d'un projet de loi sur la sécurité sanitaire en discussion au Parlement à la fin de l'année 1997 et au début de l'année 1998. La loi promulguée le 1er juillet 1998 crée un Comité national de la sécurité sanitaire, une Agence de sécurité sanitaire des produits de santé, une Agence de sécurité sanitaire des aliments qui reprennent, en les élargissant, les missions des agences existantes et un Institut de veille sanitaire qui transforme en établissement public le Réseau national de santé publique.

La protection de la population et des travailleurs contre les risques sanitaires liés à l'amiante

Deux décrets du 7 février 1996 ont renforcé la protection contre les risques sanitaires liés à l'amiante. Le premier d'entre eux oblige les propriétaires d'immeubles à rechercher la présence de flocages, de calorifugeages et de faux plafonds contenant de l'amiante en fonction de l'ancienneté du bâtiment. En cas de présence d'amiante, les propriétaires doivent, selon les cas, mettre en œuvre des mesures de surveillance quand l'état de conservation n'est pas trop dégradé ou engager des travaux.

Le second décret renforce la protection des travailleurs contre les risques liés à l'inhalation de poussières d'amiante. Il distingue des techniques de prévention différentes, précise le cadre réglementaire du déflocage, diminue les seuils tolérés d'exposition, renforce l'approche préventive et la surveillance médicale, améliore le droit à réparation.

Le droit à la qualité de l'air

La loi sur l'air votée en décembre 1996 instaure un nouveau droit pour chaque Français, celui de « *respirer un air qui ne nuise pas à sa santé* ». Pour permettre l'exercice de ce droit, différentes mesures sont prévues. Elles concernent tout d'abord la surveillance de la qualité de l'air qui, d'ici l'an 2000, doit être étendue à l'ensemble du territoire. Cette surveillance doit concerner davantage de polluants et s'accompagner d'une information véritable de la population, notamment en cas de dépassement des seuils de pollution.

La loi prévoit ensuite que des objectifs à atteindre quant à la qualité de l'air soient définis dans le cadre d'un plan régional de qualité de l'air, de plans de protection de l'atmosphère et de plans de déplacements urbains. Élaborés dans les agglomérations de plus de 100 000 habitants, ces plans de déplacement doivent, par ailleurs, redéfinir l'équilibre entre les transports collectifs et les transports individuels.

Enfin, en cas de pollution importante, des restrictions de circulation pourront être imposées et l'usage des véhicules les moins polluants sera encouragé. Pour la première fois en France, des mesures de restriction de la circulation ont été appliquées à Paris et dans les départements périphériques au cours de l'année 1997.

La dimension européenne de la santé

Le cadre juridique et budgétaire des questions de santé reste limité

Comme l'a mentionné récemment la Commission européenne, les pays de l'Union européenne ont des situations sanitaires dont nombre d'aspects sont voisins : espérance de vie élevée, disparition d'affections épidémiques fréquentes au siècle dernier comme la variole ou le choléra, mais également mortalité prématurée qui reste importante notamment en raison de maladies liées au mode de vie, émergence de nouveaux risques infectieux ou retour d'anciens risques comme la tuberculose, disparités et inégalités géographiques ou sociales et, enfin, augmentation du nombre de personnes atteintes de maladies et incapacités consécutives à la vieillesse.

Le rapprochement est encore plus net si l'on considère les défis auxquels les États membres doivent faire face :
– hausse des dépenses de santé,
– tendances démographiques (vieillissement),
– évolutions technologiques et leur incidence sur l'offre de soins,
– pressions sur les systèmes de santé,
– attentes et préoccupations des citoyens,
– incidence du chômage sur l'état de santé.

À ces défis, il faut ajouter l'élargissement de l'Union européenne et la mondialisation des problèmes, dont on distingue encore trop vaguement le fort impact.

L'article 129 du Traité de Maastricht consacre une dimension communautaire de santé publique. Mais il a fallu attendre trente cinq ans pour cela et cette dimension reste encore modeste puisqu'elle fixe une orientation — « *la Communauté contribue à assurer un niveau élevé de protection de la santé humaine* » — mais en limite les objectifs à la prévention et les moyens, pratiquement, à des actions d'encouragement. En outre, lorsqu'il est indiqué que « *les exigences en matière de santé sont une composante des autres politiques de la Communauté* », les outils manquent pour mettre en œuvre cette obligation.

Aussi jusqu'ici les actions menées relèvent essentiellement :
– de programmes de prévention (cancer, drogue, sida, promotion de la santé) qui accompagnent les meilleures initiatives de terrain,
– de la mise en réseau de partenaires publics ou privés de la santé publique,
– de la recherche des données et indicateurs qui permettraient de connaître au niveau communautaire, les déterminants d'une meilleure santé, et, à travers eux, l'impact des autres politiques,
– de la préparation d'un réseau de surveillance et de contrôle des maladies transmissibles.

Les moyens financiers sont limités (250 millions de francs par an, soit environ 38 millions d'euros, pour quinze États membres). Mais le principe de subsidiarité, qui veut que la Communauté n'intervienne qu'en complément des États membres, seuls responsables de leur système de santé, et uniquement lorsque son intervention correspond à une valeur ajoutée réelle, rend difficile la possibilité de faire plus dans la situation actuelle.

La prise en compte de la dimension européenne s'amplifie

La crise de la « vache folle » a eu des répercussions profondes sur l'opinion européenne, les gouvernements des États membres, les scientifiques, les administrations. La confiance dans les organismes communautaires, qui a toujours été mesurée, en a été un peu plus entamée. C'est ainsi qu'à l'issue d'une enquête approfondie, le Parlement européen était prêt à demander à la Cour de justice des Communautés la condamnation de la Commission dans cette affaire !

L'organisation de la Commission, parce qu'elle concentrait sous la même autorité les fonctions d'expertise scientifique, de conception de la réglementation et d'inspection de sa mise en œuvre, ne permettait ni de fonder scientifiquement les décisions, ni de résister aux pressions politiques, ni de vérifier que chaque État membre mettait en œuvre les mesures prescrites. Aussi la Commission s'est-elle réorganisée. Autour de la direction générale en charge de la protection des consommateurs et de leur santé (DG XXIV) sont regroupés maintenant, outre un comité directeur scientifique, huit comités scientifiques de 16 à 18 experts recrutés pour leur compétence et tenus à l'indépendance. À l'autre bout de la chaîne décisionnelle, les fonctions d'inspection seront renforcées et coordonnées. Il s'agit ainsi de vérifier que les systèmes de contrôle des États membres sont performants et leur fonctionnement harmonisé. Les directions générales techniques de la Commission (industrie, agriculture, marché intérieur, santé...) devront conduire leurs politiques en prenant appui sur ces deux axes et développer la réflexion sur le principe de précaution. La réflexion française sur la sécurité sanitaire et la création d'agences (veille sanitaire, produits de santé, alimentation) est donc très proche de l'évolution communautaire.

Les réformes ne devraient pas s'arrêter au champ de l'alimentation. L'opinion publique comme les responsables de la santé publique, qui réfléchissent au niveau communautaire à un nouveau cadre pour les actions à mener, se rendent compte que les conditions de la santé sont déterminées largement par les décisions prises au titre des autres politiques. Celles-ci influencent de plus en plus les différentes réglementations nationales comme en témoignent les quelques exemples suivants actuellement à l'étude :
– interdiction de la publicité pour le tabac et politique agricole commune à l'égard de la production de tabac,
– amiante,
– protection contre les radiations non ionisantes,
– valeurs limites en plomb et métaux lourds pour les eaux de boisson,
– valeurs limites en polluants atmosphériques ;

et, dans le domaine des biens de santé :
– sécurité des médicaments qui utilisent des éléments d'origine bovine,
– sécurité des réactifs de laboratoire.

Il est donc important que les États membres se mobilisent pour constituer des bases de données communautaires. Elles permettront aux instances sanitaires de défendre la santé publique dans la négociation de ces dossiers et de suivre, au-delà, leur impact sur la santé des populations. Les réflexions menées en France sur les missions de l'Institut de veille sanitaire sont ainsi confortées et inscrites dans un contexte élargi.

La même sensibilité de l'opinion et les épidémies récentes auxquelles il a fallu faire face (Ébola, grippe de Hongkong) expliquent l'insistance de la plupart des États membres pour que le réseau européen de contrôle des maladies transmissibles (qui s'étendra à la surveillance des menaces sur la santé) voie le jour rapidement. L'objectif est de permettre autant que possible la coordination des réponses des autorités sanitaires, mais la Communauté n'a pas de compétence propre dans ce domaine. Là encore, travaux nationaux et communautaires se renforceront mutuellement.

La santé dans le Traité d'Amsterdam

Sous réserve de sa ratification, le Traité d'Amsterdam fournira une base plus solide aux orientations qui viennent d'être évoquées. Le champ de l'action communautaire y est en effet élargi. La notion « d'amélioration » de la santé va en effet au-delà de la seule prévention des maladies. La prévention des « causes de danger » ouvre la voie à l'action sur les déterminants de la santé. La notion de prévention sera complète (primaire, secondaire, tertiaire) et la lutte contre la toxicomanie pourra couvrir les « effets » de celle-ci sur la santé et pas seulement la prévention. Des mesures pourront être prises quant à la qualité et la sécurité des organes et substances d'origine humaine (dont le sang). Des mesures vétérinaires et phytosanitaires pourront intervenir quand elles auront pour finalité la protection de la santé, alors que, jusqu'ici, elles étaient prises dans le cadre de la politique agricole. Enfin, le Traité spécifie et détaille l'obligation d'assurer un niveau élevé de protection de la santé humaine « *dans la définition et la mise en œuvre de toutes les politiques et actions de la Communauté* ». Il offrira ainsi une base forte à la réflexion sur les déterminants de la santé.

Les moyens d'action évoluent également. Outre les recommandations et les incitations qui existent déjà, il sera possible de prendre, dans le domaine des organes et substances d'origine humaine, des « *mesures fixant des normes élevées de qualité et de sécurité* ». Il reste à savoir quelle forme prendront ces normes puisque les États pourront prendre des mesures plus strictes ou différentes.

La Communauté et les systèmes de santé

À trois reprises, le futur article 152 du Traité d'Amsterdam insiste sur les responsabilités nationales et précise que l'action communautaire « complète » celle des États membres. Cette disposition va-t-elle jusqu'à limiter ou interdire l'influence réciproque des systèmes de santé nationaux ? Il semble que le contraire se produise.

Le récent arrêté « Decker » de la Cour de justice des Communautés européennes sur la prise en charge obligatoire des prestations prescrites dans un État et délivrées dans un autre aura certainement des conséquences sur l'autonomie des systèmes de santé, tant au niveau de leur gestion financière que de la qualité des prestations que chacun offre. Mais, indépendamment de cet aspect, la tendance est au rapprochement. La Commission propose ainsi d'inscrire parmi les échanges devant se développer entre les États membres les données sur les systèmes de santé, leurs réformes, les meilleures expériences menées pour maîtriser les coûts, pour développer la concurrence et pour améliorer la qualité et l'efficacité des services.

Une conférence informelle des ministres de la Santé est organisée en juillet 1998 par la présidence autrichienne sur l'assurance qualité en santé publique, particulièrement à l'hôpital. D'autres présidences se proposent de faire débattre les ministres sur des éléments particuliers de leur système de santé (santé mentale, télématique de santé...).

Ainsi, allant au-delà de la coordination de leurs politiques de prévention à laquelle les invite l'article 129 du Traité de Maastricht, les États membres inscrivent progressivement leurs actions en santé publique et la réforme de leurs systèmes de santé dans une perspective de plus en plus convergente. Il convient alors de se demander si les différents acteurs de la politique de santé publique en France en ont tiré toutes les leçons en termes d'organisation et de moyens à mettre en œuvre.

C H A P I T R E D E U X

Les opinions et perceptions de la population

La connaissance de la perception par la population de son état de santé, des significations communes d'une bonne santé, de ses attentes en matière de prévention et de conduite générale des politiques de santé, tous ces éléments font désormais partie des données de base de la réflexion sur la situation sanitaire du pays et un grand nombre d'enquêtes concernant la santé intègrent un questionnement sur la santé perçue. Pour approfondir ce thème, dans le cadre de la préparation du présent rapport, le Haut Comité de la santé publique a fait procéder, comme pour le rapport publié en 1994, à une enquête spécifique sur le sujet par le Centre de recherche pour l'étude et l'observation des conditions de vie (Credoc)[1].

La perception par la population de son état de santé est dans l'ensemble nettement satisfaisante et n'a pas sensiblement évolué depuis 1992.

---

1. Le Quéau P., Olm C., *La perception de la santé en France*, Étude réalisée à la demande du Haut Comité de la santé publique, Credoc, collection des rapports, n° 85, janvier 1998, 134 p.

L'enquête réalisée en octobre 1997 a comporté un entretien téléphonique avec un échantillon de 2 017 personnes âgées de plus de 20 ans, obtenu par la méthode des quotas tenant compte de l'âge, du sexe, la taille de la commune de résidence, la région de résidence et la catégorie socioprofessionnelle. La précédente enquête avait été réalisée dans des conditions similaires en 1992.

Une appréciation d'ensemble de la santé de la population nettement satisfaisante et stable dans le temps

Fin 1997, 89 % des personnes interrogées répondent ainsi que, par rapport aux personnes de leur âge, leur état de santé est satisfaisant ou très satisfaisant. Cette opinion varie essentiellement en fonction de l'âge : de 95 % de satisfaction globale pour la tranche d'âge 20-34 ans à 76 % pour les plus de 70 ans. L'influence de l'âge est particulièrement évidente sur la figure 1.

On voit en particulier que la réponse « très satisfaisant » qui rassemble un tiers des interviewés de 20 à 34 ans n'en représente plus qu'un huitième au-delà de 65 ans. Les hommes déclarent un état de santé légèrement meilleur que les femmes.

Si les personnes interrogées déclarent dans l'ensemble un état de santé satisfaisant, le propos doit être nuancé selon la situation sociale. Les chômeurs sont ainsi moitié moins que les personnes ayant un emploi à se déclarer très satisfaits de leur état de santé (16 % contre 29 %) et trois fois plus à se déclarer insatisfaits (17 % contre 6 %). Il est significatif que malgré la différence d'âge, leurs réponses se répartissent comme celles des retraités. Parmi les actifs ayant un emploi, les cadres et professions libérales s'estiment à 33 % très satisfaits de leur état de santé contre 24 % des employés et ouvriers. Cette corrélation avec la situation sociale se manifeste clairement au niveau du revenu. Par exemple le quart des personnes interrogées de plus de 50 ans vivant dans un foyer dont le revenu est supérieur à 15 000 francs s'estiment très satisfaites de leur état de santé

Figure 1 **Perception de l'état de santé selon l'âge**

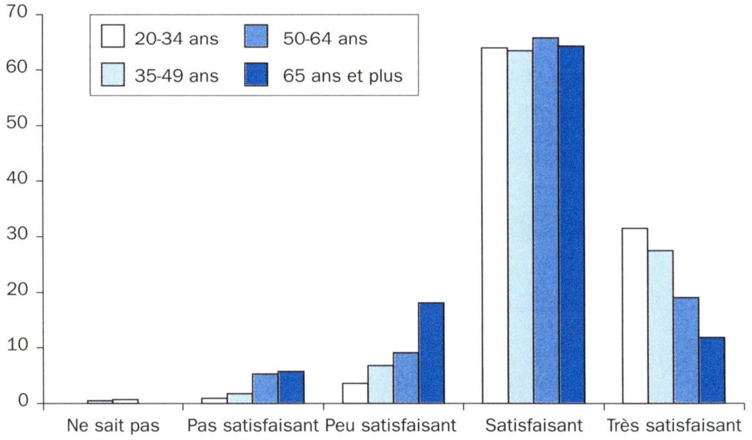

Source : HCSP/Credoc, 1997.

contre seulement 7 % des personnes de même tranche d'âge et vivant dans un foyer dont les revenus n'excèdent pas 4 000 francs.

Le mode d'enquête (par téléphone) exclut une partie marginalisée de la population ainsi que les personnes âgées en institution. Ces données globales sont donc légèrement surestimées et masquent sans doute certaines situations, limitées en nombre, mais particulièrement difficiles. Par ailleurs, s'agissant d'une enquête d'opinion, le mode de questionnement est très important (voir encadré) et les réponses renvoient à tout un ensemble de représentations propres au groupe humain interrogé.

IMPORTANCE DE LA FORMULATION DES QUESTIONS

En France, les enquêtes de population sur la santé introduisent généralement une question sur la santé perçue. Ceci permet de comparer les réponses selon la manière dont la question est posée.

La plupart des enquêtes demandent aux personnes de se situer par rapport aux personnes de leur âge. Ceci renforce le caractère normatif de la question et tend à augmenter le taux de satisfaction déclarée. Cependant, même en l'absence de cette référence explicite lors de l'interrogation, la référence à l'âge est évidemment implicite ainsi que le montrent les taux importants de satisfaction exprimés aux âges élevés. Dans une enquête en cours de réalisation par le Credoc dans le cadre de l'évaluation de la loi Evin, la différence de réponse par l'item « très satisfaisant » entre deux sous-échantillons, l'un avec référence aux personnes du même âge et l'autre sans cette mention, n'était que de 3 %.

Ainsi lorsque les personnes sont interrogées sur les limitations qu'elles perçoivent dans leur vie quotidienne, un tiers d'entre elles se déclarent très satisfaites ou satisfaites de leur état de santé bien que ne pouvant manger tout ce qu'elles désirent et surtout une personne sur cinq exprime un même degré de satisfaction sur son état de santé en dépit des limitations déclarées dans les déplacements à l'extérieur ou dans le logement. Or c'est évidemment en fonction de l'âge que ces limitations apparaissent.

Les réponses par l'item « moyen » illustrent particulièrement l'importance de la formulation du questionnaire. La comparaison entre les résultats d'enquêtes françaises dont les unes comportent cet item et les autres non, montre que la réponse « moyen » se répartit en un tiers de « peu satisfaisant » et deux tiers de « satisfaisant », les deux items qui lui sont adjacents. Dans le Baromètre Santé du Comité français d'éducation pour la santé (CFES) l'item « satisfaisant » est remplacé par « plutôt satisfaisant ». Le simple ajout du terme « plutôt » entraîne un gain de 5 % des réponses pour cet item aux dépens de l'item « très satisfaisant » si l'on compare les résultats de l'enquête CFES à ceux de l'enquête du Credoc.

L'évolution dans les dix dernières années jugée très positive, surtout par les personnes âgées

Les deux tiers des personnes interrogées estiment que l'état de santé des Français s'est amélioré dans les dix dernières années. Le pourcentage d'appréciations positives a légèrement augmenté par rapport à l'enquête de 1992. Ce jugement est notablement influencé par l'état de santé du sujet lui-même : 32 % des personnes qui ne sont pas satisfaites de leur propre état de santé jugent que l'état de santé collectif s'est détérioré contre 22 % pour l'ensemble des personnes interrogées. Les hommes se montrent plus positifs dans leur jugement sur l'évolution passée (amélioration pour 66 % des hommes contre 61 % des femmes, détérioration pour 19 % des hommes contre 24 % des femmes). Une vision négative du passé est nettement plus fréquente chez les plus jeunes et plus généralement chez les moins de cinquante ans. À l'opposé, les personnes d'âge plus élevé et surtout les retraités ont une vision nettement positive de la décennie passée ; seuls 15 % d'entre eux estiment que la situation s'est dégradée contre 70 % qui jugent qu'elle s'est améliorée. Il est possible qu'une frange importante des personnes jeunes ou d'âge moyen soit particulièrement sensible aux crises sanitaires récentes, dont le sida, ainsi qu'aux campagnes de sensibilisation aux risques, contrairement aux plus anciens qui peuvent relativiser plus aisément les évènements du passé proche. Pour certains également, la prise de conscience d'une dégradation de la situation sociale des jeunes pourrait jouer un rôle.

Le fait d'être au chômage en effet induit une vision beaucoup plus négative de l'évolution passée (39 % contre 23 % pour les personnes ayant un emploi), et ceci même pour ceux qui ont une perception positive de leur état individuel.

Une appréciation moins optimiste de l'évolution future de l'état de santé de la population

La vision de l'avenir apparaît nettement moins optimiste que le regard porté sur le passé : si une personne sur deux pense que l'état de santé de la population s'améliorera dans les dix ans à venir, 30 % pensent le contraire. Elle est bien entendu également influencée par la perception de l'état de santé personnel : ainsi 39 % des personnes qui ne sont pas satisfaites de leur propre état de santé optent pour une détérioration à venir de l'état de santé collectif contre 28 % de l'ensemble des enquêtés. Une certaine prudence apparaît cependant dans les réponses ; 20 % des interviewés considèrent que l'état de santé collectif va rester identique dans la décennie à venir et 36 % que cet état va un peu s'améliorer. L'optimisme déclaré (« l'état de santé des Français va beaucoup s'améliorer ») ne concerne qu'une personne sur huit alors que trois sur dix jugent qu'il en avait été ainsi dans les dix dernières années. De même, les hommes sont un peu plus optimistes que les femmes ; par contre il ne semble pas exister de différence selon l'âge. La différence de perception passé/avenir est ainsi particulièrement forte chez les personnes âgées. Il est possible que l'on retrouve ici l'influence de la perception de l'évolution de sa propre santé sur celle de l'évolution future de la santé de l'ensemble de la population.

Le caractère nettement moins optimiste de la vision de l'avenir de l'état de santé des Français peut être rapproché de la prise en compte grandissante des facteurs sociaux comme déterminants de l'état de santé, analysée ci-après. Elle peut également être rapprochée de la perception beaucoup plus aiguë par la population des risque liés à l'environnement. Ainsi selon le baromètre annuel sur les risques et la sécurité réalisé par l'IPSN (Institut de protection et de sûreté nucléaire), de mai 1996 à novembre 1997 le pourcentage de personnes qui répondent oui à la question « vous sentez-vous, vous ou vos proches, personnellement mis en danger par la pollution atmosphérique » évolue de 58 % à 66 %, « par la pollution de l'eau » de 56 % à 69 %, « par la diminution de la couche d'ozone » de 47 % à 62 %. Plus généralement 81 % des individus considèrent que la population est de plus en plus exposée à de multiples risques. Ce changement rapide de perception des risques environnementaux peut être un facteur explicatif d'une perception de l'avenir collectif moins bonne que celle de l'évolution passée.

Une perception modifiée depuis 1992 du contenu de la « bonne santé » en particulier chez les cadres

Lorsque l'on interroge les personnes sur ce que signifie pour elles une bonne santé, les items correspondant à une vision de bien-être et d'autonomie sont les plus souvent cités (tableau 1) et ne sont pratiquement jamais rejetés.

Caractériser la bonne santé par une longue durée de vie suscite déjà plus d'interrogations et seule une personne sur deux exprime un accord complet avec cette assertion. On peut remarquer que les ouvriers manifestent un accord plus important (ils répondent « beaucoup » à 65 % contre 50 % pour le reste de la population), ce qui permet de penser que leur perception pourrait refléter le désavantage qu'ils subissent en terme d'espérance de vie. Les propositions à formulation négative « ne pas être malade » et « ne pas souffrir » qui recevaient en 1992 un même niveau d'approbation que « vivre mieux » reçoivent en 1997 un soutien affirmé qui les conduit au même niveau ou presque que les items positifs de bien-être et d'autonomie. Il s'agit d'une des principales évolutions qui peut être notée entre les résultats des deux enquêtes. Elle s'accompagne d'une plus grande homogénéité des réponses dans la population puisque cette évolution concerne en particulier les cadres qui se caractérisaient en 1992 par un soutien important aux thèmes à formulation positive par rapport aux thèmes « négatifs », qui semblaient correspondre davantage à la mentalité des milieux moins aisés.

Tableau 1 **Réponses données en 1992 et 1997 à la question :**
« ***Pour vous, une bonne santé, est-ce ?*** »
(en pourcentage)

	1992	1997
Prendre plaisir à la vie		
Beaucoup	88	85
Un peu	11	13
Pas du tout	1	1
Pouvoir faire ce que l'on veut		
Beaucoup	80	83
Un peu	18	15
Pas du tout	1	3
Ne pas être malade		
Beaucoup	63	82
Un peu	27	15
Pas du tout	10	3
Ne pas souffrir		
Beaucoup	57	74
Un peu	32	19
Pas du tout	11	7
Ne pas avoir besoin de consulter un médecin		
Beaucoup	40	45
Un peu	35	36
Pas du tout	26	19
Vivre vieux		
Beaucoup	60	53
Un peu	28	34
Pas du tout	8	13

Source : HCSP/Credoc, 1997.

L'enquête déjà citée menée par le Credoc en 1998 dans le cadre de l'évaluation de la loi Evin confirme cette évolution. Il était demandé aux personnes de donner un ordre de priorité aux différents items à connotation positive (être en forme, prendre plaisir à la vie) et négative (ne pas être malade, ne pas souffrir).

L'item « être en forme » était cité en premier par 31 % des interviewés et l'item « ne pas être malade » par 27 %. Dans l'ordre « item cité en premier, item cité en deuxième », on constate que si le couple « être en forme, prendre plaisir à la vie » est cité dans cet ordre par 10 % des personnes, le couple « ne pas être malade, être en forme » est cité par 9 % d'entre elles.

Il est difficile de fournir plus que des hypothèses dans l'interprétation des résultats d'enquêtes d'opinion. Plusieurs grands thèmes explicatifs peuvent être mis en avant pour discuter l'évolution ainsi constatée. L'évolution plus générale des opinions face aux changements socio-économiques de la société durant la période 1992-1997 peut ainsi être évoquée. On peut imaginer, par analogie, que la crainte de la maladie corresponde à la crainte du chômage, cette autre formulation « négative » qui s'est répandue (en particulier chez les cadres) au détriment des valeurs « positives » associées au travail.

D'autres explications peuvent être proposées sans quitter le domaine de la santé. L'opinion a sans doute acquis une certaine sensibilité à la répétition des crises sanitaires, aux mauvaises nouvelles (avérées ou non) concernant des risques nouveaux ou la réapparition de risques que l'on croyait maîtrisés, contrairement aux effets linéaires du progrès médical et scientifique annoncés en permanence. Il n'est pas illogique que, stimulée par le développement explosif des médias consacrés à la santé, l'absence de maladie puisse se répandre à nouveau comme un élément essentiel de la « bonne santé ».

Une perception grandissante des facteurs sociaux comme déterminants de l'état de santé

Alimentation et pollution sont en 1997 comme en 1992 considérés de façon extrêmement massive comme des déterminants de l'état de santé. La seule nuance porte sur le degré d'adhésion (tout à fait d'accord ou assez d'accord) mais l'expression d'un désaccord est pratiquement inexistante (1 à 2 %). C'est dans les tranches d'âge les plus jeunes, et chez les hommes, que l'on trouve une proportion de 15 à 20 % d'individus qui évitent un jugement totalement tranché.

On retrouve ces caractéristiques dans l'appréciation portée sur la consommation d'alcool et de tabac. Un accord massif est apporté à la proposition de freiner davantage la consommation d'alcool et de tabac (81 % des enquêtés se disent tout à fait d'accord, 14 % assez d'accord, seuls 5 % s'y opposent). C'est également parmi les jeunes, en particulier masculins, que l'on rencontre hésitation ou refus et le degré d'adhésion augmente régulièrement avec l'âge. La nocivité de l'alcool et du tabac fait donc l'objet désormais d'un consensus à peu près général, confirmé par le baromètre santé du CFES qui observe que 90 % des Français estiment que les fumeurs sont dépendants du tabac comme d'une drogue, les fumeurs restant très majoritaires, à 86 %, à approuver cette notion.

La portée de ce consensus est ainsi à nuancer en fonction de la perception de la nocivité du tabac et de l'alcool qu'ont les interviewés et qui peut être très variable. En effet dans l'enquête réalisée par le Credoc dans le cadre de l'évaluation de la loi Evin déjà mentionnée, la moyenne des réponses données sur la quantité de cigarettes quotidienne considérée comme dangereuse pour la santé est de huit, ce qui signifie qu'une proportion importante des interviewés cite des nombres bien supérieurs. Ceci montre la difficulté qu'ont les fumeurs et les consommateurs d'alcool à passer d'une réponse abstraite à une question générale à la diminution ou la cessation de leur propre consommation ainsi que la nécessité de renforcer les connaissances de la population sur la nocivité réelle de ces produits.

Les conditions sociales et de vie constituent l'autre grand ensemble de facteurs considérés comme jouant un rôle sur l'état de santé. À un degré certes moindre que pour l'alimentation et l'environnement, les conditions de logement, de travail, de formation, de sécurité de transport, l'isolement familial sont très majoritairement perçus comme des déterminants de la santé. Ces éléments étaient déjà observés dans l'enquête 1992 (tableau 2).

L'évolution la plus notable depuis cette date porte sur la précarité (chômage, manque d'argent). Certes dans l'enquête de 1992, moins de 10 % des interviewés se déclaraient en désaccord avec l'idée d'un rôle de ces facteurs sur l'état de santé, mais 30 % exprimaient un accord mesuré (« assez d'accord »). En 1997, un déplacement d'opinion se manifeste et ce sont 73 % des personnes qui se disent tout à fait d'accord sur le rôle du chômage sur la santé et 67 % sur celui du manque d'argent. En outre on note une homogénéisation des réponses des différents groupes sociaux car c'est chez les cadres et les personnes aux revenus les plus élevés que l'évolution est la plus importante (+15 %).

Comme en 1992, 67 % des gens pensent qu'il est inutile d'augmenter le nombre de médecins pour améliorer l'état de santé. Ce pourcentage baisse mais reste nettement au-dessus de 50 % pour les groupes sociaux les plus modestes ainsi que pour les personnes déclarant un mauvais état de santé et donc ayant plus besoin de soins.

La conception que se fait l'opinion de la prévention est en cohérence avec ce qui précède. Les trois quarts des personnes donnent leur accord au fait que l'attention portée à l'alimentation et à l'amélioration de l'environnement contribue à la prévention et le quart restant est relativement d'accord ; en ce qui concerne l'amélioration des conditions de travail, les proportions respectives sont

Tableau 2 **Réponses données en 1992 et 1997 à la question « *Les problèmes suivants jouent-ils d'après vous, un rôle sur l'état de santé ?* »** (En pourcentage)

	1992	1997
Le fait d'être au chômage		
Tout à fait d'accord	61	73
Assez d'accord	29	21
Le manque d'argent		
Tout à fait d'accord	59	67
Assez d'accord	31	26
L'isolement par rapport aux enfants		
Tout à fait d'accord	45	54
Assez d'accord	37	33
L'impression d'insécurité		
Tout à fait d'accord	45	46
Assez d'accord	37	34
L'absence de formation		
Tout à fait d'accord	36	34
Assez d'accord	32	34
L'éloignement domicile-travail		
Tout à fait d'accord	36	44
Assez d'accord	39	37
Le fait de vivre habituellement seul		
Tout à fait d'accord	33	34
Assez d'accord	36	33

Source : HCSP/Credoc, 1997.

de la moitié et d'un peu moins de 40 %. Dans le champ strictement médical la mise à jour des vaccinations est considérée comme de la prévention par 75 % (tout à fait d'accord) et 19 % (assez d'accord) des personnes ; pour le suivi régulier par un médecin les proportions respectives sont de 53 % et de 33 %. Dans ce domaine, une évolution considérable porte sur les campagnes d'information de dépistage. De 1992 à 1997 la proportion de personnes tout à fait d'accord avec l'idée que ces campagnes contribuent à la prévention passe de 56 à 75 % et la proportion de ceux qui manifestent un désaccord diminue de 10 à 4 %.

La perception plus forte en 1997 qu'en 1992 du rôle des facteurs exogènes (sociaux et environnementaux) sur l'état de santé de la population ne bouleverse cependant pas la conception largement majoritaire que le maintien en bonne santé de la population, c'est l'affaire des individus eux-mêmes puisque cette assertion recueille tout à fait l'accord des personnes dans 69 % des cas (77 % en 1992), le taux de réponses « assez d'accord » passant de 17 % en 1992 à 27 % en 1997.

Si une priorité doit être donnée, c'est aux plus démunis

La population se partage en deux parts à peu près égales sur la question de savoir si l'État doit accorder une priorité, dans sa politique de santé, à certains groupes de population. L'opinion reste tout à fait stable sur ce point depuis 1992. La seule différence apparaît après l'âge de 35 ans pour les femmes qui manifestent majoritairement leur accord, contrairement aux hommes.

Le choix du groupe de population auquel doit aller la *priorité* se fait massivement en direction des plus démunis, alors que le groupe « personnes âgées » est peu sélectionné (tableau 3). Les jeunes de 20 à 34 ans apparaissent les plus sensibles au thème des « personnes démunies ».

Tableau 3 **Priorité à accorder par l'État à certains groupes de population dans sa politique de santé, réponses selon l'âge**
(en pourcentage)

	20-34 ans	35-49 ans	50-64 ans	65 ans et plus	Ensemble
Les nouveau-nés	8	4	4	6	5
Les jeunes (18 à 25 ans)	4	8	6	9	6
Les personnes âgées	2	2	3	5	3
Les handicapés	4	4	6	8	5
Les plus démunis	28	26	22	19	25
Aucun de ceux-là	2	1	1	2	2
Pas de priorité à accorder	52	55	58	51	54

Source : HCSP/Credoc, 1997.

La mesure de l'évolution de l'opinion dans ce choix par rapport à 1992 n'est pas possible car dans l'enquête de 1992, la réponse du groupe « les plus démunis » n'était pas proposée. Le simple fait de l'apparition de cet item d'une enquête à l'autre est en soi une indication de l'évolution des préoccupations de la société.

Une faible perception de la région comme lieu de mise en œuvre de la politique de santé

Les questions de santé ne se distinguent pas de l'ensemble des questions politiques pour lesquelles l'échelon régional n'est pas jugé important par la population. En effet seules 10 % des personnes interrogées considèrent que c'est à ce niveau que la politique de santé doit être mise en œuvre de façon prépondérante. Les niveaux national et européen sont cités par les deux tiers des répondants (respectivement 36 % et 29 %) et toujours en accord avec la sociologie politique habituelle, la commune (16 %) devance la région (10 %) et le département (8 %).

La répartition des opinions est stable selon le sexe et l'âge, même si le niveau européen est un peu plus cité par les jeunes. Les chômeurs choisissent plus souvent que la moyenne le niveau national (44 %) et le lieu de plus grande proximité, la commune (19 %). Seuls les cadres donnent une importance un peu plus grande à la région (21 %).

La répartition des réponses ne varie pratiquement pas de 1992 à 1997. Cette stabilité est tout à fait notable puisqu'entre-temps, dans le domaine de la santé, le niveau régional a fait l'objet d'une affirmation politique forte avec la publication des ordonnances de 1996, la tenue des conférences régionales de santé et la mise en place des Agences régionales de l'hospitalisation.

En conclusion, une réceptivité accrue aux thèmes de santé publique

En 1997, l'amélioration de l'état de santé personnel et de la population est considérée en premier lieu comme un problème d'hygiène de vie, faisant une large place à la diminution des facteurs de risque individuels mais dépendant également de l'environnement physique et social de chacun. Cette évolution apparaît sous-tendue par une inquiétude qui se fait jour face à ce qui est ressenti comme une montée des problèmes socio-économiques et des risques environnementaux. L'importance des campagnes d'information sur la santé et de dépistage apparaît mieux perçue par la population.

DEUXIÈME PARTIE

L'évolution de l'état de santé

C H A P I T R E T R O I S

Les indicateurs de l'état de santé

Ce chapitre introduit une séparation nette entre indicateurs dits **généraux** de l'état de santé de la population et les indicateurs spécifiques correspondant à des domaines de santé particuliers ou des groupes particuliers de population. Cette distinction apparaît en fait très clairement à la lecture du rapport de 1994 et est sous-jacente à la plupart des rapports sur l'état de santé faits à l'étranger.

Les **indicateurs généraux** sont des outils de diagnostic des problèmes de santé au niveau national, régional ou local. En effet une stagnation de l'espérance de vie dans le temps, une espérance de vie sans incapacité inférieure à celle d'une région voisine, un nombre croissant d'années potentielles de vie perdues pour causes d'accidents de la route... sont autant d'exemples possibles de signaux permettant de détecter des problèmes de santé à l'échelle d'une population. Seules la disponibilité de l'information et la taille des populations concernées peuvent être des facteurs limitants pour l'emploi de ces indicateurs dont, ce n'est pas par hasard, beaucoup font appel aux données démographiques et à la statistique nationale des causes de décès. Cependant le développement d'indicateurs plus fins et donc plus utiles peut impliquer de données supplémentaires dont la collecte n'est pas systématique. C'est ainsi que dans le présent rapport, l'évolution durant la dernière période des espérances de vie sans incapacité en France n'a pu être étudiée. Les données de prévalence de l'incapacité disponibles sur une base statistique représentative proviennent en effet de l'enquête décennale de l'Insee sur la santé qui n'a pas été réalisée depuis 1991. Des indicateurs généraux relatifs à la morbidité déclarée par la population ou à la morbidité responsable d'un accès au système de soins sont également disponibles même si leur interprétation est délicate puisqu'elle dépend en grande partie de l'offre de soins.

Les **indicateurs spécifiques** d'état de santé, quant à eux, sont potentiellement en très grand nombre, qu'ils concernent des mesures de bien-être physique ou mental, de bonne adaptation sociale, de prévalence ou d'incidence de symptômes, de maladies, de fréquence des décès pour des causes spécifiques... On constate à quel point le choix de ces indicateurs est étroitement associé à la définition de domaines de santé prioritaires. Le Haut Comité de la santé publique a décidé de reprendre les problèmes de santé prioritaires décrits dans la 2e partie du rapport de 1994 et d'analyser l'évolution durant la période récente des indicateurs correspondants, en les situant par rapport aux objectifs qui avaient pu être formulés à l'époque pour l'an 2000 (ou parfois 2010).

Trois domaines, pour lesquels des indicateurs spécifiques récents n'ont pu être obtenus lors du présent travail, n'ont pas été considérés dans ce chapitre. Il s'agit des accidents des traitements médicamenteux et les infections nosocomiales[1], des mauvais traitements à enfants et de la douleur. Il faut remarquer que pour chacun de ces domaines une recommandation forte sur l'importance de disposer d'informations quantitatives fiables avait été émise dans le rapport de 1994, mais n'a, semble-t-il, pas été suivie d'effet. Ceci ne signifie pas que durant la période, les pouvoirs publics n'aient pas pris d'initiatives pour faire progresser le domaine, c'est tout particulièrement le cas en ce qui concerne la lutte contre la douleur, qui fait l'objet d'un plan de lutte triennal (1998-2000).

1. Rappelons que ce thème était retenu parmi les 10 priorités de la Conférence nationale de santé 1996. Il a fait l'objet d'un débat à la CNS 1998 ainsi que d'une contribution du HCSP « *Contribution aux réflexions sur la lutte contre l'iatrogénie* » à la CNS et au Parlement.

Les indicateurs généraux

Évolution de la mortalité et de l'espérance de vie

Des gains très importants d'espérance de vie depuis les années quatre-vingt mais qui tendent à se ralentir

L'espérance de vie de la population française continue à progresser. En 1996, elle s'élève à 74 ans pour les hommes et à 82 ans pour les femmes (tableau 1). Entre 1991 et 1996, on constate un gain moyen annuel de 2,5 mois par an pour les hommes et de 2 mois pour les femmes. On note ainsi à la fois l'écart très important qui subsiste entre sexes et une légère tendance à la réduction de cet écart (7,9 ans en 1996 et 8,2 ans en 1991). La progression de l'espérance de vie observée durant le début des années quatre-vingt-dix est moindre que celle observée au cours de la décennie 1980 (gain de 3 mois par an quel que soit le sexe). On observe en particulier un ralentissement des progrès pour l'espérance de vie après 60 ans.

Tableau 1 **Espérance de vie en France à la naissance et à 60 ans (1996, 1991, 1981) selon le sexe**

	Hommes	Femmes
Espérance de vie à la naissance		
1996	74,0	81,9
1991	72,9	81,1
1981	70,4	78,5
Gain annuel 1981-1991	0,25	0,26
Gain annuel 1991-1996	0,22	0,16
Espérance de vie à 60 ans		
1996	19,7	25,0
1991	19,2	24,4
1981	17,3	22,3
Gain annuel 1981-1991	0,19	0,21
Gain annuel 1991-1996	0,10	0,12

Source : Insee.

Une progression de l'espérance de vie sans incapacité qui doit être confirmée dans la période récente

L'augmentation importante de l'espérance de vie depuis les années quatre-vingt a soulevé une question importante concernant l'évolution de l'état de santé global de la population. Ces années supplémentaires vécues sont-elles des années vécues en bonne santé ou des années vécues avec un surplus d'incapacités ? Cette interrogation a conduit à l'élaboration d'un indicateur spécifique « l'espérance de vie sans incapacité » (EVSI). Comme son nom l'indique, cet indicateur prend en compte simultanément le niveau de l'espérance de vie et la prévalence des incapacités au sein d'une population.

Entre 1981 et 1991, alors que l'espérance de vie a progressé de 2,5 années, l'espérance de vie sans incapacité a davantage augmenté (3,0 années pour les hommes et 2,6 années pour les femmes)[2]. La part des années vécues sans incapacité au sein de l'espérance de vie s'est accrue. Contrairement aux craintes souvent formulées de progression des incapacités, la hausse de l'espérance de vie s'est ainsi accompagnée d'une « compression de la morbidité ». Cette baisse des incapacités chez les personnes âgées ne peut être imputée à une moindre prévalence des maladies chroniques invalidantes car on constate parallèlement leur augmentation. En revanche, les maladies chroniques les plus fréquentes (maladies cardio-vasculaires, ostéo-articulaires...) ont tendance à devenir moins invalidantes. Ces résultats sont cependant à interpréter avec prudence car la mesure des évolutions est basée sur la déclaration des incapacités par les sujets.

L'espérance de vie sans incapacité est un indicateur très informatif en complément des données sur l'espérance de vie. Cependant cet indicateur n'est calculable qu'en disposant de données régulières sur les incapacités au sein de la population, ce qui n'est pas le cas actuellement (dernières données disponibles : enquête Insee 1990). Les gains d'espérance de vie sans incapacité doivent donc être confirmés sur une période plus récente.

Des risques de décès toujours en diminution pour toutes les classes d'âge mais moins nettement pour les personnes âgées

Durant l'année 1996, on a observé en France métropolitaine un total de 535 506 décès. 52 % de ces décès concernaient des hommes, 21 % des personnes de moins de 65 ans (113 786 décès) et 2 % des jeunes de moins de 25 ans (10 356 décès). En 1991, le nombre total de décès correspondant était de 524 700 dont 124 222 avant 65 ans (24 %).

L'augmentation du nombre de décès entre 1991 et 1996 est la conséquence du vieillissement de la structure d'âge de la population française. Si l'on rapporte le nombre de décès aux effectifs de population (taux de décès), on observe en fait une diminution des risques de décès entre les deux périodes. L'effectif de 535 506 décès observés en 1996 correspond à un taux de 880 décès pour 100 000 habitants. Entre 1991 et 1996, ce taux de décès, standardisé par âge, a baissé de 6 %. La diminution a été du même ordre pour les deux sexes. Elle a concerné tous les grou-

2. Robine J.M., Mormiche P., *L'espérance de vie sans incapacité augmente*, Insee Première, 1993, 281.

pes d'âge mais avec des amplitudes et des tendances variables (tableau 2 et figure 1). Les baisses les plus marquées sont observées pour les jeunes de moins de 25 ans quel que soit le sexe (–26 %) et, avec une moindre ampleur, pour les hommes entre 25 et 64 ans (–10 %). La diminution a été peu prononcée pour les femmes adultes et pour les hommes de plus de 65 ans. Pour les années les plus récentes (1995-1996), on note une tendance à la stagnation des taux de décès et même une légère augmentation pour les décès après 65 ans (ces années ont été marquées par d'importantes épidémies de grippe).

La diminution des taux de décès observée durant la période 1991-1996 a été cependant moins importante que celle observée durant la période précédente (1985-1990). Cette tendance s'explique essentiellement par un moindre recul des risques de décès

Tableau 2 **Niveau de la mortalité selon le sexe et l'âge en 1996, France, taux de décès et évolution 1991-1996[a]**
(taux de décès comparatifs pour 100 000 standardisés par âge, France, deux sexes, 1990)

	Hommes	Femmes	Ensemble
Ensemble			
Taux 1996	1 200,7	655,9	880,1
Évolution taux 1991-1996	–5 %	–6 %	–6 %
Moins de 65 ans			
Taux 1996	328,9	136,8	231,5
Évolution taux 1991-1996	–11 %	–8 %	–10 %
Moins de 25 ans			
Taux 1996	72,4	38,7	55,8
Évolution taux 1991-1996	–26 %	–26 %	–26 %
25-44 ans			
Taux 1996	211,8	88,2	149,9
Évolution taux 1991-1996	–10 %	–2 %	–8 %
45-64 ans			
Taux 1996	919,6	368,3	638,1
Évolution taux 1991-1996	–9 %	–6 %	–8 %
65-74 ans			
Taux 1996	2 713,5	1 121,5	1 830,0
Évolution taux 1991-1996	–3 %	–4 %	–3 %
75 ans et plus			
Taux 1996	10 002,6	6 362,8	7 617,2
Évolution taux 1991-1996	–3 %	–6 %	–4 %

a. Évolution 1991-1996 = (taux 1996 – taux 1991) / taux 1991 x 100.
Source : Inserm SC8.

Figure 1 **Évolution des taux de décès selon le sexe et l'âge, 1980-1996**
(taux de décès comparatifs standardisés pour 100 000 par âge, deux sexes, 1990, courbes lissées, données 1996 provisoires)

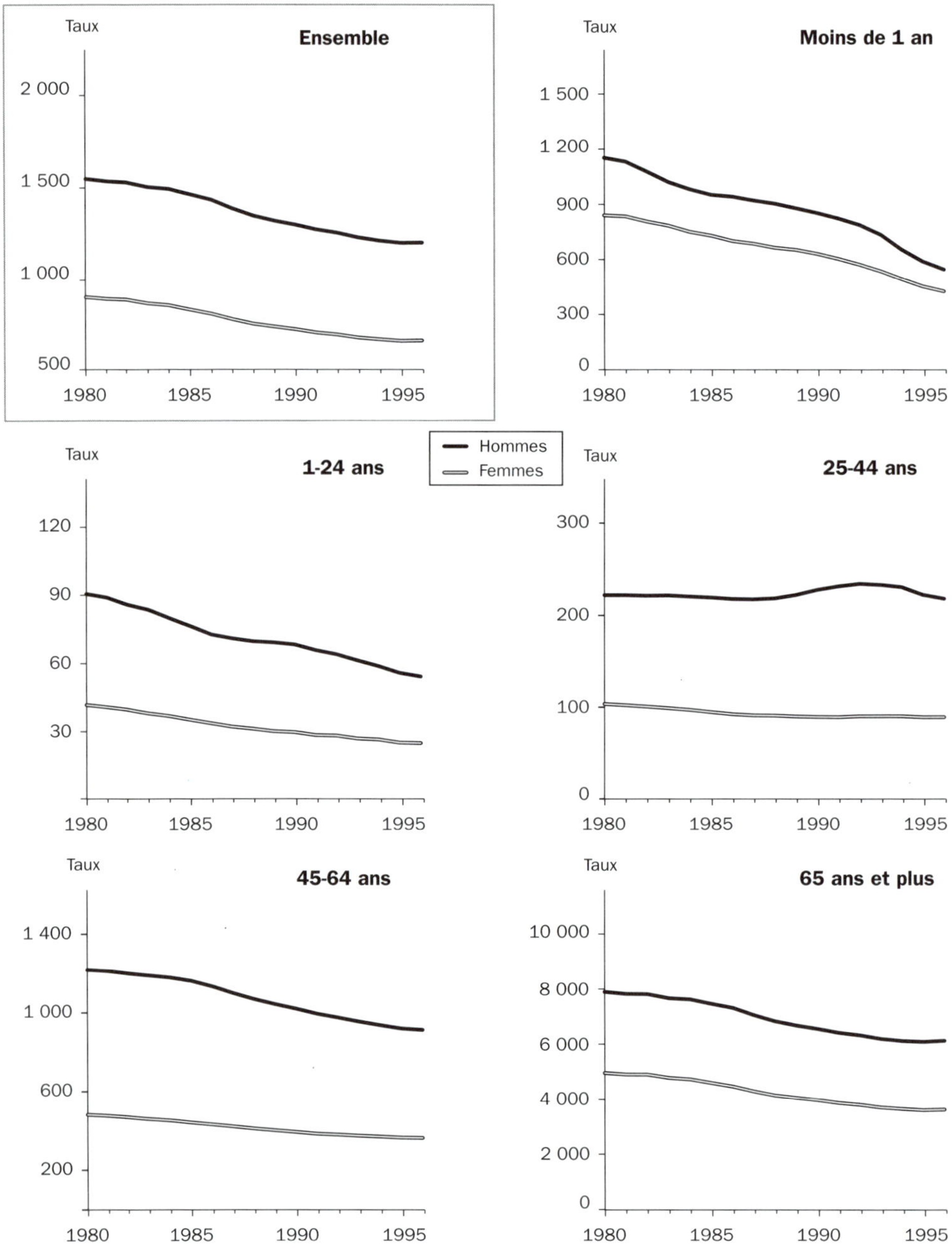

Source : Inserm SC8.

des sujets âgés, alors qu'en ce qui concerne la mortalité prématurée, les progrès ont continué avec la même ampleur.

Progression du poids des tumeurs mais les maladies cardio-vasculaires restent la première cause de décès

Les principales causes de décès sont les maladies cardio-vasculaires (32 % du total de la mortalité en 1996), suivies des tumeurs (28 %), des morts violentes (9 %) et des maladies respiratoires (8 %). Ces proportions varient sensiblement selon le sexe (tableau 3). Chez les hommes, les tumeurs arrivent en tête (32 % contre 29 % pour les maladies cardio-vasculaires) alors que chez les femmes, les maladies cardio-vasculaires prédominent encore largement (36 % contre 23 % pour les tumeurs). Les morts violentes (suicides, accidents...) entraînent 10 % des décès chez les hommes contre 7 % chez les femmes.

Tableau 3 **Effectif et part des principales pathologies dans la mortalité selon le sexe**
(ensemble des décès, 1996 et 1991)

	Hommes 1996		Femmes 1996		Ensemble 1996		Ensemble 1991	
	n	%	n	%	n	%	n	%
aladies cardio-vasculaires	79 595	29	93 592	36	173 187	32	175 681	34
ımeurs	89 194	32	58 527	23	147 721	28	143 267	27
orts violentes	26 279	10	17 402	7	43 681	9	47 206	8
aladies respiratoires	22 131	8	20 391	8	42 522	8	36 015	7
aladies digestives	13 924	5	12 509	5	26 433	5	26 646	5
ıtres maladies	45 522	16	56 425	21	101 947	18	95 897	19
›tal	276 645	100	258 846	100	535 491	100	524 712	100

Source : Inserm SC8.

La part des différents groupes de pathologies est très différente lorsque l'on analyse la mortalité « prématurée » (tableau 4). Avant 65 ans, 37 % des décès sont d'origine tumorale, 19 % des morts violentes et 15 % des maladies cardio-vasculaires. Avant 45 ans, les morts violentes représentent 4 décès sur 10 chez les hommes et 3 décès sur 10 chez les femmes (figure 2). Entre 45 et 64 ans, un décès sur deux est dû à un cancer.

Les années potentielles de vies perdues (APVP) constituent un indicateur complémentaire de la mortalité prématurée qui permet de prendre en compte la plus ou moins grande précocité des décès au sein de la mortalité « prématurée ». Il est défini comme le nombre d'années qu'un sujet, mort « prématurément », c'est-à-dire avant l'âge seuil de 65 ans, n'a pas vécues (par exemple, un décès survenu à 52 ans compte pour treize années de vie perdues).

Tableau 4 **Effectif et part des principales pathologies dans la mortalité selon le sexe**
(décès prématurés, avant 65 ans, 1996 et 1991)

	Hommes 1996		Femmes 1996		Ensemble 1996		Ensemble 1991	
	n	%	n	%	n	%	n	%
Tumeurs	28 180	35	14 329	42	42 509	37	44 623	36
Morts violentes	16 387	21	5 677	17	22 064	19	25 013	20
Maladies cardio-vasculaires	12 549	16	3 995	12	16 544	15	18 966	15
Maladies digestives	5 157	7	2 288	7	7 445	7	7 958	6
Maladies respiratoires	2 508	3	1 025	3	3 533	3	3 614	3
Autres maladies	15 006	18	6 685	19	21 691	19	24 048	20
Total	79 787	100	33 999	100,0	113 786	100	124 222	100

Source : Inserm SC8.

Figure 2 **Part des principales pathologies dans la mortalité selon le sexe et le groupe d'âge en 1996**
(en pourcentage)

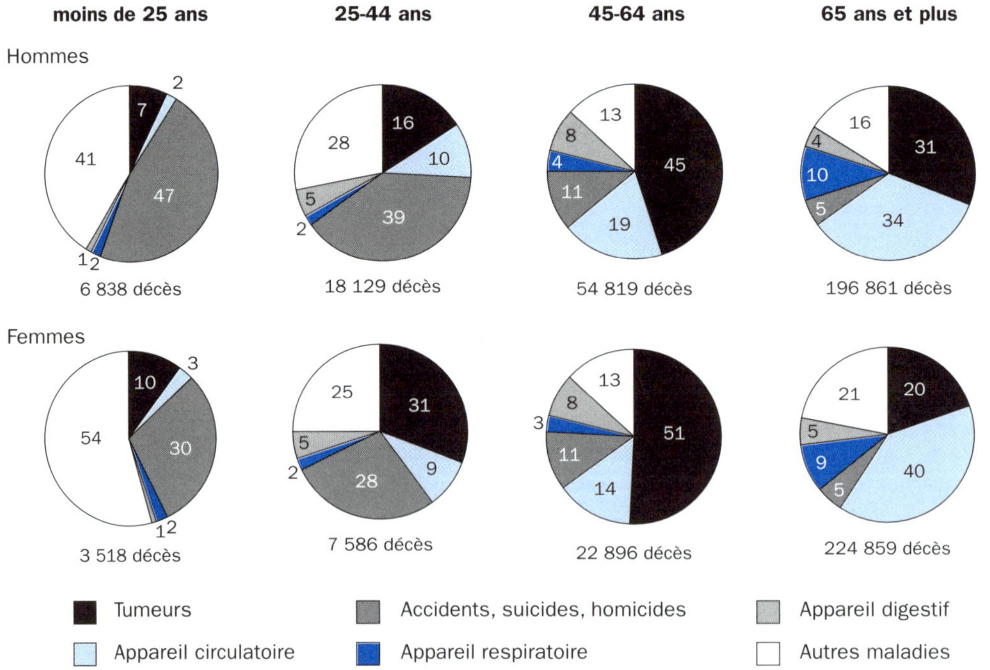

Source : Inserm SC8.

Les morts violentes représentent en 1996 un tiers des APVP, les tumeurs un quart et les maladies cardio-vasculaires un dixième (tableau 5). Le poids de ces grands groupes de pathologies varie selon le sexe. Chez les hommes 36 % des APVP sont dues aux morts violentes et 25 % aux tumeurs et, chez les femmes, 34 % aux tumeurs et 27 % aux morts violentes. L'analyse plus précise des pathologies mets en évidence la hiérarchie des causes de décès entraînant les années potentielles de vies perdues ; pour les hommes, accidents de la circulation et suicides, puis, cancer du poumon, infarctus, sida et alcoolisme ; pour les femmes, accidents de la circulation, suicide et cancer du sein.

Tableau 5 **Années potentielles de vie perdues (de 1 à 64 ans) selon la cause de décès et le sexe**
(poids des principales pathologies, 1991 et 1996, en pourcentage)

	Ensemble		Hommes		Femmes	
	1991	**1996**	**1991**	**1996**	**1991**	**1996**
umeurs	25	27	23	25	32	34
ont						
Cancer du poumon	4	5	5	6	2	3
Cancer VADS[a]	4	3	5	4	1	1
Cancer du sein	3	3			9	9
Cancer de l'utérus	1	1			2	2
Cancer de l'intestin	1	2	1	1	2	2
aladies cardio-vasculaires	11	11	11	11	9	9
ont						
Cardiopathies ischémiques	4	4	4	5	2	2
Maladies cérébro-vasculaires	3	3	2	2	3	3
orts violentes	35	33	38	36	29	27
ont						
Accidents de la circulation	14	11	15	12	11	9
Suicides	10	11	11	12	8	9
irrhoses, psychoses alcooliques	5	5	5	5	5	5
aladies de l'appareil respiratoire	2	2	2	2	3	3
da	5	5	6	5	3	4
utres causes	17	17	15	16	19	18
otal	**100**	**100**	**100**	**100**	**100**	**100**

a. Cancers des voies aéro-digestives supérieures (y compris œsophage).
Source : Inserm SC8.

La répartition des principales causes de décès est restée stable depuis 1991. On constate cependant une légère progression du poids des tumeurs et parallèlement une diminution du poids des morts violentes. On observe les mêmes tendances pour les composantes des APVP (on note également une diminution du poids des accidents de la circulation depuis 1991 dans les APVP).

Diminution des risques de décès pour la plupart des pathologies à l'exception des cancers liés au tabagisme et à l'alcoolisme chez les femmes

Durant la période 1991-1996, les risques de décès liés à la plupart des pathologies ont continué à régresser (tableau 6). La diminution la plus nette est observée pour les morts violentes. On note en particulier la baisse importante des décès par accidents de la circulation (davantage marquée chez les hommes). Par contre, la diminution des suicides a été modérée et s'est ralentie au début de la décennie 1990. Les taux de décès par maladies cardiovasculaires ont également fortement diminué (baisse plus marquée pour les accidents vasculaires cérébraux que pour les infarctus). Les taux de décès liés directement à l'alcoolisme ont continué à diminuer fortement mais avec une moindre ampleur que précédemment.

Tableau 6 **Évolution des taux de décès[b] selon les principales pathologies entre 1991 et 1996 et le sexe**
(taux de décès comparatifs pour 100 000 standardisés par âge[a], 1990)

	Ensemble de la mortalité		Mortalité « prématurée » (avant 65 ans)	
	Hommes	Femmes	Hommes	Femmes
Maladies cardio-vasculaires	–8 %	–12 %	–14 %	–16 %
Tumeurs	–4 %	–2 %	–8 %	–3 %
Morts violentes	–11 %	–14 %	–14 %	–11 %
Maladies respiratoires	+5 %	+9 %	–3 %	–3 %
Cirrhoses-psy alcooliques	–10 %	–10 %	–12 %	–11 %
Sida	–12 %	+36 %	–12 %	+44 %
Ensemble	–5 %	–6 %	–11 %	–8 %

a. Évolution 1991-1996 = (taux 1996 – taux 1991) / taux 1991 x 100.
Source : Inserm SC8.

Les taux de décès par cancer ont eu tendance à stagner (sauf pour certaines localisations toujours en forte diminution comme le cancer de l'estomac et le cancer de l'utérus). Le phénomène le plus notable est la progression importante chez les femmes des cancers liés à la consommation de tabac et d'alcool : +20 % pour le cancer du poumon et progression des cancers des voies aérodigestives supérieures (VADS) chez les femmes âgées. Pour ces pathologies, la situation des hommes est très différente : le cancer du poumon a cessé d'augmenter et les cancers VADS ont continué à diminuer fortement.

Une augmentation des taux de décès par maladies respiratoires est observée depuis 1991, elle a essentiellement concerné les personnes âgées (épidémies de grippe des années 1995 et 1996). Le niveau de la mortalité par sida a continué à augmenter chez les femmes depuis 1991 mais a diminué pour les hommes. À partir de l'année 1996, on observe cependant une diminution des taux de décès par sida quel que soit le sexe. On note par contre la progression récente de certaines affections spécifiques telles que les hépatites et les mélanomes.

Une surmortalité masculine particulièrement élevée dont le niveau reste stable

Le taux de décès général (standardisé par âge) est presque deux fois plus élevé chez les hommes que chez les femmes (tableau 7). L'importance de cet écart reste une spécificité française (maximum par rapport aux autres pays européens). La différence la plus nette entre sexes s'observe entre 25 et 74 ans (risques de décès multipliés par 2,5) alors qu'après 74 ans, la surmortalité masculine n'atteint plus que 1,5. L'écart entre sexes est resté stable depuis 1991 avec une légère tendance à l'augmentation pour les sujets de plus de 65 ans et à la diminution pour les sujets entre 25 et 64 ans.

Tableau 7 **Surmortalité masculine selon l'âge en 1996 et en 1991**
(rapport des taux standardisés par âge hommes/femmes)

	1996	1991
Ensemble	**1,83**	**1,81**
Moins de 25 ans	1,87	1,86
25-44 ans	2,40	2,64
45-64 ans	2,50	2,58
65-74 ans	2,42	2,39
75 ans et plus	1,57	1,53

Source : Inserm SC8.

Les écarts maximum de risques de décès entre hommes et femmes s'observent pour les cancers des voies aéro-digestives supérieures et pour les cancers du poumon (tableau 8). Pour ces pathologies la surmortalité masculine reste impressionnante (risques de décès masculins multipliés respectivement par 9 et 7 et, pour les décès avant 65 ans, par 11 et 7). Viennent ensuite (risques multipliés par plus de 2 chez les hommes) : le sida, le suicide, l'alcoolisme, les accidents de la circulation, les cancers de l'estomac, les infarctus et les maladies respiratoires.

Tableau 8 **Surmortalité masculine selon les principales pathologies** (rapport hommes/femmes des taux de décès standardisés par âge, France, 1996 et 1991)

	Ensemble de la mortalité		Mortalité « prématurée » (avant 65 ans)	
	1996	**1991**	**1996**	**1991**
Toutes causes	**1,8**	**1,8**	**2,4**	**2,5**
Tumeurs	2,2	2,3	2,0	2,2
dont				
Cancer VADS[a]	8,7	10,7	11,3	13,3
Cancer poumon	7,2	8,6	6,9	9,3
Cancer intestin	1,7	1,7	1,6	1,6
Cancer estomac	2,5	2,4	3,0	3,1
Maladies cardio-vasculaires	1,6	1,6	3,3	3,2
dont				
Infarctus	2,2	2,1	6,2	5,7
Accidents vasculaires cérébraux	1,4	1,3	1,9	2,0
Morts violentes	2,2	2,1	2,9	3,0
dont				
Accident circulation	2,8	3,0	2,9	3,2
Accidents « vie courante »	1,6	1,5	3,4	3,3
Suicide	3,1	3,0	2,8	2,8
Maladies respiratoires	2,2	2,3	2,6	2,6
Cirrhoses et psychoses alcooliques	3,0	3,0	2,7	2,7
Sida	3,9	5,9	3,8	6,3

a. Cancers des voies aéro-digestives supérieures (y compris œsophage).
Source : Inserm SC8.

Si globalement le niveau de la surmortalité masculine a peu varié depuis 1991, on observe cependant pour certaines pathologies une tendance à la réduction de la différence entre sexes (cancers des voies aéro-digestives supérieures, cancer du poumon et sida).

Une mortalité « évitable » liée aux comportements à risque particulièrement élevée chez les hommes

Au sein de la mortalité « prématurée » (avant 65 ans), nous avons distingué, comme dans le précédent rapport, deux types d'indicateurs (tableau 9) :

– la mortalité « évitable » liée aux comportements à risque ; causes de décès dont la fréquence pourrait être diminuée essentiellement par une action sur les comportements individuels (risques liés à la consommation de tabac, à l'alcool, à une conduite dangereuse...) ; cette sélection comprend les cancers du poumon, les cancers des voies aéro-digestives supérieures, l'alcoolisme, les accidents de la circulation, les suicides et le sida.

– la mortalité « évitable » liée au système de soins ; causes de décès dont la fréquence pourrait être diminuée grâce à une meilleure prise en charge par le système de soins (y compris dans le cadre d'actions de dépistage), éventuellement renforcée par une action sur les comportements individuels ; cette sélection comprend les cardiopathies ischémiques, les maladies cérébro-vasculaires et hypertensives, les cancers du sein, les cancers de l'utérus, les ulcères digestifs-appendicites-hernies abdominales, la mortalité maternelle et la mortalité périnatale (moins d'une semaine).

Chez les hommes, la mortalité « évitable » liée aux comportements à risque a un poids 4 fois plus important que celle liée au système de soins. Chez les femmes, c'est au contraire la mortalité « évitable » liée au système de soins qui est la plus fréquente (en particulier, poids des cancers du sein et de l'utérus).

Entre 1991 et 1996, on constate, quel que soit le sexe, une nette diminution de la mortalité « évitable » liée aux comportements à risque, alors que la mortalité « évitable » liée au système de soins a nettement moins diminué.

La limite d'âge considérée pour la mortalité « prématurée » (65 ans) ainsi que la distinction entre mortalité « évitable » liée aux comportements à risque et mortalité « évitable » liée au système de soins sont des choix conventionnels qui peuvent paraître arbitraires. Cependant ces indicateurs s'avèrent très opérationnels en particulier pour l'analyse des déterminants des inégalités.

Tableau 9 **Évolution des taux de mortalité « évitable »[a] entre 1991 et 1996**
(effectifs de décès et taux comparatifs de décès pour 100 000 standardisés par âge, France, deux sexes, 1990)

	Mortalité « évitable » liée aux habitues de vie		Mortalité « évitable » liée au système de soins et de dépistage	
	Hommes	Femmes	Hommes	Femmes
꞉ffectifs de décès 1996	27 725	6 400	13 544	10 269
aux de décès 1996	113,3	25,7	56,5	41,4
volution 1991-1996[a]	–22 %	–21 %	–13 %	–11 %

a. Évolution 1991-1996 = (taux 1996 – taux 1991) / taux 1991 x 100.

Source : Inserm SC8.

Disparités de mortalité

Des écarts importants de mortalité entre catégories socioprofessionnelles qui ne se réduisent pas

Comme dans la plupart des pays, il existe en France des écarts importants de mortalité entre catégories socioprofessionnelles (CSP). Une étude européenne récente[3] montre d'ailleurs qu'ils sont plus marqués en France que dans la plupart des pays européens. Le risque de décès des hommes entre 35 et 60 ans varie de 10 % pour les cadres à 20 % pour les ouvriers[4]. Les catégories les plus favorisées sont les professeurs, les ingénieurs, les cadres supérieurs et les instituteurs. Les plus exposés sont les salariés agricoles, les ouvriers et le personnel de service. Ces disparités concernent les deux sexes mais avec une ampleur nettement moins marquée pour les femmes. Au sein d'une famille, la CSP du conjoint influence fortement le risque de décès de sa femme et de ses enfants. Ces écarts de mortalité ont tendance à se réduire avec l'âge.

Des différences allant dans le même sens s'observent pour la plupart des causes de décès. Les inégalités les plus importantes entre CSP s'observent pour les pathologies liées à l'alcoolisme (risques de décès 10 fois plus élevés chez les hommes pour le groupe « cadres, professions libérales » par rapport au groupe « ouvriers, employés » pour les cirrhoses et les cancers VADS) et, d'une manière générale mais avec une moindre ampleur, pour l'ensemble des pathologies liées aux comportements à risque (cancers du poumon, accidents, suicides…).

L'analyse des évolutions dans le temps des disparités entre CSP soulève un certain nombre de problèmes méthodologiques. Les études les plus récentes effectuées (évolution entre 1980 et 1991) semblent cependant indiquer une tendance à l'augmentation des inégalités due au fait que les risques de décès se réduisent davantage pour les cadres supérieurs et professions libérales que pour les autres catégories. L'étude de l'évolution de l'espérance de vie entre 1980 et 1991 en distinguant trois groupes de CSP (« cadres supérieurs, professions libérales », « techniciens, employés, commerçants » et « ouvriers ») met en évidence, quel que soit le groupe considéré, une diminution générale des risques de décès entre 35 et 59 ans. Cependant l'écart entre catégories extrêmes s'est accru, essentiellement du fait d'une diminution plus importante des risques de décès des personnes âgées pour la catégorie supérieure. En 1991, à 35 ans, l'espérance de vie du groupe « cadres supérieurs, professions libérales » était supérieure de 8 ans à celle des ouvriers.

---

3. Kunst A.-E., *Cross-national comparisons of socio-economic differences in mortality*, Rotterdam-Erasmus University, 1997.

4. Desplanques G., *Les cadres vivent plus vieux*, Insee Première 1991, 158.

Les calculs d'espérance de vie sans incapacité (ESVI) selon les CSP montrent qu'entre 1980 et 1991, l'EVSI a progressé pour tous les groupes de CSP et que ces accroissements ont été plus importants que ceux observés pour les espérances de vie[5]. Ceci indique que, quel que soit le groupe de CSP considéré, les années de vie gagnées ne l'ont pas été avec une augmentation d'incapacités. Cependant ces calculs mettent parallèlement en évidence une accumulation des inégalités puisque les catégories favorisées ont à la fois la plus longue espérance de vie et la moindre fréquence d'incapacités (ce qui résulte en une plus longue EVSI). Sur la période étudiée, les inégalités d'EVSI entre CSP ont eu tendance à se creuser pour les personnes âgées.

Ces résultats, à interpréter avec prudence compte tenu des problèmes méthodologiques complexes liés aux calculs d'EVSI par CSP, indiquent que globalement les inégalités de mortalité et d'incapacités se cumulent au détriment des CSP les moins favorisées. Les tendances ainsi mises en évidence concernent cependant la décennie quatre-vingt et on ne dispose pas actuellement de données sur les évolutions depuis le début des années quatre-vingt-dix.

La mortalité générale diminue dans la plupart des régions mais l'écart entre régions extrêmes reste stable

Depuis 1991, le taux général de mortalité a diminué dans la plupart des régions françaises. Les seules exceptions concernent pour les deux sexes les Pays-de-la-Loire et, pour les hommes, la Haute-Normandie, régions pour lesquelles on constate de légères augmentations. Les régions dont la mortalité a le plus diminué sont pour les deux sexes : l'Île-de-France, pour les hommes le Limousin et pour les femmes, le Nord-Pas-de-Calais, l'Auvergne, le Languedoc-Roussillon, la région Paca et la Corse.

Par grands regroupements de pathologies (figure 3), les exceptions à la diminution générale concernent : la Picardie pour les maladies cardio-vasculaires des hommes ; les Pays-de-la-Loire pour les tumeurs des hommes ; de nombreuses régions (en particulier, ouest de la France) pour les tumeurs des femmes ; l'Aquitaine, les Pays-de-la-Loire et la Champagne-Ardenne chez les hommes et le Centre, la Lorraine et la Franche-Comté chez les femmes pour les morts violentes. Il faut cependant noter que toutes ces augmentations ont été généralement très modérées.

Pour la plupart des pathologies les écarts de mortalité entre régions extrêmes ont peu évolué entre 1991 et 1996 (tableau 10). Les seules exceptions concernent le sida, les cancers de l'estomac

5. Cambois E., *Social inequalitie in health expectancies: calculation of health expectencies according to socio-economic status in France*, 10th Reves meeting, Tokyo, octobre 1997, p. 13.

Figure 3 Variation des taux de décès comparatifs 1991-1996 dans les régions

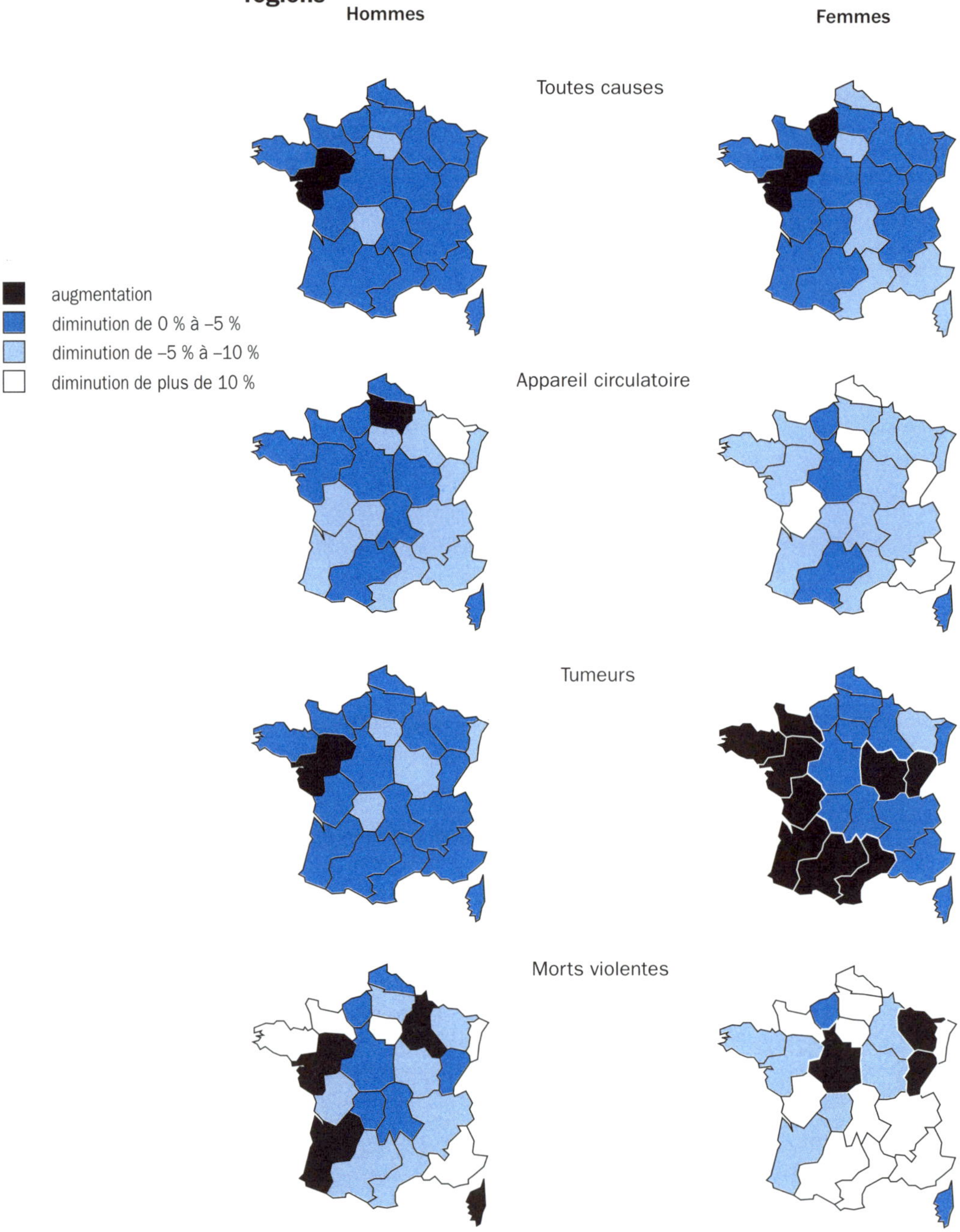

Source : Inserm SC8.

Tableau 10 **Surmortalité entre régions extrêmes (1996 et 1991)**
(rapport des taux de décès standardisés par âge, pour 100 000, excepté la Corse)

	Hommes		Femmes	
	1996	1991	1996	1991
outes causes	**1,4**	**1,4**	**1,3**	**1,2**
ida	9,8	14,7	11,7	11,7
irrhoses-psychoses alcooliques	2,9	3,1	4,3	4,7
ancer VADS[a]	2,8	2,9	2,2	2,5
uicides[b]	2,2	2,3	1,9	2,2
ccident circulation[b]	2,1	2,2	2,0	2,1
ancer poumon	2,0	1,9	2,1	2,1
ancer estomac	1,8	2,2	2,0	2,3
cc. vasc. Cérébrales	1,7	1,7	1,6	1,6
ardiopathie ischémique	1,6	1,5	1,7	1,6
ancer utérus			1,7	1,4
ancer sein			1,6	1,4
ancer intestin	1,5	1,6	1,4	1,5
ccident « vie courante »[b]	1,5	1,6	1,4	1,4

a. Cancers des voies aéro-digestives supérieures (y compris œsophage).
b. Sauf l'Île-de-France.
Source : Inserm SC8.

et l'alcoolisme, pathologies pour lesquelles on note une tendance à la réduction des disparités.

Les analyses se basant sur des données agrégées ont mis en évidence le poids prépondérant des caractéristiques socio-économiques des populations en tant que facteurs explicatifs des différences de niveau de mortalité entre régions.

Quel que soit le sexe, la région Nord-Pas-de-Calais reste en 1996 la région où la mortalité générale est la plus élevée en France (figure 4). Viennent ensuite, pour les hommes la Bretagne et l'Alsace et, pour les femmes, l'Alsace et la Picardie.

Le Nord-Pas-de-Calais arrive en tête pour un grand nombre d'affections (tableau 11) ; chez les hommes, taux de décès maximum pour les cancers du poumon, les cancers VADS, l'infarctus et l'alcoolisme, deuxième position pour les cancers de l'intestin et troisième position pour les accidents vasculaires cérébraux ; chez les femmes, taux maximum pour les cancers VADS, les cancers de l'intestin, les cancers du sein et l'alcoolisme, deuxième position pour les maladies de l'appareil circulatoire et troisième position pour les accidents de la vie courante. L'Alsace a une mortalité particulièrement élevée, quel que soit le sexe, pour les maladies

Figure 4 **Taux comparatifs de décès en 1995 dans les régions en comparaison avec la moyenne nationale**

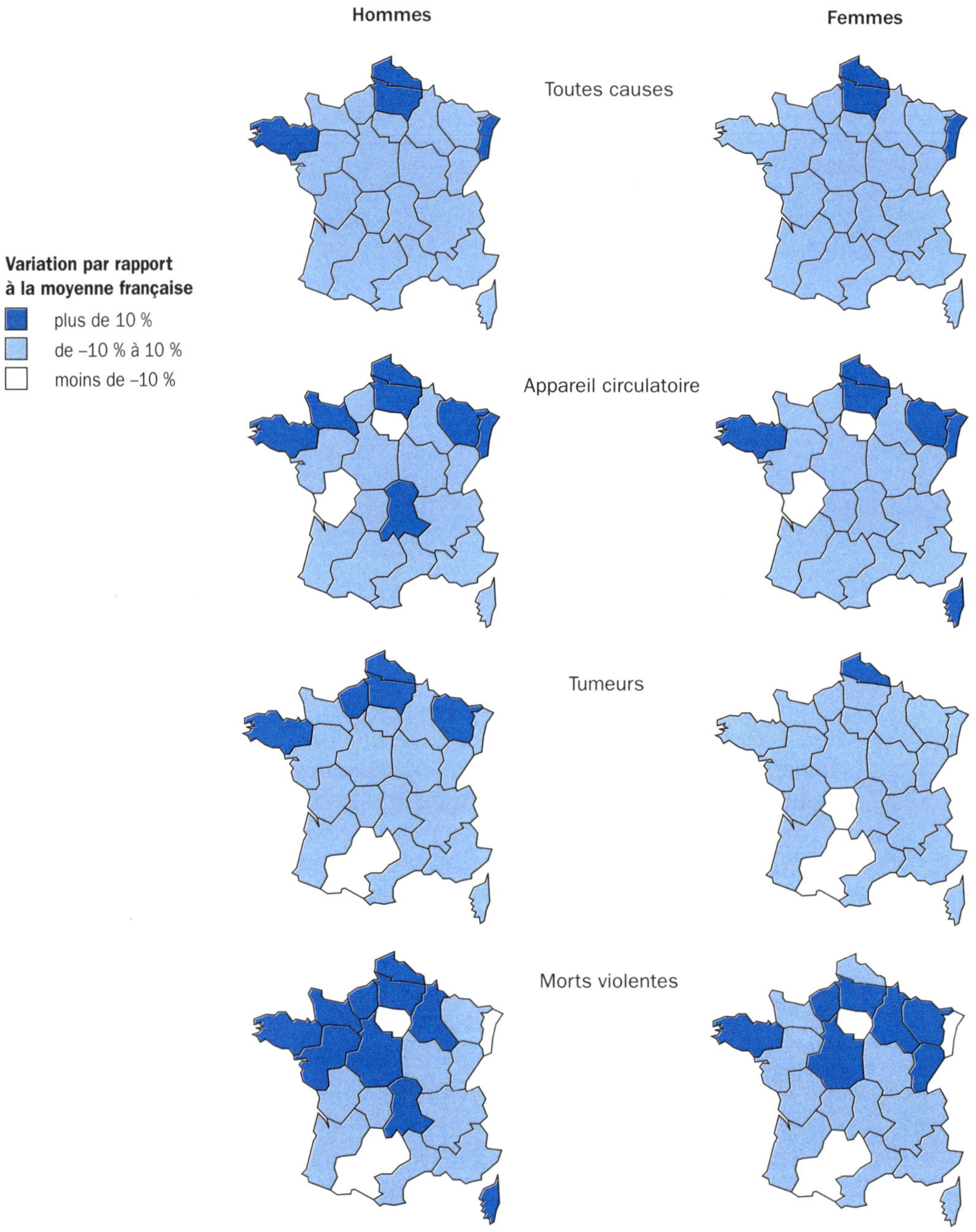

Source : Inserm SC8.

Tableau 11 **Régions de mortalité maximum selon les causes de décès (1992-1994) et le sexe**
(taux standardisés par âge, pour 100 000)

	Hommes			Femmes		
	1	2	3	1	2	3
utes causes	NPDC	Bretagne	Alsace	NPDC	Alsace	Picardie
ancer						
ancer poumon	NPDC	Corse	Lorraine	Corse	Île-de-France	Lorraine
ancer VADS[a]	NPDC	Bretagne	Picardie	NPDC	Hte-Normandie	Île-de-France
ancer intestin	Alsace	NPDC	Lorraine	NPDC	Lorraine	Picardie
ancer estomac	Hte-Normandie	Bretagne	Bse-Normandie	Hte-Normandie	Bretagne	Bse-Normandie
élanome	Alsace	Pays-de-la-Loire	Midi-Pyrénées	Bretagne	Picardie	Pays-de-la-Loire
ancer sein				NPDC	Hte-Normandie	Île-de-France
ancer utérus				Alsace	Picardie	Hte-Normandie
ardio-vasculaires						
ardio ischémique	NPDC	Alsace	Bse-Normandie	Alsace	NPDC	Picardie
c. vasc. cérébraux	Alsace	Corse	NPDC	Corse	NPDC	Alsace
rrhoses-psy. alcooliques	NPDC	Hte-Normandie	Bretagne	NPDC	Hte-Normandie	Picardie
da	Île-de-France	Paca	Loc-Roussillon	Paca	Île-de-France	Corse
orts violentes						
c. circulation	Corse	Loc-Roussillon	Picardie	Centre	Corse	Picardie
c. « vie courante »	Bretagne	Auvergne	Alsace	Bretagne	Bourgogne	NPDC
icides	Bretagne	Bse-Normandie	Hte-Normandie	Hte-Normandie	Bretagne	Bse-Normandie

a. Cancers des voies aéro-digestives supérieures (y compris œsophage).
Source : Inserm SC8.

de l'appareil circulatoire, chez les hommes pour les cancers de l'intestin et chez les femmes pour les cancers de l'utérus.

D'autres régions ressortent avec une fréquence élevée pour des pathologies spécifiques : Bretagne et Normandie pour le suicide et les cancers de l'estomac, Bretagne pour les accidents de la vie courante, Corse pour les cancers du poumon, les accidents vasculaires cérébraux et les accidents de la circulation, Île-de-France et Paca pour le sida.

Les pathologies entraînant les écarts maximum de mortalité entre régions sont le sida, l'alcoolisme et les cancers des voies aéro-digestives supérieures (tableau 11).

.a mortalité générale des Dom est ·omparable à celle de la métropole auf celle plus éleée de la Réunion)

En 1995, on a observé 2 479 décès en Guadeloupe, 2 340 en Martinique, 558 en Guyane, 3 488 à la Réunion. Par rapport à la métropole, le taux comparatif de décès est plus faible en Martinique, légèrement supérieur en Guadeloupe et Guyane et nettement plus élevé à la Réunion (tableau 12).

En Guadeloupe, Martinique et à la Réunion, les maladies de

Tableau 12 **Taux de décès standardisés par âge, départements d'Outre-mer, 1995**
(taux pour 100 000 habitants, deux sexes, 1990, groupe d'âge décennal)

	Guadeloupe		Martinique		Guyane		Réunion		Métropole	
	H	F	H	F	H	F	H	F	H	F
Toutes causes	**1 192**	**731**	**1 080**	**645**	**1 210**	**720**	**1 510**	**872**	**1 186**	**676**
Maladies cardio-vasculaires	369	293	364	249	352	285	521	360	361	234
dont										
Infarctus	43	38	55	34	19	24	117	74	114	55
Maladies cérébro-vasculaires	144	121	139	87	145	117	169	131	85	65
Tumeurs	257	144	258	134	265	80	336	139	362	166
dont										
Poumon	22	4	17	4	48	6	69	4	79	11
VADS[a]	36	5	31	5	47	5	50	6	40	5
Estomac	23	15	25	14	18	0	30	10	15	6
Intestin	5	10	16	18	30	6	11	11	37	22
Prostate	87		75		35		56		44	
Sein		13		15		24		17		32
Utérus		23		13		10		20		9
Morts violentes	138	40	87	34	153	48	128	42	106	50
Maladies respiratoires	89	36	78	48	66	42	156	85	99	48
Alcoolisme et cirrhose	63	9	37	7	17	13	79	28	29	10
Sida	28	8	21	4	30	31	5	2	13	3

a. Cancers des voies aéro-digestives supérieures (y compris œsophage).
Source : Inserm SC8.

l'appareils circulatoire, première cause de mort, représentent environ le tiers des décès. Les tumeurs viennent ensuite (un décès sur cinq) puis les morts violentes (un décès sur 10). En Guyane, le poids respectif des pathologies diffère sensiblement. La part des traumatismes et des maladies infectieuses y est plus marquée qu'aux Antilles et à la Réunion. Si la mortalité cardio-vasculaire prédomine toujours, les morts violentes occupent la seconde place devant les tumeurs.

La mortalité cardio-vasculaire est du même ordre aux Antilles qu'en métropole mais nettement plus élevée à la Réunion pour les deux sexes. Une particularité importante est la fréquence particulièrement élevée des maladies cérébro-vasculaires par rapport à l'infarctus.

La mortalité par cancer est moins élevée dans les Dom. Par localisation, certaines particularités peuvent être soulignées : le risque de décès par cancer de l'estomac est plus élevé dans les Dom alors que c'est l'inverse pour le cancer de l'intestin ; le cancer de l'utérus y est plus fréquent ce qui n'est pas le cas pour le cancer du sein, plus fréquent en métropole ; le cancer de la prostate est le cancer qui fait le plus de victimes aux Antilles. Pour les morts violentes, la Guyane est le département le plus touché (la Martinique détient la plus faible mortalité). La mortalité par alcoolisme est particulièrement élevée à la Réunion. Enfin, les taux de sida sont nettement plus importants dans les Dom qu'en métropole (à l'exception de la Réunion), la Guyane affichant la fréquence maximale.

Entre 1990 et 1995, la Guyane a vu sa mortalité diminuer davantage que les départements antillais et la mortalité réunionnaise est restée stable (tableau 13). En Guadeloupe, la mortalité a légèrement augmenté chez les 25-34 ans. En Martinique, les taux de décès ont augmenté chez les 35-44 ans et aux âges très élevés. Contrairement à la Guadeloupe, la Martinique n'a pas enregistré une baisse importante de sa mortalité infantile. En Guyane, la réduction de la mortalité est quasi générale sauf aux âges extrêmes.

Tableau 13 **Évolution des taux de décès standardisés par âge[a], départements d'Outre-mer, 1990 à 1995**

	Guadeloupe		**Martinique**		**Guyane**		**Réunion**	
	H	**F**	**H**	**F**	**H**	**F**	**H**	**F**
laladies cardio-vasculaires	–5 %	–3 %	–2 %	–11 %	–25 %	–29 %	–4 %	–7 %
umeurs	–13 %	0 %	–4 %	–4 %	38 %		23 %	14 %
lorts violentes	–1 %	–4 %	–2 %	–8 %	–20 %		–2 %	–8 %
laladies respiratoires	7 %	1 %	17 %	17 %			–15 %	12 %
outes causes confondues	–8 %	–3 %	–3 %	–9 %	–16 %	–22 %	–1 %	0 %

Le pourcentage d'évolution n'a pas été calculé lorsque les effectifs de décès étaient inférieurs à 30..

a. Évolution 1990-1996 = (taux 1996 – taux 1990) / taux 1990 x 100.

Source : Inserm SC8.

L'étude par grands domaines pathologiques montre qu'en Guadeloupe, on observe chez les hommes une diminution de la mortalité tumorale et une augmentation de la mortalité liée aux affections respiratoires. En Martinique, les fréquences de décès par maladies cardio-vasculaires, tumeurs et morts violentes ont baissé mais le risque lié à la pathologie respiratoire a augmenté. La baisse de la mortalité cardio-vasculaire a été plus marquée chez les femmes. En Guyane, la diminution de la mortalité générale est principalement due à un risque moins élevé pour les maladies cardio-vasculaires et les morts violentes (on note en revanche un accroissement de la mortalité par cancer chez les hommes). À la Réunion, la mortalité tumorale a augmenté pour les deux sexes (poumon et prostate chez les hommes, utérus et sein pour les femmes). La mortalité par affections respiratoires a baissé chez les hommes et augmenté chez les femmes. Enfin dans ce département la mortalité liée à l'abus d'alcool est en nette diminution.

Ces données portent sur les décès enregistrés et non sur les sujets domiciliés (comme en métropole). Sont prises en compte les seules morts survenues dans les quatre départements (y compris celles des personnes n'y habitant pas). Les décès de sujets habitant dans les Dom mais survenus en métropole ne peuvent être réintégrés dans cette statistique. Il s'agit là d'une limite de la fiabilité de la statistique des causes de décès dans les Dom.

Une espérance de vie maximum pour les femmes par rapport aux autre pays européens mais moyenne pour les hommes

L'écart maximum d'espérance de vie entre sexes au sein des pays de la Communauté européenne est observé pour la France (8 ans contre 5 dans des pays tels que le Royaume-Uni, la Suède, le Danemark, l'Islande ou la Grèce). Cet écart se traduit par une position très différente de l'espérance de vie pour les hommes et pour les femmes par rapport aux autres pays européens (tableau 14) : niveau moyen pour les hommes et espérance de vie la plus élevée pour les femmes françaises. Entre 1991 et 1996, on observe des gains d'espérance de vie pour l'ensemble des pays européens. L'ampleur de ces gains varie cependant selon les pays. La France se caractérise par une progression moyenne (1,1 an pour les hommes et 0,8 an pour les femmes). Les progrès les plus nets sont observés chez les hommes pour la Finlande, l'Is-

Tableau 14 **Espérance de vie à la naissance dans différents pays européens (1996 et 1991)**

	Hommes			Femmes			Différence femmes-hommes	
	1996	1991	Gain[a]	1996	1991	Gain[a]	1996	1991
Allemagne	73,3	72,2	1,1	79,8	78,7	1,1	6,5	6,5
Espagne	74,4	73,4	1,0	81,6	80,6	1,0	7,2	7,2
France	74,0	72,9	1,1	81,9	81,1	0,8	7,9	8,2
Italie	74,9	73,6	1,3	81,3	80,2	1,1	6,4	6,6
Pays-Bas	74,7	74,0	0,7	80,3	80,1	0,2	5,6	6,1
Portugal	71,0	70,2	0,8	78,5	77,4	1,1	7,5	7,2
Royaume-Uni	74,4	73,2	1,2	79,3	78,6	0,7	4,9	5,4
Suède	76,5	74,9	1,6	81,5	80,5	1,0	5,0	5,6

a. Gain en années entre 1991 et 1996

Source : Eurostat.

lande, la Suède, la Suisse et l'Autriche. Les gains ont été moins marqués pour les femmes (0,9 en moyenne pour l'ensemble des pays et 0,8 pour la France). L'écart entre femmes et hommes est resté relativement stable entre 1990 et 1996 pour la plupart des pays (légère diminution pour la France).

La France se aractérise par des risques de décès lus élevés pour la mortalité « prématurée » et noins élevés pour les personnes âgées

Lorsque l'on compare les taux de décès en France par rapport à d'autres pays de développement semblable, on note une tendance générale très remarquable. Les risques de décès sont généralement nettement plus élevés en France pour les populations jeunes (surtout chez les hommes) alors que, pour les personnes âgées, la situation est inverse. On note en particulier qu'entre 25 et 44 ans, le risque de décès est deux fois plus élevé en France chez les hommes que dans des pays comme le Royaume-Uni, les Pays-Bas ou la Suède (des écarts allant dans le même sens s'observent également avec de nombreux autres pays). À l'opposé, la situation favorisée de la population française en ce qui concerne les risques de décès des personnes âgées apparaît clairement lorsque l'on compare les espérances de vie dans les différents pays européens pour les personnes encore en vie à 65 ans (espérance de vie à 65 ans). La France est alors dans le groupe de tête des pays non seulement pour les femmes mais également pour les hommes (tableau 15). Depuis le début de la décennie 1990, on note pour de nombreux pays une plus forte diminution des risques de décès avant 65 ans que pour les plus âgés.

Pour mettre en évidence les causes de décès expliquant cette spécificité de la situation française (en particulier en ce qui con-

Tableau 15 **Espérance de vie à 65 ans dans différents pays européens (1995 et 1991)**

	Hommes			**Femmes**			**Différence femmes-hommes**	
	1995	**1991**	**Gain[a]**	**1995**	**1991**	**Gain[a]**	**1995**	**1991**
emagne	14,7	14,2	0,5	18,5	17,8	0,7	3,8	3,6
pagne		15,6			19,2			3,6
nce	16,1	15,7	0,4	20,6	20,1	0,5	4,5	4,4
lie		15,1			18,9			3,8
ys-Bas	14,7	14,5	0,2	19,1	19,0	0,1	4,4	4,5
rtugal	14,3	14,0	0,3	17,7	17,2	0,5	3,4	3,2
yaume-Uni	14,6	14,2	0,4	18,1	17,8	0,3	3,5	3,6
ède	16,0	15,4	0,6	19,7	19,2	0,5	3,7	3,8

a. Gain en années entre 1991 et 1995

Source : Eurostat.

cerne la surmortalité « prématurée »), on peut prendre l'exemple des disparités entre les risques de décès en France et dans l'ensemble Angleterre-Galles[6].

Globalement les taux de décès comparatifs toutes causes confondues pour l'ensemble de la population sont moins élevés en France. Depuis le début de la décennie 1980, les risques de décès ont fortement diminué dans les deux pays. Les progrès n'ont cependant pas été du même ordre pour toutes les classes d'âge. Pour les plus jeunes, on observe une baisse importante et de même ampleur des taux de décès dans les deux pays. Entre 25 et 44 ans, les progrès ont été moindres. Entre 45 et 64 ans, la diminution a été plus marquée en Angleterre-Galles. Pour les plus âgés au contraire, les progrès ont été plus nets en France. Ces évolutions se sont traduites par une augmentation de l'écart de mortalité entre les deux pays pour les moins de 65 ans (augmentation de la surmortalité en France surtout chez les hommes) alors que les écarts de mortalité sont restés relativement constants après 65 ans (surmortalité en Angleterre-Galles).

Les écarts de mortalité entre les deux pays varient selon le type d'affections étudiées (tableaux 16 et 17).

Les causes pour lesquelles les risques de décès sont nettement plus élevés en France sont : le sida (risque multiplié par plus de 5), le suicide (risque multiplié par 3), l'alcoolisme (risque multiplié par 3 chez les hommes et par 2 chez les femmes), les accidents de la circulation (risque multiplié par 3 avant 65 ans), les autres types d'accidents (après 45 ans), les cancers VADS chez les hommes entre 25 et 64 ans et les cancers du poumon (chez les hommes entre 25 et 44 ans). Le niveau de la surmortalité France/Angleterre-Galles ne varie pas très sensiblement pour la plupart de ces causes en fonction de l'âge ; mais, ce type de causes ayant un plus grand poids dans la mortalité des jeunes, leur fréquence augmentée entraîne la surmortalité globale observée chez les jeunes adultes en France par rapport à l'Angleterre-Galles.

Les causes pour lesquelles on constate une surmortalité en Angleterre-Galles sont en moins grand nombre : infarctus (risque multiplié par 3 après 45 ans), maladies de l'appareil respiratoire (après 45 ans) et, uniquement chez les femmes, cancers du poumon après 45 ans et cancers VADS après 65 ans.

Il est également intéressant d'analyser le poids des différentes causes expliquant la surmortalité « prématurée » des hommes en

6. Jougla E., Le Toullec A., *Les causes de la surmortalité en France, comparaison avec la situation en Angleterre-Galles*, Concours Médical, 1998 (à paraître).

Tableau 16 **Causes de décès pour lesquelles les risques de décès sont plus de 2 fois plus élevés en France qu'en Angleterre-Galles en 1993 selon le sexe et l'âge**

	Moins de 25 ans		25-44 ans		45-64 ans		65 ans et plus	
	Cause	Taux[a]	Cause	Taux[a]	Cause	Taux[a]	Cause	Taux[a]
ommes								
	Acc. circ.[d]	2,5	Sida	7,6	Sida	6,3	Suicide	5,5
			C. VADS[b]	3,9	Alcool[c]	4,6	Alcool[c]	4,8
			Acc. circ.[d]	3,2	C. VADS[b]	3,2	Aut. acc.[e]	3,4
			Alcool (3)	3,1	Acc. circ.[d]	3,0	Acc. circ.[d]	2,1
			C. poum.[f]	2,7	Aut. acc.[e]	2,9		
			Suicide	2,6	Suicide	2,8		
emmes								
	Acc. circ.[d]	2,7	Sida	14,3	Sida	12,6	Suicide	4,8
	Suicide	2,7	Suicide	3,6	Suicides	3,9	Aut. acc.[e]	3,1
			Acc. circ.[d]	3,4	Acc. circ.[d]	3,1	Alcool[c]	2,6
			Alcool[c]	2,3	Alcool[c]	3,0		
					Aut. acc.[e]	2,0		

a. Rapport : « taux de décès français / taux de décès anglais » (taux comparatifs).
b. Cancers des voies aéro-digestives supérieures (y compris œsophage).
c. Cirrhoses et psychoses alcooliques.
d. Accidents de la circulation.
e. Autres types d'accidents.
f. Cancer du poumon.
Source : Inserm SC8.

Tableau 17 **Causes de décès pour lesquelles les risques de décès sont plus de 2 fois plus élevés en Angleterre-Galles qu'en France en 1993 selon le sexe et l'âge**

	Moins de 25 ans		25-44 ans		45-64 ans		65 ans et plus	
	Cause	Taux[a]	Cause	Taux[a]	Cause	Taux[a]	Cause	Taux[a]
Hommes								
					Infarctus	3,5	Infarctus	3,2
							Ap. resp.[c]	2,4
emmes								
			Infarctus	2,8	Infarctus	5,3	C. poum.[d]	4,0
					Ap. resp.[c]	3,1	Infarctus	3,3
					C. poum.[d]	3,1	Ap. resp.[c]	2,9
					AVC[e]	2,0	C. VADS[b]	2,8

a. Rapport : « taux de décès anglais / taux de décès français » (taux comparatifs).
b. Cancers des voies aéro-digestives supérieures(y compris œsophage).
c. Maladies de l'appareil respiratoire.
d. Cancer du poumon.
e. Accidents vasculaires cérébrales.
Source : Inserm SC8.

France par rapport à l'Angleterre-Galles (tableau 18). Ce poids est la résultante du niveau de surmortalité de la cause considérée et de l'effectif total des décès correspondant à cette cause. Avant 25 ans, la surmortalité générale en France s'explique essentiellement par la fréquence des accidents de la circulation (40 % de la surmortalité générale). Entre 25 et 44 ans, trois types de pathologies sont responsables de 60 % de la surmortalité : sida, suicide et accidents de la circulation. Entre 45 et 64 ans, les cancers VADS, l'alcoolisme et les cancers du poumon expliquent la moitié de la surmortalité constatée en France.

Tableau 18 **Poids des pathologies explicatives de la surmortalité prématurée observée chez les hommes en France par rapport à l'Angleterre-Galles en 1993 selon l'âge**

Moins de 25 ans		**25-44 ans**		**45-64 ans**	
Accident circulation	41 %	Sida	23 %	Cancers VADS[a]	19 %
Suicide	12 %	Suicide	20 %	Alcoolisme[b]	17 %
Autres accidents	6 %	Accident circulation	16 %	Cancer poumon	11 %
Autres maladies	5 %	Alcoolisme[b]	7 %	Autres cancers	15 %
Causes mal définies	35 %	Autres accidents	5 %	Suicide	8 %
		Cancers VADS[a]	4 %	Autres accidents	8 %
		Cancer poumon	4 %	Accident circulation	4 %
		Autres maladies	5 %	sida	4 %
		Causes mal définies	15 %	Autres maladies	4 %
				Causes mal définies	11 %
Total	100 %	Total	100 %	Total	100 %

Lecture : 23 % de la surmortalité générale de la France par rapport à l'Angleterre-Galles pour les hommes entre 25 et 44 ans est expliquée par la fréquence plus élevée des décès par sida en France..

a. Cancers des voies aéro-digestives supérieures(y compris œsophage).

b. Cirrhoses et psychoses alcooliques.

Source : Inserm SC8.

Pour certaines de ces causes (cancers VADS, alcoolisme, autres accidents), les taux de décès prématurés des hommes ont davantage diminué depuis les années quatre-vingt en France mais leur niveau actuel reste encore nettement plus élevé en France. Pour de nombreuses autres causes, l'évolution dans le temps n'a pas été favorable à la France (figure 5). Pour les accidents de la circulation et le suicide, le retard ne s'est pas réduit (l'écart entre les deux pays a même tendance à s'accroître). Pour le cancer du poumon chez les hommes avant 65 ans, on observe même une inversion de tendance (les taux sont actuellement plus élevés en France alors que c'était l'inverse au début des années quatre-vingt). En

Figure 5 **Évolutions des taux de décès des hommes de moins de 65 ans en France et en Angleterre-Galles (1980-1993)**

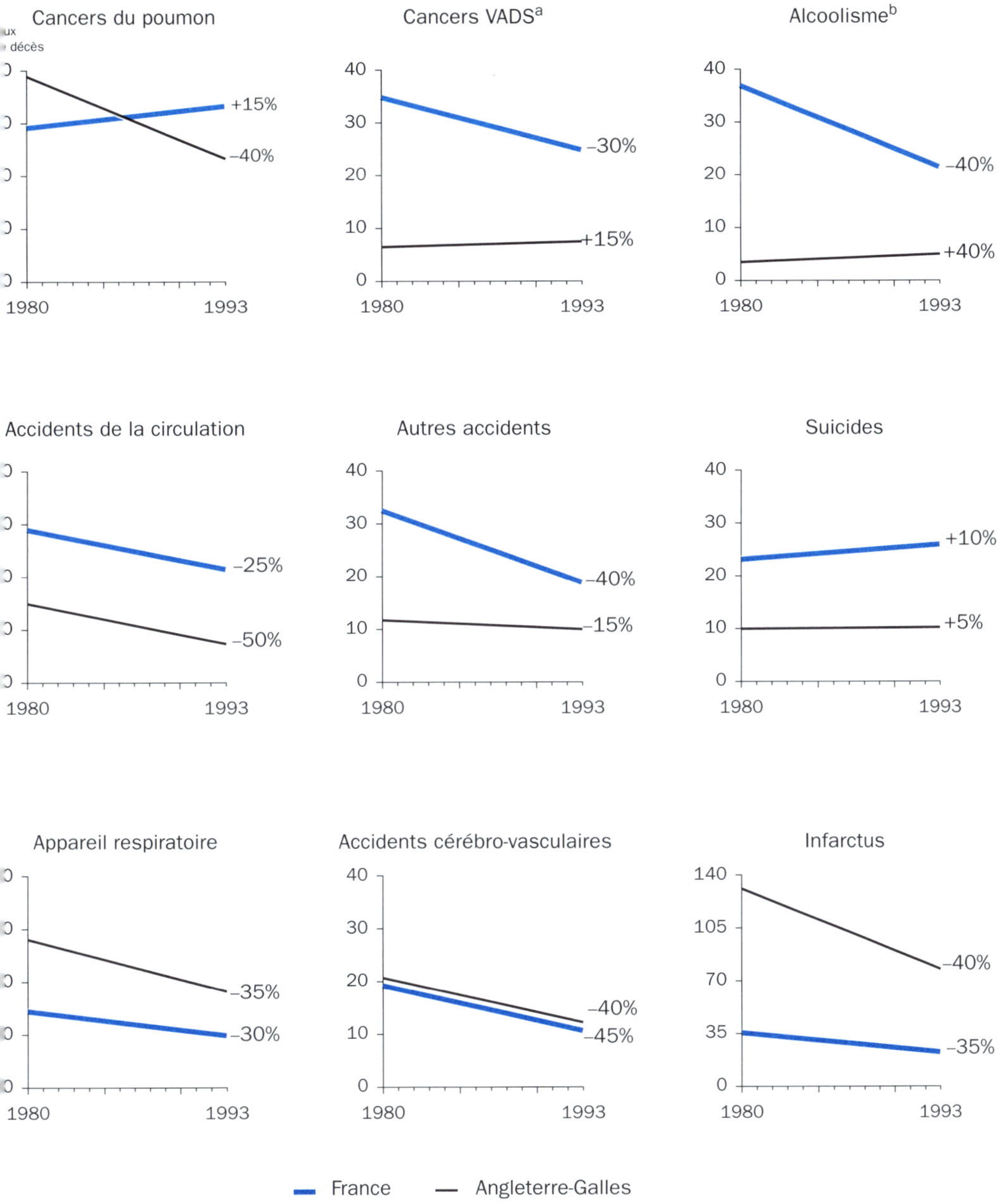

a. Cancers des voies aéro-digestives supérieures (y compris œsophage).

b. Cirrhoses et psychoses alcooliques.

Source : Inserm SC8.

ce qui concerne les pathologies pour lesquelles les risques de décès sont plus élevés en Angleterre-Galles, les écarts entre les deux pays ont eu tendance à se réduire (infarctus et maladies de l'appareil respiratoire) mais les niveaux de mortalité restent supérieurs en Angleterre-Galles.

Les causes de décès responsables de la surmortalité « prématurée » en France sont très spécifiques en terme de santé publique. Elles sont toutes extrêmement liées aux comportements et habitudes de vie des sujets : alcoolisme (psychoses, cirrhoses, cancers VADS, accidents), tabagisme (cancer du poumon, cancers VADS...), prises de risque (accidents de la circulation, autres types d'accidents...), comportement sexuel (sida)... Ce type de pathologie ayant un poids prépondérant dans la mortalité des jeunes, leur fréquence élevée conduit à une surmortalité prématurée générale en France. Après 65 ans, on constate pour la plupart de ces mêmes causes un risque toujours très augmenté en France, mais ces pathologies ayant un moindre poids dans la mortalité des sujets âgés, n'entraînent plus une surmortalité générale. Au contraire, le niveau de la pathologie circulatoire nettement plus élevé en Angleterre-Galles conduit à une surmortalité générale en Angleterre-Galles par rapport à la France après 65 ans.

Les tendances ainsi mises en évidence ne découlent pas uniquement de la comparaison avec l'Angleterre-Galles et s'observent également en comparant la France à de nombreux autres pays.

La morbidité

Comment mesurer la morbidité dans la population ?

La mesure de la morbidité, c'est-à-dire de la fréquence des maladies, se heurte à deux difficultés majeures[7]. La première est le concept même de maladie. Définir ce qu'est une maladie, à quel moment elle commence et à quel moment on peut considérer qu'elle est terminée, est un exercice le plus souvent complexe. Une deuxième difficulté réside dans la définition du champ étudié. La connaissance de la morbidité « réelle », indépendante du sujet et du système de soins, est une notion théorique. On observe généralement plus facilement la morbidité déclarée par les individus eux-mêmes ou bien encore la morbidité diagnostiquée par les médecins à l'occasion d'un examen médical ou d'un recours aux soins.

Il n'existe pas en France de source permettant d'avoir une vue d'ensemble de la morbidité réelle. Les mesures de prévalence ou d'incidence qui existent concernent un certain nombre de mala-

---

7. Sermet C., *De quoi souffre-t-on ? Description et évolution de la morbidité déclarée 1980-1991*, Solidarité-Santé n° 1-1994, p. 37-56.

dies spécifiques, mais ne couvrent pas l'ensemble d'un domaine pathologique, ni même souvent l'ensemble de la population.

C'est ainsi que les registres de morbidité permettent d'estimer l'incidence des maladies comme les cancers ou l'infarctus du myocarde dont le diagnostic peut, dans une certaine mesure, être porté indépendamment de la subjectivité individuelle ou des fluctuations des recours aux soins, au prix d'efforts particuliers menés dans des zones géographiques déterminées. Les résultats d'incidence obtenus dans les dix dernières années dans ces registres de morbidité sont indiqués dans la description des indicateurs de santé.

Les seules approches globales disponibles permettent d'une part une connaissance de la morbidité déclarée par les individus et d'autre part celle des motifs de consommation médicale et en particulier des motifs de soins de médecin.

La morbidité « déclarée » constitue le sous-ensemble de la morbidité que les individus acceptent de déclarer à l'occasion d'une enquête. Elle n'est donc qu'une vue partielle de la pathologie de l'individu puisqu'elle est soumise aux omissions involontaires ou volontaires de ceux qui la déclarent. Elle reflète la connaissance que les individus ont de leur état de santé, connaissance acquise en particulier au travers des contacts avec le corps médical. D'une certaine manière on peut donc considérer que la morbidité déclarée est dépendante de la consommation médicale.

Son évolution est le reflet de deux facteurs principaux : la prévalence réelle des maladies et les modifications des déclarations. Elle n'est pas forcément directement corrélée à l'évolution de la morbidité réelle. Le premier de ces facteurs, la prévalence réelle des maladies, peut être modifié sous l'effet des variations de l'incidence des maladies, entraînant croissance ou décroissance du nombre de nouveaux cas, et/ou d'une modification de la durée de la maladie ou de survie des malades.

DÉFINITIONS

Prévalence : nombre de cas d'une maladie donnée ou de personnes atteintes de cette maladie, existant dans une population déterminée à un moment donné, sans distinction selon l'ancienneté de la maladie.

Incidence : nombre de nouveaux cas d'une maladie donnée ou des personnes atteintes de cette maladie, pendant une période donnée, dans une population déterminée.

Par ailleurs, l'évolution de la plupart des facteurs connus concourt à l'amélioration des déclarations :
– meilleure diffusion de l'information médicale auprès des individus,
– sensibilisation du public à telle ou telle affection,
– améliorations dans la méthode de collecte,
– progrès des connaissances médicales permettant un meilleur dépistage des maladies,
– améliorations thérapeutiques justifiant la détection plus large de certaines affections,
– augmentation du recours aux soins permettant de diagnostiquer plus souvent des maladies...

Tous ces éléments conjugués à la croissance du nombre de médecins contribuent à une augmentation de la médicalisation d'une population dont les préoccupations individuelles en matière de santé deviennent de plus en plus présentes.

Ces facteurs ont tous joué un rôle en France ces dernières années et rendent difficile l'interprétation des hausses que nous observons pour la plupart des déclarations de maladies. En revanche, ils renforcent l'idée que les baisses de prévalence déclarée peuvent refléter des baisses réelles de la morbidité.

Les données sur les motifs de soins ou de recours, quant à elles, sont issues d'enquêtes sur les séances réalisées par les médecins. Dans ces enquêtes, on examine les caractéristiques des séances : patients, motifs ou diagnostics, prescriptions, etc. . Les fréquences de maladies relevées dans ce cadre ne représentent pas la prévalence des affections dans la population générale, et ce pour deux raisons :
– seules les personnes qui consultent un médecin de ville sont représentées dans ces enquêtes,
– plus une personne consulte souvent, plus sa probabilité est forte d'être incluse dans l'enquête.

La morbidité déclarée par la population

Mises à part les affections dentaires et ophtalmologiques, les maladies cardio-vasculaires, respiratoires et ostéo-articulaires dominent pour les deux sexes

La répétition annuelle de l'enquête sur la santé et la protection sociale du Credes permet d'analyser l'évolution de la morbidité déclarée sur deux cycles de quatre années : 1988 à 1991 et 1992 à 1995. Les résultats figurent dans le tableau 19.

Pour la période 1992-1995, les troubles les plus fréquemment déclarés sont les affections dentaires et ophtalmologiques. Ces

Tableau 19 **Évolution de la morbidité déclarée selon les grands domaines pathologiques**
(nombre de maladies pour 100 personnes)

	Hommes		Femmes	
	1992-1995	Variation 92-95/88-91	1992-1995	Variation 92-95/88-91
Ensemble	**292**	**4 %***	**360**	**6 %***
Maladies infectieuses et parasitaires	3	16 %	4	5 %
Tumeurs	1	ns	2	–15 %
Maladies endoc., nutrition, métab., tr. immun.	9	24 %	10	37 %
Maladies du sang et org. hématopoïétiques	0	ns	1	ns
Troubles mentaux	6	45 %	10	20 %
Maladies du système nerveux	4	43 %	8	40 %
Troubles ophtalmologiques	56	8 %	67	9 %
Maladies de l'oreille	11	10 %	8	10 %
Maladies de l'appareil circulatoire	28	25 %	37	12 %
dont HTA	10	25 %	11	1 %
Maladies de l'appareil respiratoire	20	5 %	21	7 %
Affections de la bouche et des dents	78	–9 %	82	–7 %
Maladies de l'appareil digestif seules	14	–3 %	21	2 %
Maladies des organes génito-urinaires	4	23 %	13	31 %
Complications de la grossesse			0	ns
Maladies de la peau et tissu cellulaire sous-cutané	7	0 %	10	4 %
Maladies ostéro-articulaires, muscles, tissu conjonctif	20	3 %	29	9 %
Sympt., signes et états morbides mal déf.	13	–2 %	20	–8 %
Lésions trauma., empoisonnements	3	–11 %	2	–4 %
Autres	12	19 %	13	23 %

Lecture : pour la période 1992-1995, le nombre de maladies de l'appareil circulatoire déclarées par les hommes est de 28 pour 100 personnes. Ce nombre est ajusté pour l'âge. La population de référence est la population française au 1er janvier 1990. Les taux de variation marqués par une astérisque (*) indiquent une différence significative à 95 % sur les données brutes entre les deux périodes de quatre années.

Source : Enquêtes Credes sur la santé et la protection sociale 1988-1991 et 1992-1995

rubriques comportent des troubles bénins comme les caries, les myopies, presbyties, etc. Leur relevé en terme de morbidité déclarée se justifie par la fréquence des recours aux professionnels de santé qu'ils entraînent.

Viennent ensuite les maladies de l'appareil cardio-vasculaire, plus fréquentes chez les femmes que chez les hommes, 37 pour 100 femmes et 28 pour 100 hommes, essentiellement à cause de la grande prévalence des affections veineuses chez les femmes.

L'ordre des pathologies diffère ensuite selon le sexe. Les hommes déclarent une maladie de l'appareil respiratoire, 20 fois pour

100 personnes, une maladie ostéo-articulaire, 20, et une maladie de l'appareil digestif, 14.

Chez les femmes, on relève successivement les maladies ostéo-articulaires, 29 pour 100 personnes, les maladies de l'appareil digestif, 21 et les maladies de l'appareil respiratoire, 21.

En terme d'évolution, on note tant pour les hommes que pour les femmes une importante augmentation des déclarations des troubles mentaux, des maladies du système nerveux, de l'appareil circulatoire, des troubles ophtalmologiques et des « autres affections ». En outre, les déclarations de maladies endocriniennes et métaboliques ont augmenté pour les femmes, de même que celles de maladies des organes génito-urinaires et ostéo-articulaires. À l'inverse, les maladies infectieuses et parasitaires ont progressé seulement chez les hommes. Enfin, pour les deux sexes, les déclarations d'affections dentaires ont diminué entre les deux périodes.

Moins de 15 ans : prédominance des troubles dentaires, de la vue et des affections respiratoires

Les moins de 15 ans se caractérisent par la prédominance des troubles dentaires, 25 pour 100 enfants, des maladies de l'appareil respiratoire, 25 pour 100 et des problèmes ophtalmologiques, 20 pour 100. Après ces trois groupes très fréquents viennent les maladies de l'oreille, les affections de la peau, 7 pour 100 chacune et les maladies de l'appareil digestif, 5 pour 100. Les écarts entre garçons et filles sont faibles : les déclarations de maladies de l'appareil respiratoire sont un peu plus nombreuses chez les garçons et celles des problèmes de vue et des maladies de la peau le sont davantage chez les filles.

On se trouve donc en présence, pour cette classe d'âge, de deux catégories de pathologies. D'une part les troubles, la plupart du temps bénins affectant les yeux et les dents, myopie, hypermétropie, caries… Et d'autre part une pathologie infectieuse aiguë, atteignant la sphère ORL et respiratoire : rhino-pharyngites, otites, angines, etc. (tableau 20).

16-64 ans : apparition des affections liées à l'âge

Mis à part les troubles dentaires notés 91 fois pour 100 personnes et les troubles ophtalmologiques notés 60 fois pour 100, les affections les plus fréquentes appartiennent au chapitre des maladies de l'appareil circulatoire, 24 maladies pour 100 personnes, de l'appareil ostéo-articulaire, 23 pour 100, de l'appareil respiratoire, 19 pour 100 personnes et de l'appareil digestif, 17 pour 100. Toutes ces affections sont nettement plus souvent déclarées par les femmes. Seules les maladies de l'oreille et les traumatismes sont un peu plus fréquents chez les hommes.

Les adultes se caractérisent ainsi par l'apparition des maladies chroniques dont beaucoup sont liées à l'âge : cardiopathies ischémiques, problèmes artériels et veineux, hypertension artérielle, arthrose, pathologie discale, etc. (tableau 20).

65 ans et plus : forte prévalence des maladies cardio-vasculaires et ostéo-articulaires

Bien que les troubles ophtalmologiques soient toujours les plus fréquemment déclarés, la pathologie des personnes âgées est marquée par la prédominance des maladies cardio-vasculaires et ostéo-articulaires. Les premières sont notées 112 fois pour 100 personnes, soit plus d'une par personne en moyenne et les secondes 63 fois pour 100.

Tableau 20 **Morbidité déclarée selon les grands domaines pathologiques selon l'âge, 1992-1995**
(nombre de maladies pour 100 personnes)

	Moins de 15 ans	16-64 ans	65 ans et plus
nsemble	**107**	**319**	**548**
. infectieuses et parasitaires	2,8	4	4
ımeurs	0,1	2	3
1. endoc., nutrition, métab., tr. immun.	0,3	8	33
oubles mentaux	1,3	9	16
. système nerveux	1,0	8	8
oubles ophtalmologiques	20	60	24
. oreille	7	6	26
. appareil circulatoire	0,3	24	112
1. appareil respiratoire	25	19	24
ffections de la bouche et des dents	25	91	105
. Appareil digestif seules	5	17	39
1. organes génito-urinaires	0,7	10	11
1. de la peau et tissu cellulaire s/ cutané	7	9	7
. ostéro-art., muscles, tissu conjonctif	1,5	23	63
ympt., signes et états morbides mal déf.	4,0	16	32
ésions trauma., empoisonnements	1,5	3	4
utres	2,7	10	34

Lecture : pour la période 1992-1995, le nombre de maladies de l'appareil circulatoire déclarées par les personnes de 65 ans et plus est de 112 pour 100 personnes.

Source : Enquête EPPM-IMS France

Par ailleurs, les problèmes dentaires restent très fréquents et leur prévalence est de 105 pour 100 personnes. Trois groupes de maladies sont plus souvent déclarées par les hommes : les affections de l'oreille, les maladies de l'appareil respiratoire et les affections génito-urinaires (tableau 20).

En 8 ans, diminution des affections dentaires chez les enfants et les adultes jeunes

Les évolutions observées entre les deux périodes 1988-1991 et 1991-1995 sont variables à la fois selon l'âge et selon les pathologies. S'il est difficile d'interpréter les déclarations en hausse car la plupart des facteurs les influençant tendent vers leur augmentation, les baisses, en revanche, nous semblent traduire des diminutions effectives de la prévalence des maladies.

Les seules baisses significatives enregistrées concernent les affections dentaires : elles diminuent de 31 % environ chez les enfants et de 7 % chez les adultes. Elles sont en revanche stables chez les personnes âgées. Cette baisse chez les enfants est principalement liée à une amélioration de la prévention bucco-dentaire et elle est confirmée par d'autres sources.

Les autres variations significatives observées sont toutes des augmentations de fréquence des déclarations. Les plus importantes concernent, pour les femmes de plus de 16 ans, les maladies de l'appareil circulatoire, les troubles mentaux et les affections ophtalmologiques, pour les femmes de 16 à 64 ans, les maladies du système nerveux et pour les femmes plus âgées, les maladies de l'appareil génito-urinaire.

Pour les hommes, quatre groupes de maladies subissent des augmentations significatives sur la période : les maladies cardio-vasculaires, ophtalmologiques, génito-urinaires et du système nerveux. De plus, pour les personnes âgées seulement, les maladies endocriniennes et métaboliques, les troubles mentaux et les affections ostéo-articulaires augmentent de manière conséquente.

Les motifs de recours aux médecins libéraux

Entre 1991 et 1995, le nombre de séances (consultations et visites) réalisées par les médecins a augmenté de 7,7 % selon les données de la Cnamts. L'enquête permanente sur la prescription médicale d'IMS France, qui couvre un champ plus restreint puisqu'elle ne concerne que les médecins libéraux prescripteurs d'allopathie lors de leur exercice en ville, fait état d'une augmentation de l'ordre de 12,6 % (tableau 21).

L'analyse des motifs de ces séances montre une structure globa-

Tableau 21 **Évolution 1992-1996 des motifs de recours aux médecins libéraux**

	1992		1996		Variation 1992-1996
	N. motifs (en milliers)	N. motifs (100 s.)	N. motifs (en milliers)	N. motifs (100 s.)	N. motifs (100 s.)
nsemble des motifs	**450 883**	**148,4**	**541 468**	**158,3**	**7 %***
. infectieuses et parasitaires	19 956	6,6	23 045	6,7	3 %
ımeurs	4 022	1,3	5 174	1,5	14 %*
. endoc., nutrition, métab., tr. immun.	35 194	8,3	30 477	8,9	7 %*
. du sang et org. Hématopoïétiques	1 863	0,6	2 041	0,6	–2 %
oubles mentaux	34 494	11,4	43 392	12,7	12 %*
. système nerveux	7 341	2,4	8 126	2,4	–2 %*
oubles ophtalmologiques	21 164	7,0	23 058	6,7	–3 %*
. oreille	8 081	2,7	9 927	2,9	9 %*
. appareil circulatoire	80 532	26,5	89 920	26,3	–1 %
. appareil respiratoire	63 032	20,7	75 692	22,1	7 %*
fections de la bouche et des dents	1 869	0,6	2 238	0,7	5 %*
. appareil digestif seules	19 674	6,5	23 068	6,8	4 %*
. organes Génito-urinaires	16 832	5,5	21 435	6,3	13 %*
omplications de la grossesse	2 258	0,7	2 841	0,8	12 %
. de la peau et tissu cellulaire s/ cutané	17 399	5,7	19 679	5,8	0 %
. ostéo-art., muscles, tissu conjonctif	32 742	10,8	42 645	12,5	16 %*
fections congénitales	535	0,2	508	0,2	–17 %
fections périnatales	418	0,1	480	0,1	0 %
ympt., signes et états morbides mal déf.	36 631	12,1	46 343	13,6	12 %*
ésions trauma., empoisonnements	13 727	4,5	14 694	4,3	–5 %
ıtres	43 119	14,2	56 685	16,6	17 %*
ombre total de séances	**303 861**		**341 982**		**13 %**

Lecture : pour 100 séances de médecin en 1996, le motif «maladie de l'appareil circulatoire» est noté 26 fois. Un même patient pouvant consulter pour plusieurs motifs appartenant au même regroupement de maladies (varices et hypertension artérielle), le nombre de séances concernées est inférieur au nombre de motifs pour 100 séances. Les taux de variation marqués par une astérisque (*) indiquent une différence significative à 95 % sur taux bruts, entre les quatre années.

Source : *Enquête EPPM-IMS France*

lement stable de 1991 à 1995. Les motifs les plus fréquents concernent les maladies de l'appareil circulatoire, 26,3 motifs pour 100 séances en 1995-1996, suivis des maladies de l'appareil respiratoire, 22,1 pour 100 séances. Viennent ensuite les « symptômes, signes et états morbides mal définis », 13,6, les troubles mentaux, 12,7 et les maladies ostéo-articulaires, 12,5 pour 100 séances.

Globalement, le nombre moyen de motifs pour 100 séances a augmenté de 7 %. Tous les groupes de maladies sont concernés à des degrés divers par cette augmentation. Les plus fortes hausses sont observées pour les « autres motifs » (+17 %), les maladies ostéo-articulaires (+16 %), les tumeurs (+14 %), les maladies des organes génito-urinaires (+13 %), les symptômes (+12 %) et les troubles mentaux (+12 %).

Une partie de ces hausses est liée à des modifications dans la méthode de codification de l'enquête. Cependant ces modifications survenues en décembre 1995 n'expliquent pas tous les changements et on notait, dès 1995, une augmentation des recours pour tumeurs, pour maladies de l'oreille et pour « autres motifs » et une diminution des recours pour affections ophtalmologiques.

Conclusion

Les données disponibles en France en matière de morbidité montrent une augmentation des déclarations de maladies pour de nombreux chapitres de pathologie.

Cependant, il n'est pas possible de dire dans quelle mesure ces hausses sont liées à une croissance réelle de la fréquence des maladies ou si elles sont liées à des modifications des déclarations, car tous les facteurs qui agissent sur ces dernières jouent dans le sens d'une augmentation. En revanche, la baisse observée pour les affections de la bouche et des dents, principalement chez les enfants et les adultes jeunes, semble bien réelle et d'une ampleur probablement plus importante qu'il n'y paraît en raison même de ces facteurs d'amélioration des déclarations.

Enfin, les évolutions observées par grands domaines pathologiques en termes de déclarations de maladies ou de motifs de recours ne se recouvrent pas. Les facteurs influençant l'un et l'autre de ces indicateurs sont en effet différents et leurs effets difficilement comparables.

Les indicateurs spécifiques

Les accidents de la vie courante

Les accidents de la vie courante, qui surviennent au domicile, à l'école ou lors des loisirs, sont une cause importante de mortalité et de morbidité[8]. Ils ont causé 18 000 décès en 1996. 845 000 séjours annuels dans les services hospitaliers de soins de courte durée leur étaient imputables en 1993 et l'enquête décennale sur la santé et les soins médicaux de 1991 conduit à une estimation globale de 8,4 millions d'accidents de la vie courante ayant eu une conséquence, même bénigne, en terme de santé dans l'année considérée.

L'évolution de la mortalité par accidents de la vie courante

Les données de mortalité montrent une décroissance lente mais régulière du nombre de décès dus à des accidents de la vie courante : 22 846 en 1981, 21 241 en 1986, 19 150 en 1991 puis 18 077 en 1996, soit une baisse d'environ 20 % en quinze ans.

Ces résultats bruts ne tiennent pas compte cependant de la structure de la mortalité par accidents de la vie courante qui croît de façon exponentielle aux âges élevés et qui est donc très sensible au vieillissement de la population.

Le tableau 22 montre que le taux de mortalité par accidents de la vie courante en 1995 est le plus faible (2 pour 100 000) dans la tranche d'âge 5-14 ans.

Ensuite les taux augmentent régulièrement avec l'âge jusqu'à 36 pour 100 000 pour la tranche d'âge de 65 à 74 ans. Aux âges très élevés, les valeurs atteintes se situent sur une toute autre échelle que celles des âges précédents : 566 pour 100 000 de 85 à 94 ans et 1 667 pour 100 000 au-delà de 95 ans. De ce fait, au total, en 1995, 42 % des décès concernent des personnes de plus de 85 ans et près des deux tiers (63 %) des personnes de plus de 75 ans.

De 1986 à 1995, les taux de décès pour 100 000 habitants baissent dans l'ensemble dans toutes les tranches d'âge. Cependant

8. Direction générale de la Santé, *Les accidents de la vie courante*, La Documentation Française, Paris, 1997, 185 p.

Tableau 22 **Évolution du nombre et des taux de décès par accidents de la vie courante selon l'âge**

	Total	0-1 an	1-4 ans	5-14 ans	15-24 ans	25-34 ans	35-44 ans	45-54 ans	55-64 ans	65-74 ans	75-84 ans	85-94 ans	95 ans et plus
1986													
Nombre	21 227	271	249	274	831	896	976	1 119	1 521	1 805	5 806	6 504	975
Taux/100 000	38	36	8	4	10	11	13	19	25	49	198	825	2 657
1991													
Nombre	19 150	209	216	206	622	791	946	914	1 345	1 688	4 552	6 487	1 174
Taux/100 000	34	28	7	3	7	9	11	15	23	37	162	666	2 079
1995													
Nombre	18 107	92	183	152	492	664	825	959	1 290	1 956	3 813	6 429	1 252
Taux/100 000	31	13	6	2	6	8	10	13	23	38	144	566	1 667

Source : Inserm SC8.

la diminution est particulièrement forte pour les deux tranches d'âge les plus élevées : moins 32 % et moins 36 %.

La diminution relativement lente du nombre de décès est donc entièrement due au vieillissement de la population et à l'augmentation très importante des effectifs des personnes de 85 ans et plus et ne doit pas masquer les progrès réalisés. En effet le taux comparatif de mortalité, qui permet de mesurer les évolutions à structure d'âge constante, baisse de 14 % de 1991 à 1996, ce qui conduit, si la tendance se poursuit, à une réduction de 25 % d'ici l'an 2000, au-delà donc des 20 % fixés comme objectif dans le rapport de 1994 (figure 6). Il conviendra cependant à l'avenir de vérifier que la stagnation du taux comparatif dans les deux sexes observée en 1995-1996 ne correspond pas à une interruption de cette tendance.

Les chutes et les suffocations expliquent à elles seules 72 % de la mortalité par accidents de la vie courante. Elles concernent de façon très massive les personnes très âgées : en 1995, on dénombre 5 639 décès ayant comme cause initiale une chute et 1 264 une ingestion ou suffocation chez des personnes âgées de plus de 85 ans, soit 90 % de la mortalité par accidents de la vie courante à ces âges. Ces deux natures d'accidents expliquent encore 80 % de la mortalité pour la tranche d'âge de 75-84 ans.

Il est difficile en l'état actuel d'analyser les causes précises de la baisse spectaculaire des décès par accidents de la vie courante chez les personnes âgées. Compte tenu de la tendance observée dans les études épidémiologiques d'une augmentation de l'incidence des fractures ostéoporotiques à âge et sexe donnés, il est

Figure 6 **Mortalité par accidents de la vie courante (tous âges)**
(taux comparatifs lissés de 3 ans en 3 ans)

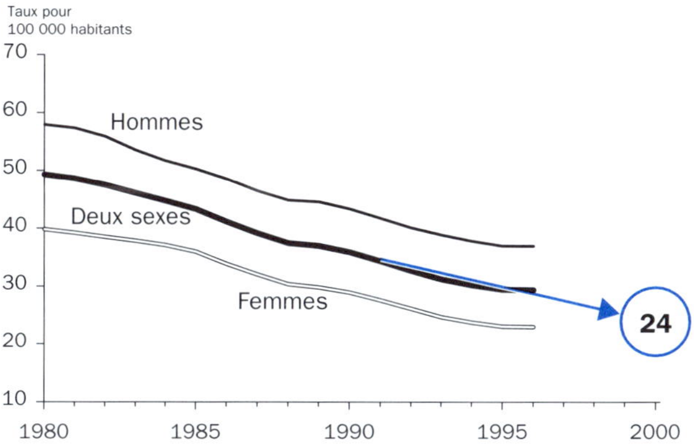

Source : Inserm SC8.

vraisemblable que l'amélioration de la prise en charge des accidentés intervient de façon importante dans l'augmentation de la survie.

Enfin, l'importance quantitative des décès dus à des chutes ou des suffocations aux âges élevés ne doit pas masquer l'importance relative des décès dus à des accidents de la vie courante aux âges jeunes. En effet un décès sur cinq leur est dû entre un et quatre ans, un sur huit entre cinq et quatorze ans et un sur dix entre quinze et vingt-quatre ans.

La morbidité par accidents de la vie courante

Selon l'enquête décennale sur la santé et les soins médicaux de 1991, on estime à environ 8,4 millions les accidents de la vie courante ayant nécessité au moins un recours au médecin ou au pharmacien au cours de cette année 1991. La moitié de ces accidents se produisent au domicile ou dans ses abords immédiats et l'autre moitié durant les loisirs ou les activités scolaires. D'après cette enquête, si 20 % de ces accidents, soit 1,7 millions, restent bénins au sens où ils n'ont occasionné que des achats pharmaceutiques, trois sur cinq, soit 5,2 millions, sont suffisamment alarmants ou graves pour donner lieu à une consultation auprès d'un médecin ou d'un auxiliaire médical et un sur huit, soit 1,5 million, entraîne une interruption d'activité. Cette enquête montre également que la nature des accidents varie selon le sexe et l'âge avec une prépondérance des accidents domestiques chez les femmes, les jeunes enfants et les personnes âgées, des accident de loisirs chez les hommes et des accidents de loisirs et scolaires chez les adolescents.

L'enquête européenne permanente Ehlass réalisée depuis 1986 dans les services d'urgence de huit hôpitaux français renseigne sur les causes, les mécanismes et les conséquences en terme d'hospitalisation des accidents qui conduisent à ces services. Elle montre des risques très diversifiés selon l'âge, et en schématisant à l'extrême on peut retenir les causes principales d'accidents suivantes :

– avant un an ➔ chutes d'un lieu élevé
– 1-4 ans ➔ intoxications, brûlures, noyades, morsures
– 5-15 ans ➔ accidents scolaires
– 16-25 ans ➔ accidents de sport
– 25-65 ans ➔ accidents ménagers et de bricolage
– après 65 ans ➔ chutes de sa hauteur

Les accidents de la vie courante ont entraîné 845 000 séjours dans les services hospitaliers de soins de courte durée en 1993. Ils sont à l'origine de 7 % des séjours masculins et de 6 % des séjours féminins (non compris les accouchements normaux).

Entre 1986 et 1993, on observe une diminution globale de 6 % du nombre de séjours hospitaliers dus aux accidents de la vie courante. Cette amélioration résulte de la baisse des séjours hospitaliers impliquant des enfants (moins 5 %) et des patients âgés de 15 à 64 ans (moins 20 %), en partie compensée par l'augmentation de 20 % des séjours de personnes âgées de plus de 65 ans.

Cette baisse du nombre de séjours, alliée à une baisse de la durée moyenne des séjour de plus de 24 heures et à un développement des prises en charge en hospitalisation de moins de 24 heures, conduit à une baisse de près d'un quart du nombre de journées d'hospitalisation motivées par des accidents de la vie courante.

Les accidents de la circulation

Le bilan annuel pour l'année 1997 établi par l'Observatoire national interministériel de la sécurité routière dénombre 125 200 accidents corporels ayant causé 8 000 tués à six jours (8 450 tués à 30 jours) et 169 600 blessés.

Les accidents de la circulation constituent la pathologie la plus crainte par la population d'après le Baromètre santé 1995 du Comité français d'éducation pour la santé.

L'évolution de la mortalité et de la morbidité

Durant les vingt dernières années le nombre d'accidents corporels et celui des blessés a diminué de moitié et celui des tués de 40 % ; la diminution plus faible de la mortalité reflète une augmentation de la gravité moyenne des accidents (figure 7). Le risque moyen encouru par l'usager diminue beaucoup plus (baisse des deux tiers) du fait de l'augmentation importante du volume de déplacements : le taux d'accidents pour 100 millions de km parcourus passe ainsi sur les routes nationales de 41,7 en 1977 à 13,7 en 1997 (–67 %) et sur les autoroutes de 13,1 à 6,1 (–53 %) ; sur la même période le nombre de tués pour 100 millions de km parcourus évolue de 5,8 à 2,1 sur les routes nationales (–63 %) et de 1,4 à 0,5 sur les autoroutes (–66 %).

Figure 7 **Évolution des nombres d'accidents corporels, de blessés et de tués de 1977 à 1997**

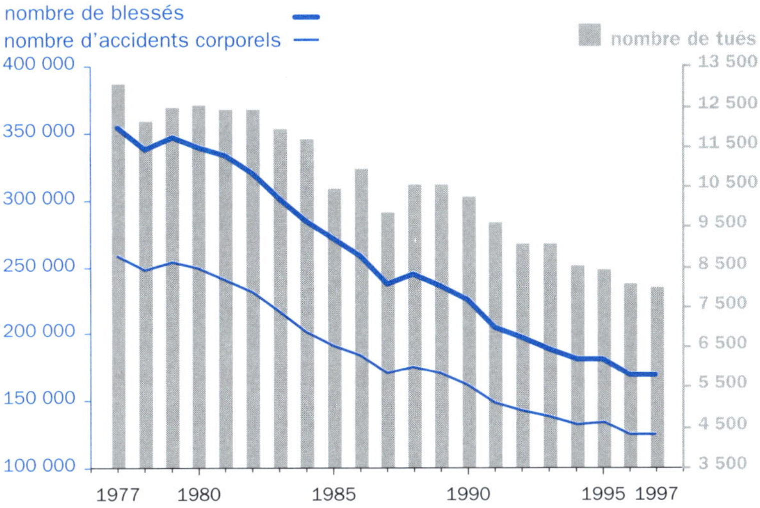

Source : Observatoire national interministériel de sécurité routière.

Cette évolution tendanciellement favorable sur deux décennies est à relativiser quant on la met en relation avec celle constatée dans les autres pays européens (figure 8) ; on constate alors que la France subit une insécurité routière d'un niveau élevé et surtout que son retard relatif ne diminue pas.

Sur le moyen terme, de 1992 à 1997, le nombre de blessés passe de 198 100 à 169 600 (–15 %) et le nombre de tués de 9 080 à 7 990 (–12 %). La poursuite de ces tendances conduirait à des nombres de 150 000 blessés et de 7 000 tués en l'an 2000, soit seulement à mi-chemin de l'objectif de diminution de moitié fixé par le Haut Comité de la santé publique dans son rapport de 1994 (figure 9).

Sur les deux dernières années, après une diminution relativement conséquente de 1995 à 1996 (de 5,7 % pour le nombre d'accidents corporels, de 3,9 % pour le nombre de tués et de 6,2 % pour le nombre de blessés), l'évolution de 1996 à 1997 se caractérise par une quasi-stabilité : baisse de 0,2 % du nombre d'accidents corporels, de 0,3 % de celui des blessés et de 1,1 % du nombre de tués.

Figure 8 **Évolution du nombre de tués (à 30 jours) par million d'habitants**

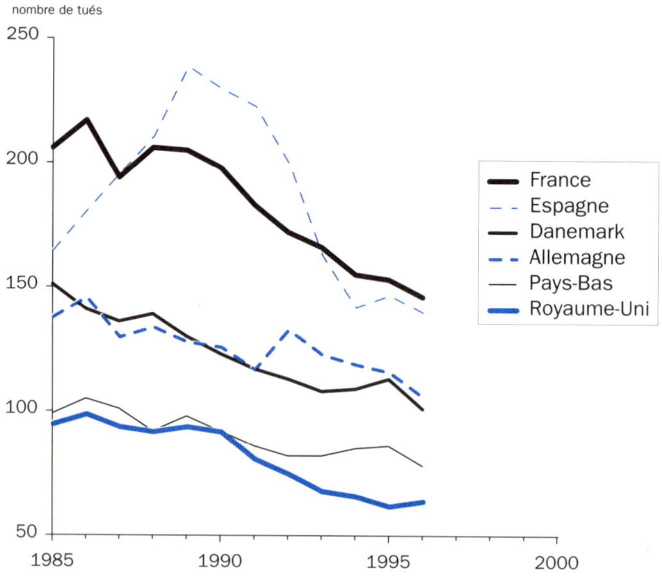

Source : Observatoire national interministériel de sécurité routière.

Figure 9 **Mortalité par accidents de la circulation (tous âges)**
(taux comparatifs lissés de 3 ans en 3 ans)

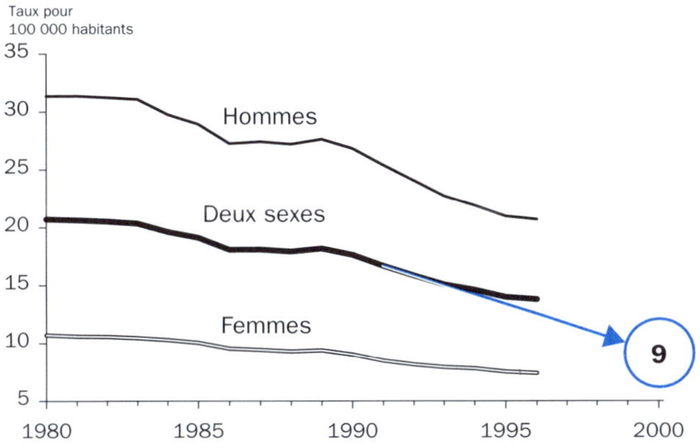

Source : Inserm SC8.

Les victimes des accidents de la circulation en 1997

Par catégorie d'usagers, les piétons représentent 11,3 % des blessés et 11,6 % des tués, les cyclistes 4,1 % et 4,2 %, les usagers de deux-roues à moteur 22,8 % et 16,3 % et les usagers de voitures de tourisme 57,9 % et 63,4 %. La répartition du nombre de tués par classe d'âge et par catégorie d'usagers montre que les personnes de 65 ans et plus représentent une part très importante des piétons tués (395 soit 42,5 %). Les enfants de moins de 14 ans sont 97 dans ce cas, soit 10,4 % du total. Avec 493 tués, les 15-24 ans représentent 37,9 % des décès d'usagers de deux-roues à moteur. Parmi les usagers de voitures de tourisme tués, les 15-24 ans représentent 27,9 % et les 25-44 ans 33,5 %.

Au total c'est la classe d'âge des 15-24 ans qui est, de très loin, la plus exposée avec un taux de tués de 262 par million d'habitants contre 154 pour les 25-44 ans, 153 pour les plus de 65 ans, 110 pour les 45-64 ans et 34 pour les moins de 15 ans. Ceci est encore plus vrai en terme de morbidité puisque le taux de blessés par million d'habitants est de 6 682 pour les 15-24 ans contre 3 491 pour les 25-44 ans, 2 048 pour les 45-64 ans, 1 508 pour les plus de 65 ans et 1 365 pour les moins de 15 ans (tableau 23).

Les accidents de la circulation constituent ainsi un facteur important dans la situation très défavorable de la France en terme de mortalité prématurée. Ils représentent la première cause de décès pour la classe d'âge des 15-24 ans : en 1996 ils comptaient pour 39,6 % des décès des jeunes hommes et 32,0 % des décès des jeunes filles de cette tranche d'âge. L'importance considéra-

Tableau 23 **Risque relatif d'être tué ou blessé par accident de la circulation selon l'âge**
(la classe d'âge 15-24 ans est prise pour référence)

	tués	blessés
0-14 ans	0,13	0,20
15-24 ans	1,00	1,00
25-44 ans	0,59	0,52
45-64 ans	0,42	0,31
65 ans et plus	0,58	0,23

Source : Observatoire national interministériel de sécurité routière.

ble des accidents de la circulation aux âges jeunes s'exprime également par le fait qu'ils représentent 1,5 % de la mortalité générale, mais 5,4 % de la mortalité prématurée (mortalité avant 65 ans) et 9 % des années potentielles de vie perdues.

La fréquence des accidents corporels et des décès qu'ils engendrent dépend fortement du milieu géographique. 70 % des accidents ont lieu en milieu urbain et 30 % en rase campagne, par contre 34 % des personnes tuées le sont en milieu urbain et 66 % en rase campagne. La gravité des accidents corporels, définie comme le nombre de tués pour 100 accidents corporels, est ainsi 4,5 fois supérieure en rase campagne. Ce moindre facteur de risque pour la mortalité en zone fortement urbanisée explique pour une bonne part la situation relative de l'Île-de-France dont les taux comparatifs de décès sont inférieurs de plus de 10 % à la moyenne française.

Pour tenir compte de cette multitude de causes, l'Observatoire national interministériel de sécurité routière a réalisé une typologie des régions et départements français en fonction de nombreux critères connus comme étant corrélés à l'insécurité routière.

Le document réalisé[9] constitue une aide aux acteurs locaux pour se situer de façon cohérente par rapport à des zones géographiques comparables en matière d'accidentologie et ainsi mieux adapter leurs actions de prévention.

9. Observatoire national interministériel de sécurité routière, *Typologie des régions et départements français pour l'aide à l'analyse en accidentologie*, novembre 1995.

Les accidents du travail

Les données concernant les accidents du travail établies par les régimes de gestion de la Caisse nationale d'assurance maladie et de la Mutualité sociale agricole fournissent pour 1996 un total de 703 000 accidents ayant entraîné un arrêt d'au moins 24 heures (en plus du jour de l'accident), dont 54 000 accidents ayant entraîné une incapacité permanente et 870 décès.

L'évolution du nombre d'accidents du travail déclarés et de leurs conséquences

Les résultats concernant 1996 sont les plus bas jamais enregistrés en nombre d'accidents avec arrêt comme en nombre de rentes d'incapacités permanentes attribuées (tableau 24). Seul le nombre de décès évolue à la hausse par rapport à 1995 ; à ce propos il faut signaler que 40 % des décès proviennent d'accidents de la circulation, les accidents de trajet (domicile-travail) étant exclus.

L'objectif fixé par le rapport du HCSP de 1994 consistait en une réduction (quelle que soit son importance) du nombre d'accidents induisant un arrêt de travail. Cet objectif est donc atteint.

Il importe cependant dans cette appréciation de tenir compte des problèmes de déclaration, dont il est difficile d'appréhender l'ampleur.

Compte tenu des fluctuations du marché de l'emploi selon les années, il est utile de rapporter la fréquence des accidents du travail au nombre total d'heures travaillées (figure 10).

Tableau 24 **Mortalité et morbidité par accidents du travail**
(champ : régime général et régime agricole)

	Accidents avec arrêts	Incapacités permanentes	Décès
1975	1 181 120	127 161	2 229
1980	1 030 877	109 527	1 571
1985	782 683	81 147	1 160
1990	808 415	73 844	1 287
1991	837 465	74 924	1 180
1992	798 143	68 738	1 112
1993	721 465	59 903	954
1994	713 065	61 608	909
1995	717 828	66 227	811
1996	702 865	53 837	869

Source : Cnamts et MSA.

SOURCES D'INFORMATION SUR LES ACCIDENTS DE TRAVAIL ET PROBLÈMES DE DÉCLARATIONS

Les données disponibles concernant les accidents du travail proviennent des données de gestion du régime général de sécurité sociale et de la mutualité agricole. Elles n'incluent donc pas les accidents du travail concernant les commerçants, les artisans et les professions libérales. Elles ne concernent pas non plus les salariés couverts par des régimes spéciaux (fonctions publiques d'État et territoriale, SNCF...). Elles comptabilisent les victimes d'accidents du travail dont le caractère professionnel a été reconnu. L'année correspond de ce fait à la date de reconnaissance et elle diffère, pour une proportion non négligeable de ces accidents, de l'année de survenue. En outre seuls les accidents du travail qui ont provoqué un arrêt de travail d'une journée, en plus du jour de survenue, sont comptabilisés. En fin de compte on estime que, pour un accident pris en compte dans les statistiques, il survient 2,05 accidents. En outre, il est très vraisemblable que la situation de l'emploi et le développement du travail précaire peuvent conduire à une sous-déclaration du nombre réel d'accidents, avec ou sans arrêt de travail, particulièrement de ceux qui entraînent le moins de conséquences, ce qui induit une hausse apparente des indicateurs de gravité.

Figure 10 **Taux de fréquence[a] des accidents du travail**

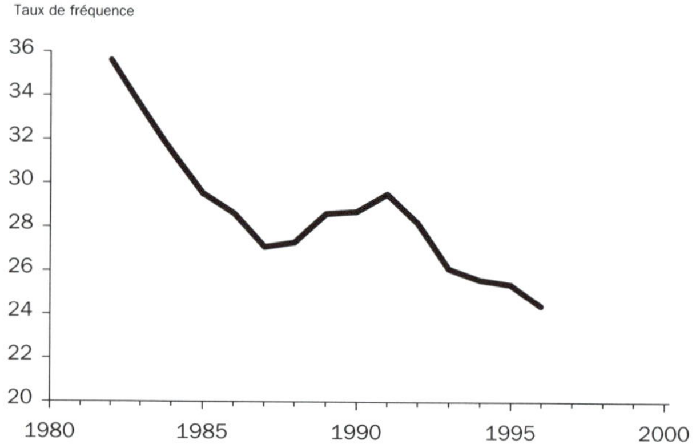

a. Taux de fréquence = nombre d'accidents / nombre d'heures travaillées x 1 000 000.
Source : Cnamts.

Le taux ainsi obtenu qui était croissant de 1987 à 1991, décroît de façon continue depuis cette date.

L'indice de gravité qui était resté stationnaire de 1987 à 1991 décroît à partir de cette date mais moins fortement que durant la période 1982-1987.

La figure 11 représente l'évolution de la gravité moyenne des accidents qui rapporte le total des taux d'incapacité permanente accordée dans l'année au nombre d'heures travaillées.

Le nombre de journées de travail perdues par incapacité temporaire suit le même mouvement que celui des accidents de travail et diminue à 25,4 millions en 1996 après avoir atteint 28,5 millions en 1991. Cependant, si l'on rapporte ce total de journées perdues au nombre d'accidents ayant entraîné un arrêt de travail, on constate que la durée moyenne d'arrêt marque une tendance régulière à la hausse, et passe de 33,2 journées en 1987 à 36,3 en 1991 et 38,6 en 1996. Ces résultats semblent conforter l'idée d'une sous-déclaration des accidents et tout particulièrement de ceux qui entraînent les arrêts de travail les plus courts.

Figure 11 **Indice de gravité[a] des incapacités permanentes**

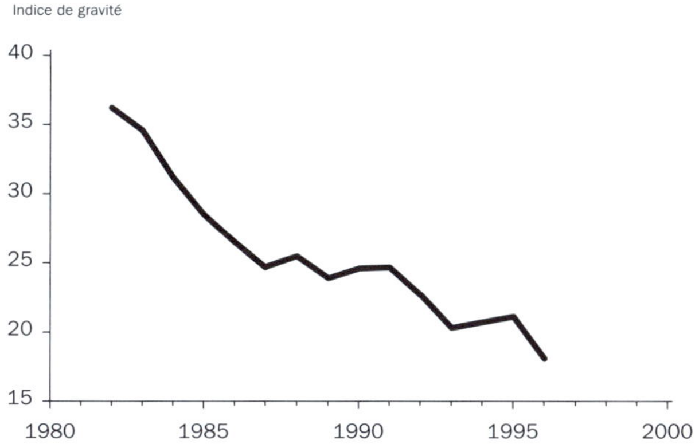

a. Indice de gravité = total des taux d'incapacités permanentes / nombre d'heures travaillées x 1 000 000.

Source : Cnamts.

Les facteurs de variation de la fréquence et de la gravité des accidents du travail

La variation des indicateurs est très grande selon la nature de l'activité professionnelle, de 12,2 (chimie) à 58,9 (bâtiment et travaux publics) pour le taux de fréquence et de 7,9 (cuirs et peaux) à 63,3 (bâtiment et travaux publics) pour l'indice de gravité. Avec le secteur du bâtiment et des travaux publics, les secteurs les plus concernés sont l'industrie du bois et les transports et manutention. Le secteur d'activité ayant les plus forts effectifs, la métallurgie avec 2 050 000 salariés, présente un taux de fréquence de 26,5 et un indice de gravité de 17,6.

Si l'on considère la qualification professionnelle, on constate que les accidents concernent au premier chef les ouvriers, et parmi ceux-ci, les ouvriers non qualifiés. En effet en 1995 l'ensemble du personnel ouvrier représente 36 % des effectifs mais 78,5 % des accidents avec arrêt. De ce fait le taux de fréquence global de 25,4 pour l'ensemble du personnel est la résultante d'un taux de 55,4 pour les ouvriers et de 8,5 pour le reste des salariés. Les pourcentages respectifs pour les ouvriers non qualifiés sont de 11,3 % des effectifs et de 32,4 % des accidents avec arrêt. Le taux de fréquence chez les ouvriers atteint alors 46,6 pour les ouvriers qualifiés et 72,8 pour les non qualifiés.

Les salariés de nationalité étrangère représentent en 1995 6,6 % des effectifs mais 11,3 % des accidents avec arrêt et 16,1 % des accidents avec invalidité permanente (tableau 25).

Tableau 25 **Pourcentage des salariés étrangers[a] dans les effectifs et dans les accidents en 1995**

	Effectifs[b]	Accidents avec arrêt	Accidents avec incapacité permanente	Journées perdues par incapacité temporaire	Taux d'incapacité permanente
Ensemble des activités	6,6	11,3	16,1	15,2	16,1
Métallurgie	5,7	9,8	13,1	11,9	12,5
Bâtiment et travaux publics	16,9	19,9	29,1	26,8	29,1

a. Y compris de l'Union européenne.
b. Source : enquête emploi Insee.
Source : Cnamts.

Cependant, étant donné que les travailleurs étrangers sont très inégalement répartis dans les différentes branches d'activité, on pourrait penser que ces résultats ne sont que le reflet de leur présence massive dans les secteurs les plus exposés. En réalité l'examen des résultats pour les secteurs d'activité de la métallurgie et du bâtiment montre qu'à secteur professionnel égal le risque des travailleurs étrangers, aussi bien en gravité qu'en fréquence, est très supérieur à celui des travailleurs français. Cela peut être attribué au fait que les intéressés constituent généralement une main d'œuvre peu qualifiée, auquel peuvent se rajouter des difficultés d'adaptation.

L'âge est également un facteur de variation important des accidents du travail. La fréquence des accidents avec arrêt est nettement supérieure après 30 ans. En revanche la gravité mesurée par la durée moyenne de l'incapacité temporaire, ou le taux moyen d'incapacité permanente augmente régulièrement avec l'âge (tableau 26).

Tableau 26 **Indicateurs de gravité des accidents du travail selon l'âge en 1995**

	Durée moyenne de l'incapacité temporaire (en jours)	Taux moyen de l'incapacité permanente (en %)
20-24 ans	25,3	8,5
25-29 ans	30,3	8,5
30-34 ans	36,2	8,9
35-39 ans	41,7	8,9
40-49 ans	49,2	9,6
50-59 ans	59,6	10,1

Source : Cnamts.

Les cancers

Deuxième cause de mortalité en France après les maladies cardio-vasculaires, les cancers représentent la première cause de mortalité prématurée (avant 65 ans). L'intérêt de disposer de données d'incidence des cancers n'est plus à démontrer. Un travail des registres du cancer (voir encadré) a permis pour la première fois d'obtenir des estimations au cours du temps des taux d'incidence des cancers les plus fréquents pour l'ensemble de la population. Les estimations ont porté sur la période 1990-1995 et les évolutions observées durant cette période ne se superposent donc pas exactement en ce qui concerne la mortalité avec les évolutions 1991-1996 précédemment décrites.

La mortalité par cancer et l'incidence du cancer en France, en 1995

Les cancers sont responsables **en France en 1995**, de **142 635 décès** dont 61 % chez l'homme. La localisation la plus fréquente est le poumon (24 000 décès) puis viennent les cancers colo-rectaux (16 000 décès), les cancers des voies aéro-digestives supérieures (12 000 décès), les tumeurs hématologiques (11 000 décès) puis les cancers du sein (11 000 décès). Les tumeurs malignes représentent la première cause de mortalité chez l'homme (29 % de l'ensemble de décès) et la seconde chez la femme, après les maladies cardio-vasculaires (23 % de l'ensemble des décès) avec, respectivement, un taux comparatif (standardisé à la population française 1990) de 374 pour 100 000 hommes et de 165 pour 100 000 femmes. Mais surtout, ils expliquent 26 % de la mortalité prématurée avant 65 ans chez l'homme et 29 % chez la femme. La pathologie tumorale a été estimée globalement à **239 800 nouveaux cas** en 1995 dont 56 % chez l'homme. La localisation la plus fréquente est le sein (34 000 cas) suivie du colon et du rectum (33 000 cas), de la prostate (26 000 cas) puis, de façon égale, du poumon et des voies aéro-digestives supérieures (22 000 cas).

Les taux comparatifs d'incidence estimée pour 1995 sont de 552 pour 100 000 hommes et 326 pour 100 000 femmes. On peut donc évaluer le ratio incidence/mortalité à 1,5 pour le sexe masculin et à 2 pour le sexe féminin, ce qui va globalement dans le sens d'une meilleure survie des cancers survenant chez la femme. L'incidence dans la population de moins de 65 ans est estimée à 210 pour 100 000 hommes (38 % de l'incidence totale) et 173 pour 100 000 femmes (53 % de l'incidence totale).

Chez l'homme, quatre localisations sont responsables chacune de plus de 15 000 nouveaux cas par an : les cancers de la prostate viennent en tête suivis de deux localisations à pronostic fâcheux directement liées à une consommation excessive d'alcool et de tabac : les cancers des voies aéro-digestives supérieures et les cancers du poumon. Les cancers colo-rectaux occupent le quatrième rang. Cette répartition est différente pour la mortalité : le cancer du poumon vient largement en tête avec à son actif plus de 20 000 décès. Il est suivi par les cancers des VADS responsables de plus de 10 000 décès, puis de la prostate et des cancers colo-rectaux. Le nombre de décès par cancer du poumon est très certainement surévalué, un certain nombre de cas concernant probablement une métastase pulmonaire et non un cancer primitif du poumon. Ce fait explique l'excès de décès par rapport aux cas incidents.

Chez la femme, les cancers les plus fréquents sont de loin les cancers du sein, avec plus de 33 000 nouveaux cas en 1995, suivis des cancers colo-rectaux puis des tumeurs hématologiques et des cancers gynécologiques de relativement bon pronostic. En termes de mortalité, on retrouve les trois mêmes premières localisations que précédemment, le poumon venant en quatrième position. De même que chez l'homme, le nombre de décès qui lui est attribué est certainement surévalué, un certain nombre de

ESTIMATION DE L'INCIDENCE DES CANCERS EN FRANCE*

La connaissance des données de morbidité par cancer est importante pour la prise de décision et le suivi des mesures de santé publique. Les taux de mortalité correspondants ne peuvent suffire pour cela compte tenu des modification apportées par l'évolution des conditions de diagnostic, les survies variables après traitement et particulièrement les guérisons.

Le principe de l'estimation des taux d'incidence par cancer en France est d'utiliser l'incidence réellement observée dans les zones géographiques couvertes par un registre du cancer et de l'extrapoler à partir des données de mortalité et les données démographiques disponibles pour tout le territoire.

Cette méthode classiquement utilisée effectue une modélisation du rapport incidence/mortalité qui au prix de certaines hypothèses de stabilité permet l'extrapolation.

Les estimations présentées dans le présent rapport concernent la période 1990-1995 et les données d'incidence proviennent de onze registres généraux et spécialisés couvrant neuf départements : Bas-Rhin, Calvados, Côte-d'Or, Doubs, Haut-Rhin, Hérault, Isère, Somme, Tarn.

* Menegoz F et al., *Cancer incidence and mortality in France in 1975-1995*, Eur J Cancer Prev 1997 ; 6 : 442-466.

cas concernant probablement une métastase pulmonaire et non un cancer primitif du poumon, comme c'est le cas pour l'incidence.

Évolution de la mortalité et de l'incidence du cancer entre 1990 et 1995

La **mortalité** par cancer **chez l'homme**, en augmentation régulière depuis 1950, a augmenté entre 1990 et 1995, de +3 % pendant que la mortalité prématurée avant 65 ans a diminué de –9 %. Cette diminution de la mortalité prématurée est essentiellement expliquée par une diminution importante de la mortalité prématurée par cancers des VADS (–27 %), en relation avec la baisse de la consommation d'alcool, une diminution importante de la mortalité prématurée par cancers de la prostate (–24 %), puis plus modérée des cancers colo-rectaux (–5 %) et des cancers du poumon (–1,4 %). On signalera également une augmentation plus modérée des décès par cancers du poumon, par diminution du tabagisme et une diminution des cancers de l'estomac par une amélioration de l'hygiène alimentaire. **L'incidence estimée** des cancers est en augmentation régulière depuis 1975 (premières données estimées à partir des données des registres des cancers) : le taux d'incidence comparatif a augmenté de plus de 21 % entre 1975 et 1995 mais on note une relative stabilité entre 1990 et 1995.

La mortalité par cancer chez la femme, qui a connu un ralentissement progressif depuis 1975 (–9 % en 20 ans), connaît entre 1990 et 1995 une augmentation modérée, de l'ordre de +4 % alors que pendant la même période, on note une diminution de la mortalité prématurée avant 65 ans supérieure à –3 %. La diminution de la mortalité prématurée est en partie due à une diminution de la mortalité prématurée par cancers colo-rectaux (–13 %) et par cancer du col utérin (–8 %). L'augmentation générale de la fréquence des décès s'explique par l'augmentation des décès par cancers du poumon (en relation avec le tabagisme), par cancers des VADS, mais également par une légère augmentation des cancers du sein. **L'incidence estimée des cancers chez la femme** est en augmentation régulière depuis 1975 : le taux d'incidence standardisé a augmenté de plus de 16 % en 20 ans. Comme pour le sexe masculin, ce taux a connu entre 1990 et 1995 une augmentation plus modérée que la mortalité, inférieure à +0,5 % par an.

Dans son rapport de 1994, le Haut Comité de la santé publique a formulé des objectifs d'évolution des taux de décès par cancer pour six localisations choisies en fonction de leur poids dans la mortalité totale et/ou des possibilités reconnues de prévention de dépistage précoce. L'évolution observée de l'incidence et de la mortalité pour ces différents cancers est indiquée dans les paragraphes suivants.

Le cancer du poumon[10]

En 1995, les cancers du poumon ont été responsables de près de 24 000 décès dont 85 % chez l'homme, occupant ainsi la première place des localisations cancéreuses. Le nombre estimé de nouveaux cas est proche de 22 000 dont 86 % chez l'homme, situant le cancer du poumon au quatrième rang en termes d'incidence.

Les taux comparatifs de mortalité par cancer du poumon en 1995 sont de 83 pour 100 000 hommes et de 11 pour 100 000 femmes. En 1995, les cancers du poumon expliquent 28 % de la mortalité prématurée par cancer chez l'homme et 8 % chez la femme. Ils étaient responsables en 1990 respectivement de 26 % et 6 % de la mortalité prématurée par cancer. Les taux comparatifs d'incidence estimée sont en 1995 de 72 pour 100 000 hommes et 10 pour 100 000 femmes, portant le *sex ratio* à 7,2. La survenue d'un cancer du poumon est rare avant 45 ans. L'incidence cumulée entre 0 et 64 ans est estimée à 36 pour 100 000 hommes et 5 pour 100 000 femmes, soit plus de la moitié de l'incidence totale.

Chez l'homme, si le taux de mortalité par cancer du poumon a augmenté, entre 1990 et 1995, globalement de +5 %, le taux de mortalité prématurée a diminué de –1 %. L'incidence estimée aurait diminué entre 1990 et 1995 de –3 %. Chez la femme, durant la même période, la mortalité globale, la mortalité prématurée et l'incidence estimée du cancer du poumon ont subi toutes trois une augmentation de l'ordre de +20 %. Les taux d'accroissement de l'incidence sont surtout importants chez les jeunes femmes (+43 % chez les femmes de 25-44 ans).

Si la tendance observée entre 1990 et 1995 se poursuit, l'objectif d'une diminution d'ici 2010 de –15 % de la mortalité par cancer du poumon ne pourrait à l'évidence être atteint (figure 12).

On peut craindre une augmentation importante des cas chez la femme. En l'absence d'une intensification d'une prévention adaptée en direction des femmes jeunes, on peut redouter une évolution comparable à celle observée aux États-Unis : le taux français comparatif de mortalité par cancer du poumon est actuellement comparable au taux observé aux États-Unis au milieu des années soixante. Ce dernier a triplé en 15 ans et dépassait en 1990 le taux de décès par cancer du sein, le situant au premier rang des décès par cancer chez la femme.

---

10. Code 162 de la Classification internationale des maladies (CIM), 9e révision.

Figure 12 **Mortalité par cancer du poumon (tous âges)**
(taux comparatifs lissés de 3 ans en 3 ans)

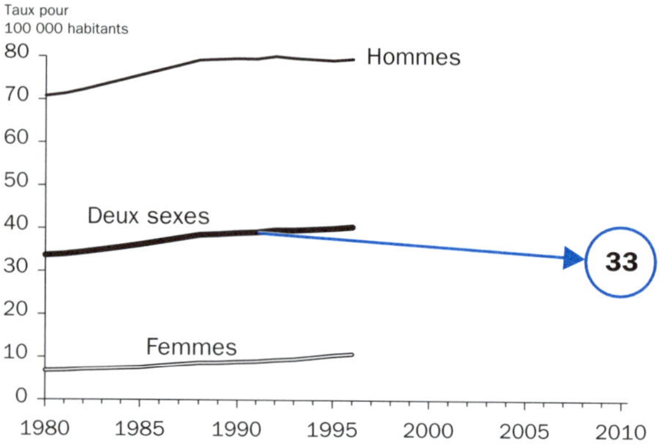

Source : Inserm SC8.

Les cancers des voies aéro-digestives supérieures[11] (VADS)

En 1995, les cancers des VADS ont été responsables de plus de 12 000 décès dont 87 % chez l'homme, occupant ainsi la troisième place dans la mortalité par cancer après les cancers du poumon et les cancers colo-rectaux. Les cancers des lèvres, de la cavité buccale et du pharynx sont les plus fréquents, occupant 43 % des décès par cancers des VADS, suivis du cancer de l'œsophage (38 %), et des cancers du larynx (19 %). Le nombre estimé de nouveaux cas est de près de 22 000 dont 88 % chez l'homme, plaçant ces localisations en cinquième position en termes d'incidence. Les cas incidents se répartissent différemment des décès : les cancers des lèvres, de la cavité buccale et du pharynx représentent 58 % des cas, suivis à part égale des cancers de l'œsophage et du larynx. On note aussi bien pour l'incidence que pour la mortalité, une prédominance marquée chez la femme des cancers des lèvres, de la cavité buccale et du pharynx, aux dépens des cancers du larynx. Les deux tiers des cancers des VADS seraient attribuables au tabac, 8 cancers sur 10 à l'alcool.

Les taux comparatifs de mortalité par cancers des VADS en 1995 sont de 42 pour 100 000 hommes et de 5 pour 100 000 femmes. Ces cancers expliquent 19 % de la mortalité prématurée par cancer chez l'homme et 4 % chez la femme. Ils étaient responsa-

11. Sont regroupés sous ce terme de cancers des VADS (voies aéro-digestives supérieures), les cancers des lèvres, de la cavité buccale, du pharynx, de l'œsophage et du larynx. Codes 140-149, 150-161 de la CIM 9e révision.

bles en 1990 respectivement de 22 % et 4 % de la mortalité prématurée par cancer. Les taux comparatifs d'incidence sont en 1995 de 72 pour 100 000 hommes et 8 pour 100 000 femmes, portant le *sex ratio* à 9. Il s'agit de cancers relativement rares avant 45 ans. L'incidence cumulée entre 0 et 64 ans est estimée à 41 pour 100 000 hommes et 4 pour 100 000 femmes soit respectivement 57 et 58 % de l'incidence totale.

Si le taux de mortalité par cancer des VADS a diminué, entre 1990 et 1995, globalement de –17 % chez l'homme, la diminution du taux de mortalité prématurée est plus importante, chiffrée à –27 %. L'incidence suivrait sur cette période une même tendance dégressive estimée à –15 %. Chez la femme, on constate une diminution globale de la mortalité beaucoup plus minime que chez l'homme, de l'ordre de –2 % entre 1990 et 1995, sans diminution de la mortalité prématurée et surtout une augmentation de l'incidence estimée chiffrée à +8 %.

Si la tendance observée pour la mortalité entre 1990 et 1995 se poursuit, on peut projeter que l'objectif de diminution d'ici 2010 de –30 % de la mortalité par cancer des VADS pourrait être atteint (figure 13). Cependant l'évolution ne sera pas parallèle chez l'homme et chez la femme mais les différences entre les deux sexes se resserrent en relation avec l'évolution des facteurs de risque alcool-tabac en France : recul généralisé de la consommation d'alcool et stabilité de la consommation tabagique par

Figure 13 **Mortalité par cancer des voies aéro-digestives supérieures (tous âges)**
(taux comparatifs lissés de 3 ans en 3 ans)

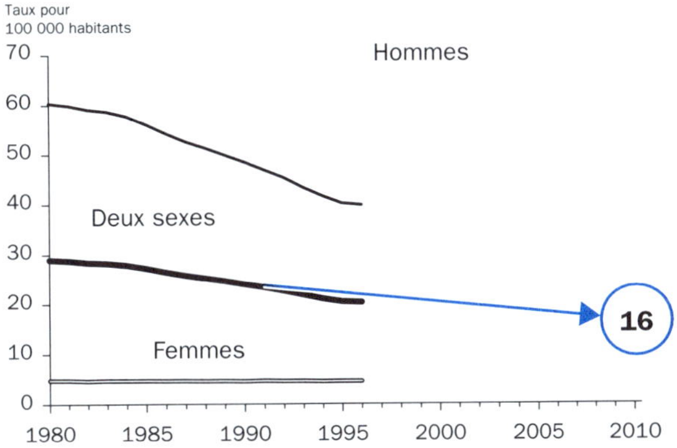

Source : Inserm SC8.

diminution chez les hommes et augmentation chez les femmes. En pratique, la prévention du tabagisme chez la femme pourrait être le moyen le plus efficace de limiter l'augmentation du nombre de cancers des VADS chez cette dernière.

Le cancer du sein[12]

En 1995, les cancers du sein ont été responsables de près de 11 000 décès, occupant le cinquième rang de la mortalité par cancer. Le nombre estimé de nouveaux cas est proche de 34 000, faisant du cancer du sein le cancer féminin le plus fréquent.

Le taux comparatif de mortalité par cancer du sein chez la femme en 1995 est de 33 pour 100 000. Ces cancers expliquent 30 % de la mortalité prématurée par cancer chez la femme en 1995, et 28 % en 1990. Le taux comparatif d'incidence estimée est, en 1995, de 108 pour 100 000 portant ainsi le ratio incidence/mortalité à 3,3. L'incidence estimée cumulée entre 0 et 64 ans est évaluée à 73 pour 100 000 soit 68 % de l'incidence totale.

Si le taux de mortalité par cancer du sein a globalement légèrement augmenté entre 1990 et 1995 (+3 %), le taux de mortalité prématurée est resté pratiquement stable (+1 %). L'augmentation de cette mortalité concerne les femmes jeunes (+4 % chez les 25-44 ans) et surtout les femmes âgées de plus de 74 ans (+8 %). Dans les autres tranches d'âge, la mortalité aurait plutôt tendance à diminuer légèrement. L'incidence estimée aurait augmenté pendant la même période de +16 %, soit une variation annuelle de

Figure 14 **Mortalité par cancer du sein (50-69 ans)**
(taux comparatifs lissés de 3 ans en 3 ans)

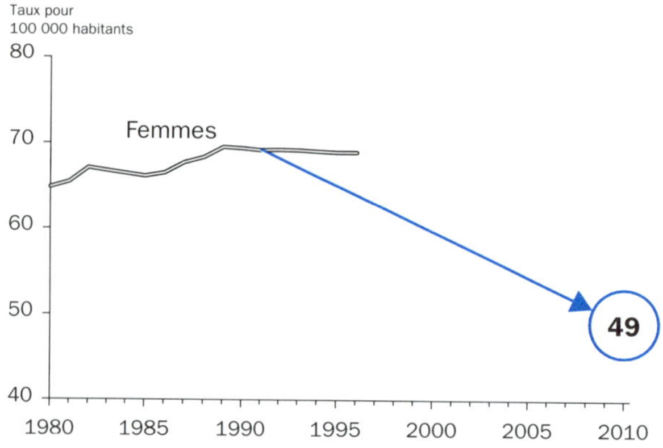

Source : Inserm SC8.

12. Codes 174-175 de la CIM 9e révision.

l'ordre de 3 %. Ces tendances sont à mettre en parallèle avec un diagnostic plus précoce, notamment dans le cadre des campagnes de dépistage systématique du cancer du sein (cf. chapitre 6), et une amélioration de l'efficacité thérapeutique et de la qualité de vie des patientes.

Si la tendance observée entre 1990 et 1995 se poursuit, l'objectif d'une diminution d'ici 2010 de la mortalité par cancer du sein de –30 % chez les femmes de 50-70 ans pourrait ne pas être atteint (figure 14). On note cependant de façon positive une amorce d'une diminution de la mortalité pour ces tranches d'âge.

Les cancers du col de l'utérus[13]

En 1995, les cancers du col utérin ont été responsables d'environ 1 600 décès et le nombre estimé de nouveaux cas est proche de 3 300.

Le taux comparatif de mortalité par cancer du col utérin en 1995 est de 4,8 pour 100 000. En 1995, les cancers du col utérin occupent sensiblement le même poids au sein de la mortalité prématurée par cancer qu'en 1990. Le taux comparatif d'incidence estimée est en 1995 de 10,5 pour 100 000. L'incidence cumulée entre 0 et 64 ans est estimée à 7,4 pour 100 000 soit 77 % de l'incidence totale.

Le taux de mortalité par cancer du col utérin a diminué, entre 1990 et 1995, globalement de –4 %. La diminution de la mortalité

Figure 15 **Mortalité par cancer utérin (tous âges)**
(taux comparatifs lissés de 3 ans en 3 ans)

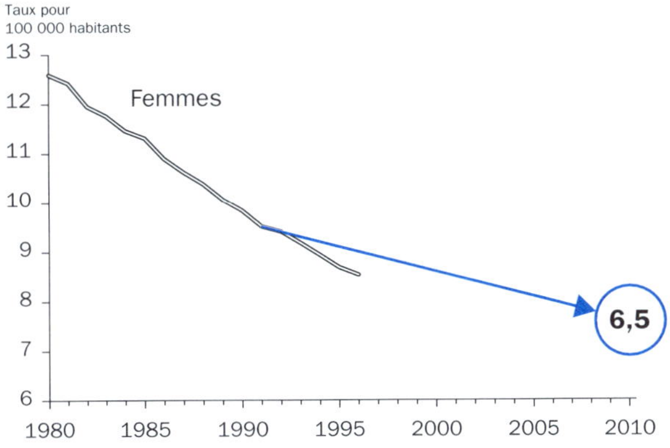

Source : Inserm SC8.

13. Code 180 de la CIM 9e révision après correction tenant compte des cas de cancers de l'utérus de siège non précisé.

semble plus marquée chez les femmes de plus de 44 ans. La diminution de l'incidence estimée durant la même période est élevée, évaluée à –13 % soit une variation annuelle de l'ordre de –3 %. L'augmentation de l'incidence chez les jeunes femmes (moins de 35 ans) récemment observée dans certains pays du nord de l'Europe n'a pas été signalée en France.

Si la tendance observée entre 1990 et 1995 se poursuit, en ce qui concerne l'**ensemble** des décès par cancer utérin, on peut projeter une diminution d'ici 2010 pouvant atteindre les 30 % attendus (figure 15).

Les cancers colo-rectaux[14]

En 1995, les cancers colo-rectaux ont été responsables de plus de 16 000 décès dont 52 % chez l'homme. Ils expliquent 7 % de la mortalité prématurée par cancer chez l'homme et 8 % chez la femme. Le nombre de nouveaux cas a été estimé à plus de 33 000 dont 54 % chez l'homme. Tant en termes de mortalité que d'incidence, ces cancers occupent la seconde place des localisations cancéreuses.

Les taux comparatifs de mortalité par cancer colo-rectal en 1995 sont de 38 pour 100 000 hommes et de 22 pour 100 000 femmes. Ces cancers expliquent 19 % de la mortalité prématurée par cancer chez l'homme et 4 % chez la femme. Les taux comparatifs d'incidence sont en 1995 de 75 pour 100 000 hommes et 46 pour 100 000 femmes, portant le *sex ratio* à 1,6. La survenue d'un cancer colo-rectal est rare avant 45 ans puis croît de façon exponentielle avec l'âge. L'incidence cumulée entre 0 et 64 ans est estimée à 25 pour 100 000 hommes et 16 pour 100 000 femmes, soit respectivement 33 % et 34 % de l'incidence totale.

Chez l'homme, si le taux de mortalité par cancer colo-rectal a augmenté, entre 1990 et 1995, globalement de +3 % le taux de mortalité prématurée a diminué de –5 % (–14 % chez les 25-44 ans, –4 % chez les 45-64 ans). L'incidence estimée aurait augmenté entre 1990 et 1995 de 12 %. Chez la femme, durant la même période, on constate une diminution globale de la mortalité de l'ordre de 4 %, accompagnée d'une diminution de la mortalité prématurée de 13 % tandis que, comme chez l'homme, on note une augmentation de l'incidence estimée de l'ordre de 13 %, essentiellement due à l'augmentation des cancers du colon droit. Cette évolution dissociée entre incidence et mortalité est attribuée à une plus grande précocité des diagnostics et aux améliorations thérapeutiques, notamment pour le cancer du colon.

14. Codes 153-154 de la CIM 9e révision.

Si la tendance observée pour la mortalité entre 1990 et 1995 se poursuit, on peut projeter que l'objectif d'une diminution d'ici 2000 de 10 % de la mortalité est peu prévisible à l'exception peut-être de l'homme jeune (figure 16). Chez la femme, malgré la diminution marquée de la mortalité prématurée, l'objectif devrait être difficilement atteint. En termes de prévention, les efforts engagés doivent être poursuivis et intensifiés.

Figure 16 **Mortalité par cancer colo-rectal (tous âges)**
(taux comparatifs lissés de 3 ans en 3 ans)

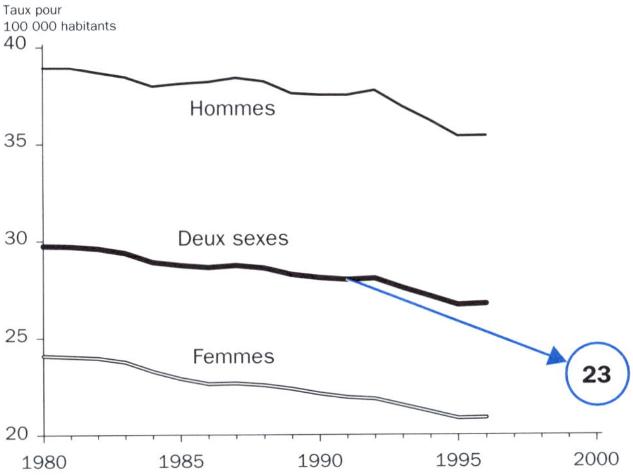

Source : Inserm SC8.

Les mélanomes de la peau[15]

En 1995, les mélanomes de la peau ont été responsables de plus de 1 100 décès dont 50 % chez l'homme et le nombre estimé de nouveaux cas est de plus de 4 200 dont 41 % chez l'homme. Les sites anatomiques du mélanome les plus fréquents sont les membres inférieurs chez les femmes et le tronc chez les hommes.

Les taux comparatifs de mortalité par mélanome en 1995 sont de 2,3 pour 100 000 hommes et de 1,7 pour 100 000 femmes. En 1995, les mélanomes de la peau expliquent 1 % de la mortalité prématurée par cancer chez l'homme et 1,7 % chez la femme. Ils étaient responsables en 1990 respectivement de 0,8 % et 1,6 % de la mortalité prématurée par cancer. Les taux comparatifs d'incidence sont en 1995 de 6,4 pour 100 000 hommes et 8 pour 100 000 femmes, portant le *sex ratio* à 0,8. L'incidence cumulée entre 0 et 64 ans est estimée à 4,4 pour 100 000 hommes et

15. Code 172 de la CIM 9e révision.

5,7 pour 100 000 femmes, soit respectivement 68 % et 69 % de l'incidence totale. Ces données vont dans le sens d'une meilleure survie chez la femme, à mettre en parallèle avec une vigilance plus grande de celles-ci par rapport à des lésions survenant sur des sites plus accessibles (membres inférieurs), qui se prêtent par ailleurs plus volontiers à un suivi médical des nævi asymptomatiques.

Le taux de mortalité par mélanome de la peau a augmenté, entre 1990 et 1995, globalement de 9 % chez l'homme s'accompagnant d'une augmentation légèrement supérieure du taux de mortalité prématurée de 10 % (cette augmentation étant encore plus nette chez les 25-44 ans : +17 %). Chez la femme, durant la même période, on constate une augmentation globale de la mortalité de l'ordre de 6 %, sans variation de la mortalité prématurée. L'augmentation la plus importante concerne les 65-74 ans (+25 %). L'incidence estimée aurait augmenté entre 1990 et 1995 chez l'homme de 7 % et chez la femme de 4 %.

Si la tendance observée entre 1990 et 1995 se poursuit, l'objectif de stabiliser la mortalité par mélanome d'ici 2000 devrait être difficile à atteindre (figure 17). La prévention primaire doit être soutenue. Pour une plus grande efficacité, la prévention secondaire pourrait être adaptée en fonction du sexe.

Figure 17 **Mortalité par mélanome (tous âges)**
(taux comparatifs lissés de 3 ans en 3 ans)

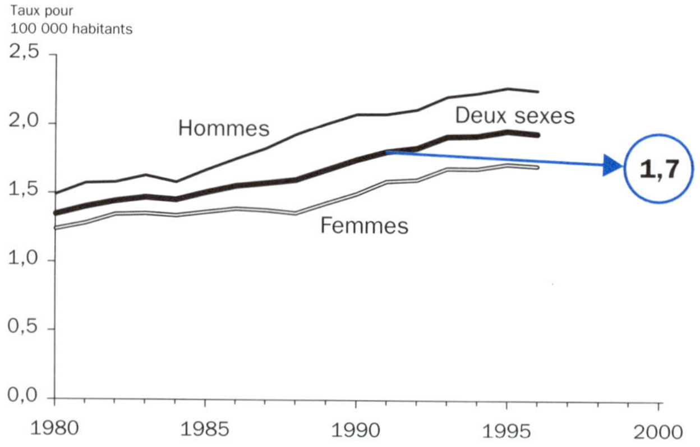

Source : Inserm SC8.

Disparités régionales de la mortalité par cancer en 1995

En 1995, les **disparités de mortalité par cancer entre régions** sont plus importantes chez l'homme que chez la femme :
– chez l'homme, les taux comparatifs vont respectivement d'une sous-mortalité de –16 % en Midi-Pyrénées à une surmortalité de +26 % en Nord-Pas-de-Calais. Les régions présentant une surmortalité prématurée supérieure de 10 % à la moyenne nationale sont également celles où existe une surmortalité générale par cancer, auxquelles vient s'ajouter la Champagne-Ardenne ;
– chez la femme, les taux comparatifs varient de façon plus modérée que chez l'homme (–12 % à +14 %). Le Nord-Pas-de-Calais, comme chez l'homme, est une région particulièrement touchée par les décès par cancer, la surmortalité prématurée chez la femme est de +19 %.

Entre 1990 et 1995, les disparités régionales ont évolué de la manière suivante :
– chez l'homme, trois des cinq régions en surmortalité par cancer supérieure de 10 % à la moyenne nationale ont un taux d'augmentation entre 1990 et 1995 supérieur à l'augmentation moyenne française (+3 %) : il s'agit des régions Picardie (+8 %), Nord-Pas-de-Calais et Bretagne (+6 %). Cependant, de façon positive, on note dans le Nord-Pas-de-Calais et en Bretagne une diminution de la mortalité prématurée encore plus importante que pour la moyenne française (–9 %), de l'ordre de –12 %. Une attention particulière devra être portée à la région Poitou-Charentes qui est la seule région de mortalité inférieure de plus de 10 % à la moyenne nationale à connaître entre 1990 et 1995 une augmentation de 5 % de sa mortalité prématurée par cancer ;
– chez la femme, contrairement à ce qui est observé chez l'homme, les variations des taux globaux de décès par cancer dans les régions entre 1990 et 1995 sont importantes, allant de –8 % dans le Limousin à +10 % dans les pays de Loire. Il en est de même pour les taux de mortalité prématurée variant de –21 % dans le Limousin à +13 % en Corse. On remarquera une augmentation importante de la mortalité prématurée entre 1990 et 1995 dans un certain nombre de régions présentant une sous-mortalité par rapport à la moyenne nationale : c'est le cas notamment de l'Auvergne et du Poitou-Charentes. À l'inverse, certaines régions en surmortalité par cancer comme la Picardie et l'Alsace connaissent entre 1990 et 1995 une diminution de leur mortalité prématurée par cancer.

Comparaisons européennes de la mortalité et de l'incidence des cancers en 1990

Chez l'homme, les différences entre pays européens en 1990 sont plus marquées pour l'incidence que pour la mortalité. La France présente des taux de cancer particulièrement élevés, comparables aux taux des Pays-Bas (figure 18).

Chez la femme, la France se situe parmi les pays présentant des taux moyens voisins des taux observés dans les pays d'Europe du sud. N'ayant pas connaissance de données plus récentes, il n'est pas possible d'aborder l'évolution des taux dans ces pays entre 1990 et 1995 (figure 18).

Figure 18 **Incidence et mortalité comparatives des cancers (sauf peau) en 1990 dans différents pays de l'Union européenne**

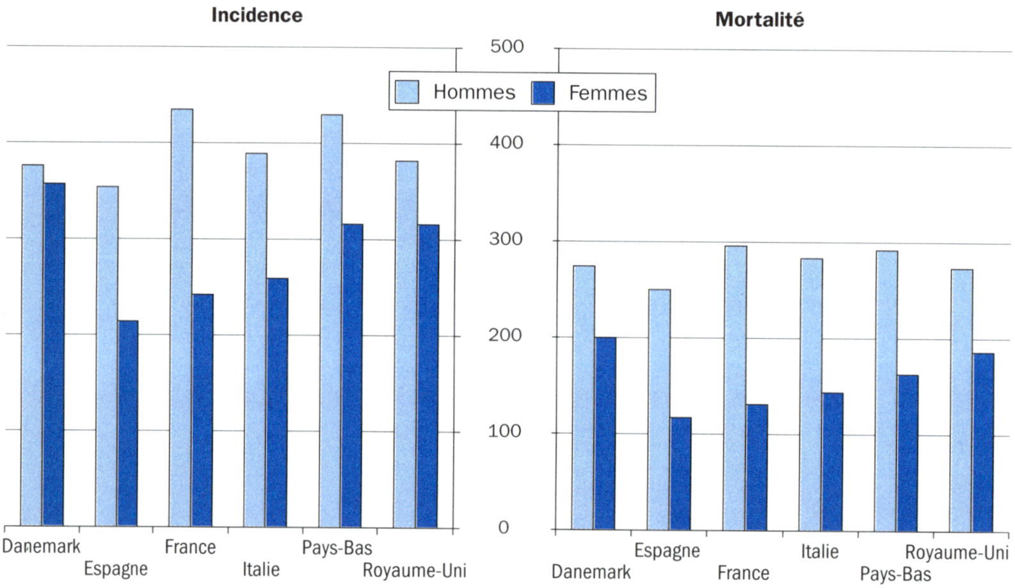

Les maladies cardio-vasculaires

Les maladies cardio-vasculaires (ou maladies de l'appareil circulatoire) représentent la première cause de mortalité en France mais ce sont également les maladies déclarées le plus souvent par la population après les affections bucco-dentaires et les troubles ophtalmologiques. Elles constituent le motif de recours aux médecins libéraux le plus fréquent (cf. le chapitre *Les indicateurs de l'état de santé, « La morbidité »*).

La survenue des affections cardio-vasculaires dépend fortement de l'âge et pour une partie d'entre elles de plusieurs facteurs de risque associant à la fois une susceptibilité génétique, des comportements individuels et des conditions environnementales dont l'action sur le système circulatoire se manifeste durant toute la vie avant toute traduction clinique.

Il est généralement admis qu'un grand nombre d'affections cardio-vasculaires, en particulier chez le sujet avant 75 ans, pourraient être évitées grâce à des mesures associant le dépistage et le traitement adapté de l'hyperlipidémie, de l'hypertension artérielle, du diabète ainsi que la lutte anti-tabac.

Le Haut Comité de la santé publique, dans son rapport *La Santé en France* de 1994, avait défini pour objectif de réduire de 20 % avant l'an 2000 la mortalité par maladies cardio-vasculaires chez les personnes de moins de 75 ans.

L'évolution de la mortalité cardio-vasculaire

Les causes cardio-vasculaires dans leur ensemble ont été responsables de 173 128 décès en France en 1996, dont 44 141 chez les personnes de moins de 75 ans.

Depuis 1991, les taux de décès ont nettement diminué, de –10 % tous âges confondus, davantage pour les femmes (–12 %) que pour les hommes (–8 %). Cette diminution a été un peu plus importante pour les moins de 75 ans (–12 %), avec des taux abaissés de 14 % pour les femmes et de 11 % pour les hommes. Ces variations pour les moins de 75 ans marquent cependant un ralentissement de la baisse des décès par maladies de l'appareil circulatoire par rapport à la période précédente. L'objectif du HCSP en 1994 pourrait être atteint en l'an 2000 si la tendance actuelle (période 1991-1996) se poursuivait (figure 19).

Les maladies de l'appareil circulatoire responsables d'une part importante des décès sont d'une part les cardiopathies ischémiques (morts subites, décès après infarctus du myocarde…) qui représentent la cause déclarée de 27 % des décès circulatoires

Figure 19 **Mortalité par maladies cardio-vasculaires avant 75 ans**
(taux comparatifs lissés de 3 ans en 3 ans)

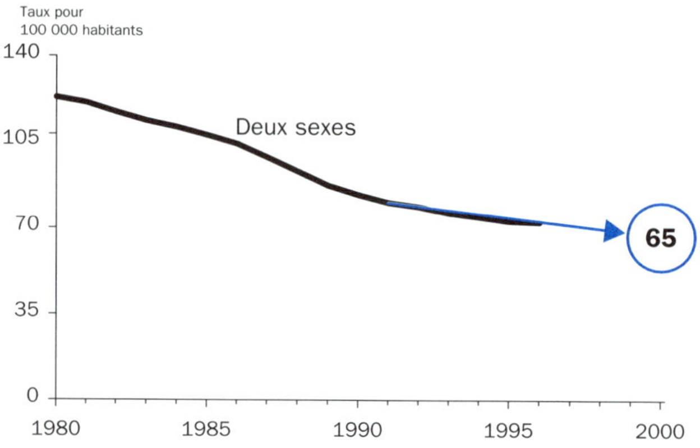

Source : Inserm SC8.

et les maladies cérébro-vasculaires (décès par accident vasculaire cérébral d'origine ischémique, hémorragique…) qui représentent 25 % des décès.

Les cardiopathies ischémiques

Le nombre de décès par cardiopathies ischémiques s'élevait en 1996 à 47 267 dont 16 078 chez les personnes de moins de 75 ans. À l'image de l'ensemble des décès, la baisse des taux de mortalité par cardiopathies ischémiques a été sensible depuis 1991, –11 % tous âges confondus et –15 % pour les moins de 75 ans, et a davantage bénéficié aux femmes (respectivement –14 % et –17 %). Cette baisse notable est toutefois nettement inférieure à celle qui avait caractérisé la période précédente et en particulier les années 1985-1990 (figure 20).

L'analyse des taux comparatifs par région montre d'importantes inégalités régionales avec une surmortalité, tant masculine que féminine, qui touche toute la Bretagne, le Nord et l'Est de la France. Dans ces régions, la variation par rapport à la moyenne nationale des taux de mortalité par cardiopathies ischémiques est supérieure à 10 % (figure 21).

Les registres Monica-France donnent des indications sur la mortalité, la morbidité, la létalité et le recours aux soins concernant l'infarctus du myocarde en France dans la période 1985-1993 (voir encadré page ci-contre). Ces données ne peuvent être obtenues actuellement en dehors des registres de morbidité, elles ne concernent cependant que trois régions géographiques de taille limitée (1 000 000 habitants chacune).

Figure 20 **Mortalité par cardiopathies ischémiques**
(avant 75 ans, taux comparatifs lissés de 3 ans en 3 ans)

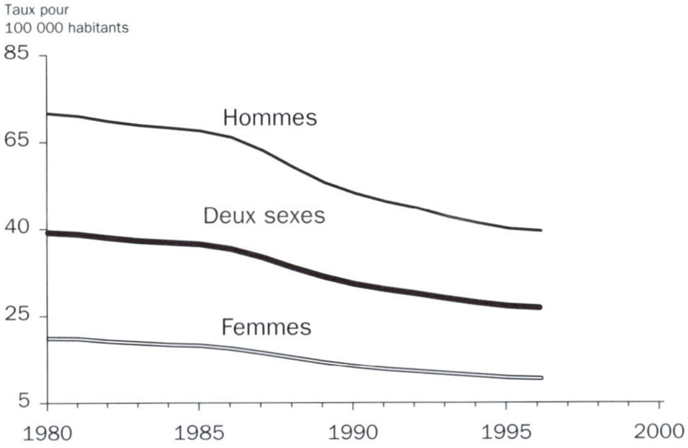

Source : Inserm SC8.

Figure 21 **Cardiopathies ischémiques selon la région**
(1992-1994, taux de décès comparatifs)

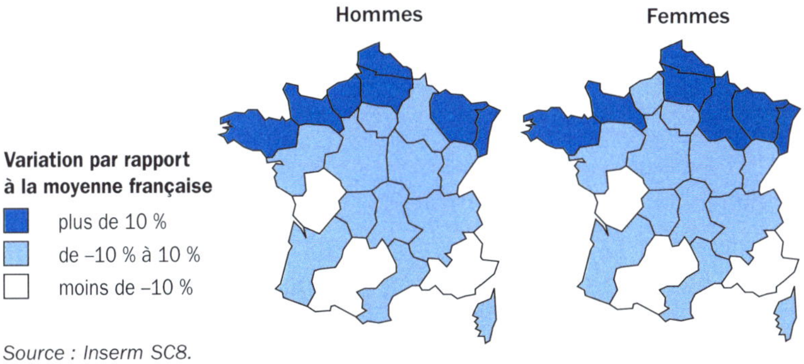

Source : Inserm SC8.

LES REGISTRES DE L'INFARCTUS DU MYOCARDE RÉSEAU MONICA-FRANCE

La France a participé au projet Monica de l'OMS, projet de surveillance des tendances longitudinales de l'incidence de l'infarctus du myocarde et du décès coronaire ainsi que de leur déterminants sur une période de 10 ans dans des zones géographiques définies. L'enregistrement a concerné les sujets âgées de moins de 65 ans et s'est déroulé selon un protocole standardisé comprenant des procédures de validation. Le Bas-Rhin, la communauté urbaine de Lille et la Haute-Garonne ont été les régions françaises concernées et des résultats complets dans les trois centres sont disponibles pour la période 1985-1993. Une présentation simplifiée des résultats a fait l'objet d'une plaquette éditée par la Fédération française de cardiologie (l'infarctus du myocarde en France, 1996).

La mortalité par cardiopathies ischémiques dans les trois régions est dans l'ensemble un peu supérieure à celle donnée pour les mêmes régions par la statistique nationale de décès ainsi qu'il est attendu (tableau 27).

Le regroupement des trois régions fournit une mortalité coronaire systématiquement plus élevée que celle de la France entière. La baisse de la mortalité coronaire entre 1985 et 1993 est spectaculaire (de l'ordre de 30 %) quel que soit le sexe. Des différences d'évolution entre régions sont vraisemblables puisqu'à Lille, par exemple, cette baisse de la mortalité n'a pas été retrouvée.

L'incidence de l'infarctus du myocarde a baissé durant la période 1985-1993, dans les deux sexes, mais dans des proportions bien moindres (entre 8 et 10 %) que dans le cas de la mortalité (tableau 28).

Tableau 27 **Mortalité par cardiopathies ischémiques dans l'ensemble des trois régions Monica après ajustement par âge, données des registres et données de la statistique nationale selon le sexe**
(35-64 ans, taux annuels pour 100 000)

	1985	1989	1993
Hommes			
Régions Monica	93,3	78,4	67,2
Régions statistiques nationales	98,7	75,6	60,0
France entière	79,8	62,8	54,6
Femmes			
Régions Monica	19,2	13,9	13,8
Régions statistiques nationales	16,6	13,1	11,2
France entière	13,6	11,1	9,1

Source : Monica-France, SC 8 Inserm.

Tableau 28 **Incidence de l'infarctus du myocarde dans l'ensemble des trois régions Monica, après ajustement par âge, selon qu'une hospitalisation a ou non été possible**
(35-64 ans, taux annuels pour 100 000)

	1985	1989	1993
Hommes			
Hospitalisés	163,6	146,5	153,5
Non hospitalisés	29,0	29,0	24,5
Femmes			
Hospitalisées	28,5	25,7	26,7
Non hospitalisées	6,1	5,7	4,2

Source : Monica-France.

Elle a baissé, à la fois pour les cas hospitalisés et non hospitalisés et la proportion des non hospitalisés, c'est-à-dire en pratique de sujets décédés avant d'atteindre l'hôpital, a légèrement diminué (de 15,4 % en 1985 à 13,7 % en 1993).

Le gain important de mortalité coronaire durant la période suppose donc qu'en plus, la létalité de l'infarctus du myocarde hospitalisé ait fortement diminué ; c'est ce qu'indique le tableau 29, la létalité passant de 23 % à 18 % entre les deux périodes extrêmes. Il est remarquable que, parallèlement, le délai à l'hospitalisation se soit légèrement raccourci et que, surtout, les procédures de prise en charge hospitalière de la maladie se soient modifiées de façon importante. Une intervention plus agressive, afin d'obtenir une reperméabilisation artérielle, et la mise en route de

Tableau 29 **Caractéristiques de la prise en charge hospitalière des infarctus du myocarde dans les trois régions Monica, après ajustement par âge et sexe**
(en pourcentage)

	1985-1987	1989-1990	1993
Létalité hospitalière[a]	23,4	18,5	17,8
Délai à l'hospitalisation inférieur à 6 h	[b]	54,5	56,5
Coronarographie	45,1	67,4	74,7
Angioplastie	6,5	24,3	37,3
Fibrinolytiques	19,8	31,2	34,2
β-bloquants	31,9	54,0	68,7
Aspirine	[b]	68,4	79,8

a. Décès survenant dans les 28 jours après le début des symptômes.
b. Données non disponibles.
Source : Monica-France.

traitements médicamenteux ayant démontré leur efficacité, comme les β-bloquants et l'aspirine, sont de plus en plus fréquentes. Cette évolution moyenne cache cependant des différences importantes entre régions, par exemple le gain de létalité hospitalière n'est pas observé à Lille et l'évolution de la prise en charge est beaucoup plus lente à Strasbourg que dans les autres régions.

Des données plus récentes ne sont pas actuellement disponibles, néanmoins on peut imaginer que les tendances observées se sont poursuivies, expliquant vraisemblablement de la même façon le maintien de la baisse de la mortalité cardio-vasculaire observée jusqu'en 1996. L'extrapolation pour les périodes ultérieures apparaît plus difficile.

Les maladies cérébro-vasculaires

Le nombre de décès par maladies cérébro-vasculaires en 1996 s'élevait à 43 455 tous âges confondus et à 9 856 pour les moins de 75 ans.

C'est dans ce domaine que les baisses les plus marquées ont été enregistrées : –18 % tous âges confondus, essentiellement à cause de deux classes d'âge, les 45-65 ans, –21 % et les plus de 74 ans, –19 %.

Chez les moins de 75 ans les taux de décès ont baissé de 15 % au total, de 17 % pour les femmes et de 14 % pour les hommes. Comme pour les autres affections cardio-vasculaires, les baisses observées en termes de maladies cérébro-vasculaires ont été moins nettes que pour les périodes précédentes (figure 22).

Figure 22 **Mortalité par maladies cérébro-vasculaires**
(moins de 75 ans, taux comparatifs lissés de 3 ans en 3 ans)

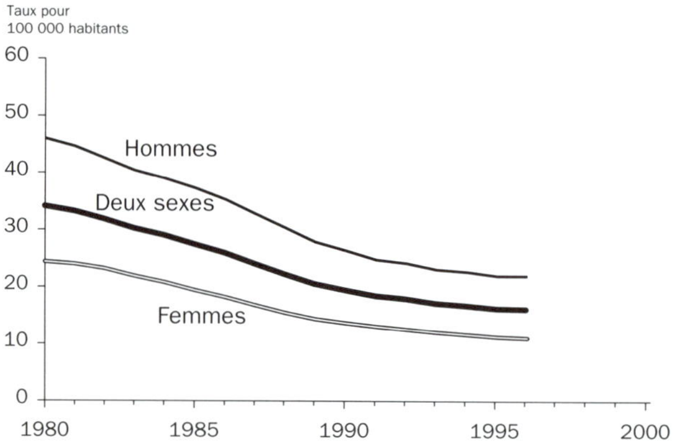

Source : Inserm SC8.

L'analyse régionale montre également des différences, mais les différences supérieures à 10 % touchent un nombre plus limité de régions, toujours situées dans la partie nord de la France, avec deux exceptions toutefois : le Limousin et la Corse, dont les taux de mortalité sont supérieurs à la moyenne nationale (figure 23).

L'évolution de la morbidité cardio-vasculaire déclarée

Il existe peu de sources de données en France qui permettent de déterminer la prévalence des maladies cardio-vasculaires et surtout leur évolution. Les seules enquêtes nationales dont nous disposons reposent sur les déclarations des individus ou sur les motifs de consultation médicale et ne représentent donc pas la morbidité réelle (cf. le chapitre *Les indicateurs de l'état de santé,* « *La morbidité* »).

Figure 23 **Maladies cérébro-vasculaires selon la région**
(1992-1994, taux de décès comparatifs)

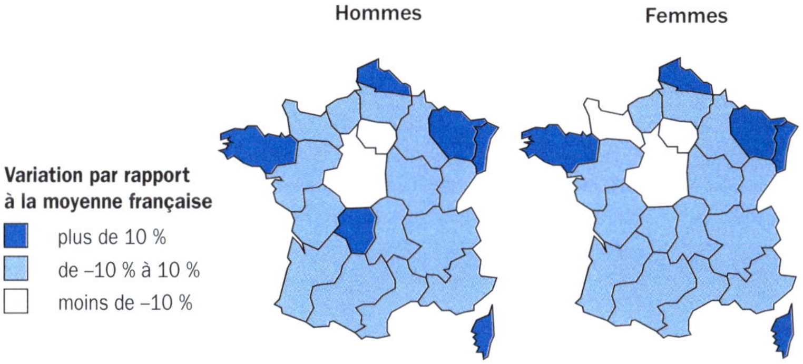

Source : Inserm SC8.

Les maladies cardio-vasculaires sont parmi les plus fréquentes des affections déclarées par les individus. Leur prévalence pour la période 1992-1995 atteint 28 pour 100 hommes et 37 pour 100 femmes, ce qui représente une progression de +25 % par rapport à la période 1988-1991 chez les hommes et de 11 % chez les femmes (tableau 30).

Tableau 30 **Prévalence déclarée des maladies cardio-vasculaires selon la nature des maladies, évolution 1988-1991 à 1992-1995**
(tous âges confondus, taux comparatifs pour 100 personnes)

	Hommes		**Femmes**	
	1992-1996	**Variation 92-95/88-91**	**1992-1996**	**Variation 92-95/88-91**
aladies hypertensives	10,5	25 %*	11,1	1 %
rdiopathies ischémiques	3,0	–4 %	2,1	–3 %
tres cardiopathies	3,4	7 %	2,9	–21 %*
aladies vasculaires cérébrales	1,9	> 100 %*	2,4	> 100 %*
Dont AVC	0,6	13 %	0,4	–9 %
aladies des artères et des artérioles	2,6	28 %	1,2	6 %
aladies des veines et des lymphatiques	6,7	31 %*	17,5	17 %*
semble maladies cardio-vasculaires	**28,0**	**25 %***	**37,16**	**11 %***

Lecture : en 1992-1995, 10,5 % des hommes déclaraient une hypertension artérielle. Ce pourcentage a augmenté de 25 % depuis 1988-1991. Les taux de variation marquées par une astérisque (*) présentent une différence significative à 95 % sur données brutes entre les deux périodes de quatre années.

Source : Credes, Enquêtes ESPS 1988-1991/1992-1995.

Les affections les plus fréquentes ne recouvrent pas les causes de mortalité : maladies veineuses et hypertension artérielle sont en effet en tête des déclarations aussi bien chez les hommes que chez les femmes. Cependant alors que l'hypertension artérielle est aussi fréquemment déclarée par les hommes que par les femmes (environ 10 %), les troubles veineux sont plus de deux fois plus fréquents chez les femmes (18 % versus 7 %). La fréquence de déclaration de ces deux troubles a nettement augmenté entre les deux périodes pour les hommes. Chez les femmes, seules les déclarations de maladies des veines ont significativement augmenté.

La progression des maladies vasculaires cérébrales, dont la déclaration a été multipliée par 2,9 chez les hommes et par 4,2 chez les femmes, n'est pas incompatible avec la diminution de la mortalité observée pour cette cause. En effet, elle s'explique essentiellement par la progression des déclarations d'« insuffisances circulatoires cérébrales », liées à la mise en place de nombreux traitements « vasculo-protecteurs ». Les déclarations d'accidents vasculaires cérébraux *stricto sensu* semblent stables entre les deux périodes mais elles sont trop peu nombreuses dans nos enquêtes pour que l'on puisse réellement en observer l'évolution.

La prévalence des cardiopathies ischémiques est stable, et la légère diminution que l'on observe, tant pour les hommes que pour les femmes, n'est pas significative. Cependant, cette baisse concordante avec celle de la mortalité pourrait traduire une réelle diminution de l'incidence des cardiopathies ischémiques.

L'évolution de la fréquence des causes cardio-vasculaires de recours au médecin libéral

Les maladies cardio-vasculaires représentent un motif très fréquent de recours au médecin (tableau 31).

En 1996, sur 100 séances de médecin, toutes spécialités confondues, les maladies cardio-vasculaires étaient citées 26 fois, et sur 100 séances de généraliste, elles l'étaient 33 fois. La plus fréquente est l'hypertension artérielle, citée dans 13 fois pour 100 séances de généraliste, puis les maladies des veines et des lymphatiques, 7,6 fois pour 100, les cardiopathies ischémiques, 3,7 fois et les « autres cardiopathies », 3,8 fois.

Entre 1992 et 1996, les variations observées, en structure, sont minimes, tant chez le généraliste que chez le spécialiste. Chez le généraliste, des baisses significatives mais de faible amplitude sont observées pour le nombre de recours pour hypertension artérielle et maladies vasculaires cérébrales. À l'inverse, la fréquence relative des maladies des veines et des lymphatiques augmente.

Enfin, il faut noter que, du fait de l'augmentation du nombre total de séances par an, +12,6 %, le nombre de séances comportant au moins une maladie cardio-vasculaire augmente en parallèle, passant de 61,3 à 66,4 millions par an.

Tableau 31 **Recours au médecin libéral pour pathologie cardio-vasculaire** (nombre de diagnostics pour 100 séances)

	Généralistes		Spécialistes		Ensemble	
	1996	Variation 1992-1996	1996	Variation 1992-1996	1996	Variation 1992-1996
aladies hypertensives	13,4	–3 %*	2,0	–4 %	10,0	–4 %
rdiopathies ischémiques	3,7	–5 %	1,7	15 %	3,1	–2 %
tres cardiopathies	3,8	4 %	2,6	29 %*	3,4	8 %*
aladies vasculaires cérébrales	2,1	–7 %*	0,3	3 %	1,6	–7 %
Dont AVC	0,4	9 %	0,2	34 %	–0,3	12 %
aladies des artères et des artérioles	2,2	0 %	0,7	–5 %	1,7	–2 %
aladies des veines et des lymphatiques	7,6	6 %*	4,1	–6 %*	6,5	3 %*
semble maladies cardio-vasculaires	**32,8**	**–1 %**	**11,5**	**4 %***	**26,3**	**–1 %***

Lecture : pour 100 séances de généraliste en 1995-1996, 13,4 sont réalisées au profit de malades souffrant d'hypertension artérielle. Un même patient pouvant être atteint de plusieurs maladies cardio-vasculaires, la ligne « ensemble maladies cardio-vasculaires » ne peut pas être interprétée comme le pourcentage de séances comportant au moins une maladie cardio-vasculaire. Les taux de variation marqués par une astérisque (*) présentent une différence significative à 95 % sur données brutes entre 1992 et 1996.

Source : Credes, Enquête EPPM-IMS France 1991-1992/1995-1996.

La santé mentale

Les troubles de la santé mentale concernent en France, à des degrés divers, des millions de personnes, à titre personnel ou dans leur entourage ; depuis ces dernières années, les professionnels se sont efforcés de développer la communication auprès du grand public, pour informer, faciliter la reconnaissance des problèmes de santé mentale et améliorer l'image de la maladie mentale. La dépression, le malaise des jeunes, l'autisme de l'enfant, autant de sujets qui progressivement deviennent publics. D'autres, malgré leur gravité ou leur fréquence, tels la schizophrénie ou les problèmes de santé mentale liés à l'alcoolisme sont encore trop souvent méconnus.

Le rapport du HCSP de 1994 avait dans le domaine de la santé mentale fixé deux types d'objectifs, l'un concernant les maladies mentales chroniques, l'autre portant sur la dépression et le suicide.

Les affections psychiatriques de longue durée

L'objectif d'améliorer la qualité de vie et l'insertion sociale des malades chroniques est difficile à évaluer par l'absence d'enquêtes comparables effectuées régulièrement. Cependant un certain nombre d'évolutions peuvent être indiquées.

Les modalités d'intervention des équipes des secteurs psychiatriques se sont modifiées.

En psychiatrie adulte, en 1995 près de 920 000 personnes ont été prises en charge par les secteurs, ce qui correspond à 22 patients suivis pour mille habitants âgés de 20 ans et plus ; on observe entre 1989 et 1995 une progression de 30 % du nombre de patients suivis, liée à l'augmentation importante du nombre de patients suivis en ambulatoire (+39 %), et dont la part est prédominante : près de 780 000 patients, soit 8 patients sur 10, ont bénéficié de prises en charge ambulatoires en 1995.

La baisse de la capacité en hospitalisation temps plein se poursuit : le nombre de lits par secteur est passé de 94 en 1989 à 69 en 1995 ; cependant le nombre de patients suivis à temps complet augmente de 10 % de 1989 à 1995, avec une réduction de la durée moyenne de séjour. Les hospitalisations sous contrainte ne représentent plus actuellement que 11 % des hospitalisations complètes. Entre 1989 et 1995, c'est le nombre de patients suivis à temps partiel qui a connu la plus forte augmentation (+73 %), mais leur poids relatif dans la file active reste modeste (11 %).

Il faut noter que parallèlement à l'augmentation continuelle de la file active, le personnel médical reste stable entre 1991 et 1995, avec 6,4 équivalents temps plein par secteur, mais que le personnel non médical tend à diminuer, passant de 86,8 à 83,6 équivalents temps plein par secteur.

Les conditions de vie et de la santé somatique des malades ont été décrites dans l'étude d'une cohorte de 3 470 patients schizophrènes[16] (Inserm, Groupe français d'épidémiologie psychiatrique) montrant qu'en 1995 ils bénéficient pour la plupart des protections sociales et d'un accès aux soins somatiques ; leur consommation de soins somatiques est importante, semblable à celle de la population générale. Par ailleurs « *l'étude confirme, comme d'autres en France, que la politique de sectorisation par la continuité des soins permet une protection relative vis-à-vis d'une trop grande exclusion* »[17].

Pour illustrer ce jugement, on peut noter qu'une enquête nationale de 1996, faisant suite à un rapport de 1995 de la DGS sur *L'Évolution des soins en psychiatrie et la réinsertion des malades mentaux* a permis d'identifier 150 initiatives de travail en partenariat débouchant sur plus de 50 réseaux qui contribuent à l'insertion professionnelle des malades mentaux.

Le suivi durant deux ans de la cohorte de patients schizophrènes montre néanmoins une surmortalité importante :
– la mortalité par cause naturelle chez les patients est environ deux fois plus élevée que celle de la population générale,
– on note une très forte surreprésentation des décès par suicide, la mortalité par suicide des patients schizophrènes étant environ vingt fois plus élevée que celle de la population générale.

Ainsi l'objectif d'amélioration de la qualité de vie et l'insertion sociale des personnes atteintes de maladies mentales chroniques est aujourd'hui reconnu et partagé par les usagers et les professionnels, mais le constat que l'on peut faire de la situation actuelle reste mitigé.

Si les principes de la sectorisation se trouvent confortés par ces observations, des écarts existent dans leur mise en œuvre tenant d'une part aux pratiques psychiatriques et aux moyens alloués, et d'autre part à l'hétérogénéité de la réponse de la collectivité dans le traitement social de la réinsertion. Les limites actuelles de la prise en charge apparaissent clairement dans la surmortalité des malades, indicateur qu'il faut s'efforcer de surveiller à l'avenir.

---

16. Casadebaig F. et al., *État somatique et accès aux soins de patients schizophrènes en secteur de psychiatrie générale*, L'information psychiatrique, 1995, 3, 267-271.

17. Casadebaig F., Guilloud-Bataille J.-M., Philippe A., *Schizophrénie et exclusion sociale*, Revue française de psychiatrie et psychologie médicale, 1997 ; 9 : 25-28.

La mortalité par suicide

Jusqu'au milieu des années quatre-vingt, le taux comparatif de suicide en France a crû continûment. Il atteint 23 pour 100 000 en 1985 puis diminue jusqu'en 1991, reste stationnaire au-dessus de 20 pour 100 000 et se situe, avec 11 300 décès en 1996, à 19,5 pour 100 000. La tendance générale depuis 1985 est donc une baisse de la mortalité par suicide. Il est cependant nécessaire que cette baisse s'accélère (figure 24) pour que l'objectif d'un taux de 18 pour 100 000 en l'an 2000 puisse être atteint.

Le suicide correspond à 2,2 % des décès totaux (3,1 % des décès masculins et 1,3 % des décès féminins), mais il est une cause importante de mortalité prématurée, qui, en 25 ans, a vu doubler la part incombant au suicide. L'analyse des taux comparatifs de mortalité par suicide par sexe et par tranches d'âge montre que les taux les plus élevés se retrouvent chez les 75 ans et plus et que les fortes augmentations du taux de suicide s'observent en particulier pour les hommes de 25-44 ans entre 1975 et 1996, passant de 21,8 à 37,1. Aux mêmes périodes, pour les 15-24 ans le taux est passé de 11,5 à 14,5 chez les hommes et de 4,7 à 4,3 chez les femmes, représentant ainsi la deuxième cause de mortalité pour cette tranche d'âge après les accidents de la route.

Une étude régionale portant sur les années 1992-1994 montre des différences notables entre les régions : en Bretagne, Basse-Normandie, Picardie et Nord-Pas-de-Calais, l'indice comparatif de mortalité indique qu'il existe des excédents de mortalité de l'ordre de 25 % à près de 60 %, dans ces régions, semblables à ceux notés dans les années 1991-1993.

Figure 24 **Mortalité par suicide**
(taux comparatifs lissés de 3 ans en 3 ans)

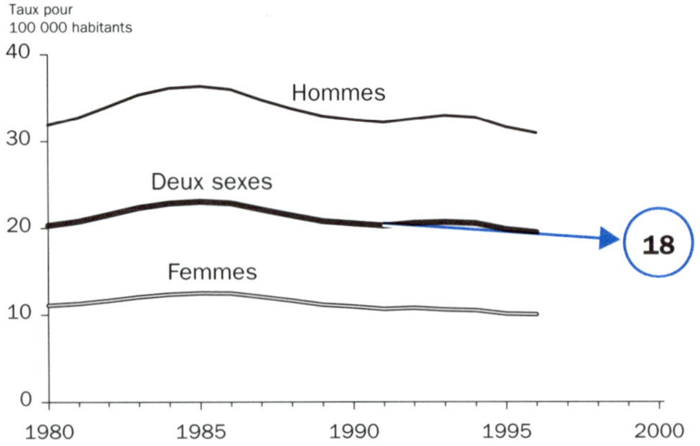

Source : Inserm SC8.

Une étude[18] réalisée par cinq Observatoires régionaux de la santé (Aquitaine, Bretagne, Midi-Pyrénées, Nord-Pas-de-Calais, Rhône-Alpes) a permis d'estimer à 153 000 le nombre annuel de tentatives de suicide accueillies dans les hôpitaux. En 1993, une estimation du Sesi fournissait le nombre de 164 000. Le rapport des tentatives ou décès par suicide vaut en moyenne 13 et varie de moins de 9 en Bretagne à près de 15 en Nord-Pas-de-Calais et Rhône-Alpes. Par ailleurs une enquête complémentaire estime que moins de deux tentatives de suicide sur dix n'aboutissent pas à une hospitalisation. Plusieurs travaux épidémiologiques ont étudié les facteurs associés au risque suicidaire et à sa récidive, au-delà de l'âge, du sexe, de la catégorie socioprofessionnelle, de l'état matrimonial et de la région de domicile. Le poids des facteurs psychopathologiques individuels, de l'insuffisance de prise en charge médicale après une première tentative, et enfin l'importance des facteurs familiaux ont été soulignés.

La dépression

L'ensemble des données qui précèdent souligne l'importance de la détection précoce des troubles dépressifs en population générale, comme chez les suicidants.

La prévalence des états dépressifs dans la population a fait l'objet de travaux récents qui devraient permettre à l'avenir d'établir des évolutions dans le temps. Les efforts de standardisation méthodologique conduisent également à des comparaisons inter pays qui faisaient défaut jusqu'alors.

L'enquête Depres (*Depression research in european society*) qui vient d'être réalisée dans six pays européens vise à déterminer la prévalence sur 6 mois de la dépression et le retentissement des troubles dépressifs en population générale ; elle a porté sur plus de 78 000 adultes (dont 15 000 en France) interrogés au moyen d'un outil standardisé et adapté au dépistage de la dépression.

Les résultats[19] font apparaître que le taux de prévalence à 6 mois d'une symptomatologie dépressive est de 17 %, dont 6,9 % correspondent à une dépression majeure, avec des différences selon les pays, la France et le Royaume-Uni arrivant en tête (9,1 %) ; la dépression majeure a une prédominance féminine (*sex ratio* de 2 femmes pour 1 homme en France) ; mais les taux de dépression mineure sont équivalents pour les deux sexes. Enfin l'étude estime

18. ORS Aquitaine, Bretagne, Midi-Pyrénées, Nord-Pas-de-Calais, Rhône-Alpes, *Prévention des suicides et tentatives de suicide : État des lieux*, Association Premutam, Paris, 1998, 317 p.

19. Lépine J.-P., Gatspar M., Mendlewicz J., Tylee A. *Depression in the community : the first pan European study Depres*. Int Clin Psychopharmacol 1997; 12:19-29.

qu'un tiers des sujets présentant une dépression majeure ne consultent pas pour leurs troubles ; en revanche ces sujets consultent fréquemment mais pour d'autres raisons : le nombre moyen de consultations sur 6 mois est 3 fois plus élevé en cas de dépression majeure par rapport aux sujets non déprimés.

Cette dernière constatation confirme les estimations du Credes qui montrent que la consommation médicale en trois mois pour un sujet dépressif est le triple de celle des sujets non atteints (plus de 3 600 F contre 1 200 F) alors que l'on considère que le coût du traitement de la maladie dépressive est sur la même période de 790 F (Credes 1996).

L'ensemble de ces indications permet de penser que la dépression doit être mieux diagnostiquée, et que son traitement ne saurait être limité à la seule administration d'un médicament, mais pensé en termes de prise en charge globale, associant généraliste et spécialiste.

La périnatalité et la première année de la vie

L'évolution de la mortalité infantile

Au cours des années quatre-vingt-dix, le taux de mortalité infantile a baissé de façon spectaculaire en France : de 7,3 ‰ en 1990 à 4,9 ‰ en 1995 et 4,8 ‰ en 1996 ; le taux pour 1997 repasserait légèrement au-dessus de la barre des cinq pour mille (5,1 ‰) mais en restant nettement au-dessous de celui de 1994 (5,9 ‰). Si cette tendance à la baisse est générale dans les pays développés, elle est particulièrement accentuée sur cette période en France dont la situation relative s'améliore nettement et qui se trouve désormais située juste après les pays nordiques (Finlande, Norvège : 4 ‰, Suède : 4,1 ‰) et le Japon (4,3 ‰) mais devant l'Allemagne, les Pays-Bas, le Canada, tous pays qui présentaient des taux inférieurs en 1990 (figure 25).

Figure 25 **Évolution du taux de mortalité infantile**

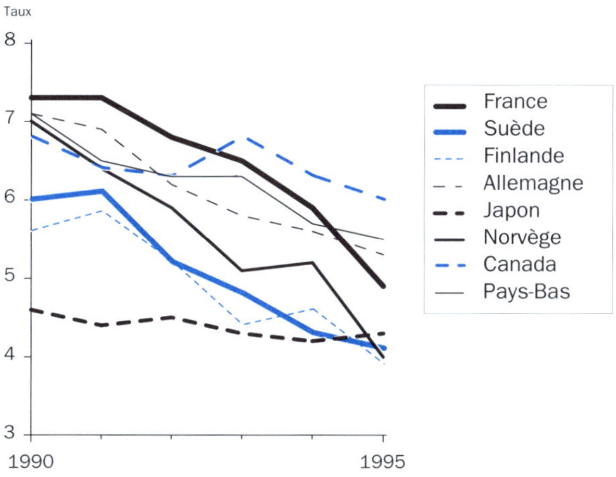

Source : OCDE.

L'objectif général fixé dans le rapport de 1994 du HCSP de réduction de 20 % de la mortalité d'ici l'an 2000 est largement dépassé en ce qui concerne la mortalité infantile.

Cette chute s'explique pour presque la moitié par la baisse de la mortalité due au syndrome de la mort subite du nourrisson. Cette pathologie était cause de 1 369 décès en 1990 et seulement de 538 en 1995 pour des nombres de décès totaux de respectivement 5 599 et 3 545.

De ce fait la décennie 1990 enregistre une rupture par rapport aux décennies antérieures dans la structure de la mortalité infantile : au cours des années soixante-dix et des années quatre-vingt la baisse de la mortalité infantile était due en effet à la diminution du nombre de décès précoces (mortalité néonatale[20]) alors que la mortalité postnéonatale[21] (période au cours de laquelle se situe le syndrome de la mort subite) stagnait (tableau 32). Sur la période 1990-1996, c'est au contraire la baisse de la mortalité post néonatale qui explique les deux tiers de la baisse totale.

En plus du syndrome de la mort subite, les principales causes de décès avant un an sont pour un tiers un ensemble d'affections dont l'origine se situe dans la période périnatale et pour un quart les anomalies congénitales. Parmi les premières, le syndrome de détresse respiratoire et autres affections respiratoires diminuent de 35 %. Les décès par anomalies congénitales baissent de 25 %.

Les écarts de mortalité infantile entre régions demeurent élevés dans les dernières périodes puisque les taux varient de 7 à 7,6 ‰

Tableau 32 **Évolution des différentes composantes de la mortalité infantile de 1970 à 1997 en France**

	Taux de mortalité infantile	**Composantes de la mortalité infantile** **Taux de mortalité**			**Taux de mortalité périnatale**
		Néonatale précoce	Néonatale	Postnéonatale	
1970	18,2	10,2	12,6	5,5	23,3
1975	13,8	7,3	9,2	4,7	18,1
1980	10,0	4,4	5,8	4,3	12,9
1985	8,3	3,4	4,6	3,7	10,7
1990	7,3	2,5	3,6	3,8	8,3
1991	7,3	2,5	3,5	3,8	8,2
1992	6,8	2,3	3,3	3,5	7,7
1993	6,5	2,2	3,1	3,3	7,5
1994	5,9	2,3	3,2	2,7	7,4
1995	4,9	2,2	2,9	2,0	7,4
1996	4,8[a]	2,2[a]	3,0[a]	1,8[a]	7,4[a]
1997	5,1[a]				

a. Données provisoires.

20. Taux de mortalité néonatale : nombre d'enfants qui meurent entre la naissance et 27 jours révolus pour mille naissances vivantes.
Elle se subdivise en : mortalité néonatale précoce (0-7 jours) et
mortalité néonatale tardive (8-27 jours).

21. Taux de mortalité postnéonatale : nombre d'enfants qui meurent entre le 28e et le 365e jour de vie pour mille naissances vivantes.

dans le nord de la France à 5,4 à 5,7 ‰ dans le sud-est et dans l'ouest. L'ordre respectif des régions a très peu évolué.

Au cours des deux dernières décennies, le taux de mortalité infantile a considérablement baissé dans les départements d'outre-mer au point de s'approcher, à l'exception de la Guyane, des taux de la métropole. On constate cependant dans les années quatre-vingt-dix une stabilisation, voire une légère régression de cet indicateur, à l'exception de La Martinique qui atteint des taux inférieurs à ceux d'une quinzaine de départements métropolitains.

L'évolution de la mortalité périnatale

La mortalité périnatale, qui, en plus des décès survenus à moins de 7 jours inclut les mort-nés, décroît d'un taux de 8,3 ‰ en 1990 à 7,4 ‰ en 1996, grâce à un décrochage important entre 1991 et 1992 ; le taux est constant depuis 1994 (tableau 32).

L'objectif de 6,5 ‰ en l'an 2000 figurant dans le rapport du HCSP de 1994 ainsi que dans le plan périnatalité gouvernemental de la même année reste accessible à condition que la baisse reprenne très rapidement (figure 26).

La position relative de la France par rapport aux pays de développement comparable est moins favorable pour cet indicateur que pour la mortalité infantile, en raison d'un taux de mortinatalité (mort-nés) qui reste plus élevé de un à deux pour mille (aux alentours de la dixième position). De 1990 à 1995, le taux de mortalité périnatale baisse dans beaucoup de pays avec une ampleur

Figure 26 **Mortalité périnatale**
(taux lissés pour 1 000 naissances vivantes)

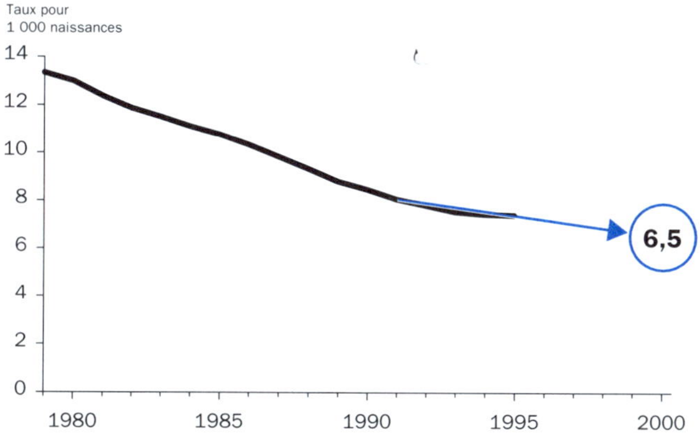

Source : Insee.

équivalente à celle constatée en France, d'où il résulte que la position de la France reste stable sur cette période.

On retrouve les régions de l'ouest avec les taux les plus bas (de 5,9 à 6,4 ‰) pour une moyenne France entière de 7,5. Les régions aux taux les plus élevés sont plus dispersées (Corse, Languedoc-Roussillon, Picardie, Franche-Comté, Limousin, Champagne-Ardenne). La situation relative de la Bourgogne, du Poitou-Charentes et de la Lorraine se dégrade, celle de l'Auvergne et du Nord-Pas-de-Calais s'améliore.

Les départements d'outremer présentant les meilleurs résultats (Martinique et Réunion) gardent des taux supérieurs de plus de 50 % à la moyenne métropolitaine et se situent au niveau atteint en métropole au début des années quatre-vingt. La Guadeloupe enregistre un taux double de celui de la métropole, ce qui la situe au niveau de celle-ci il y a vingt ans. Avec des taux approchant 30 ‰ et surtout ne progressant pas depuis une dizaine d'années, la Guyane présente une situation particulièrement grave.

L'évolution de la mortalité maternelle

Dans les pays développés, les cas de mortalité maternelle sont devenus rares, se mesurant en dizaine de cas pour 100 000 naissances. Le niveau de la mortalité maternelle est considéré comme très significatif du niveau de santé d'une collectivité.

Sur les deux dernières décennies, après une baisse régulière jusqu'en 1989, on constate une réaugmentation jusqu'en 1992 puis des fluctuations autour du point atteint (figure 27). Cette évolution défavorable depuis 1990 résulte vraisemblablement d'une

Figure 27 **Mortalité maternelle**
(effectifs de décès non lissés)

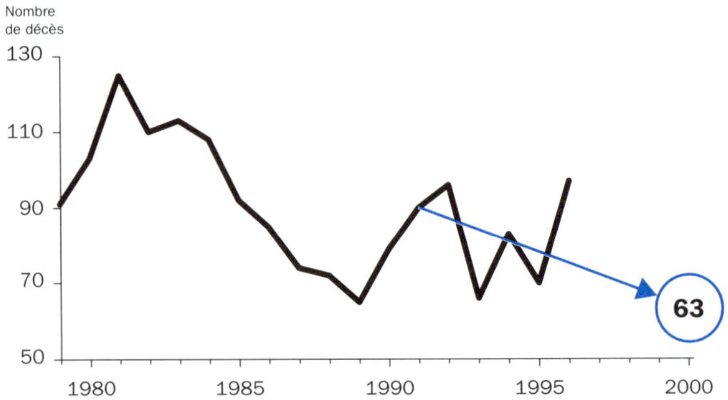

Source : Inserm SC8.

amélioration de la qualité du recueil des informations. L'autre hypothèse, qui considère que ces taux retracent une dégradation de la qualité des soins, ne peut être écartée totalement, mais se situe en contradiction avec l'évolution des autres indicateurs de la périnatalité.

Du fait des problèmes de notification, les comparaisons internationales sont difficiles. Cependant, la confrontation avec les pays pour lesquels le système de repérage des cas de décès maternels est fiable (pays scandinaves, Royaume-Uni) montre clairement que le nombre de décès maternels est élevé en France et qu'un grand nombre de ces décès sont évitables.

Quoi qu'il en soit des difficultés d'interprétation liées aux problèmes de certification des décès, on peut considérer que l'on ne se situe pas sur une tendance permettant d'atteindre l'objectif de réduction de 30 % de la mortalité maternelle fixé dans le plan périnatalité gouvernemental de 1994 et figurant dans le rapport du HCSP de la même année.

L'évolution de la fréquence de la prématurité de l'hypotrophie

Compte tenu des progrès considérables réalisés en terme de mortalité, il devient de plus en plus important de connaître la qualité de vie des survivants. De ce point de vue, deux problèmes dominent la pathologie périnatale : la prématurité et l'hypotrophie (retard de poids par rapport à l'âge gestationnel). Ils constituent des facteurs de risque essentiels de mortalité mais aussi de survenue de handicaps et de la mortalité aux âges ultérieurs.

Les données générales les plus récentes proviennent de l'enquête périnatale nationale de janvier 1995. D'après cette enquête, on ne constate pas de diminution de ces indicateurs. Sur une période de quinze ans, le taux de prématurité (naissances avant 37 semaines) reste stable sur l'ensemble des naissances : 6,0 % en 1981, date de la précédente enquête générale, et 5,9 % en 1995. La grande prématurité (naissances avant 34 semaines) augmente pour sa part de 1,1 % à 1,6 %. Le taux d'enfants de faible poids à la naissance (moins de 2500 g) passe de 5,2 % à 6,2 %, cette augmentation étant surtout marquée pour les enfants de très faible poids (moins de 1500 g) dont le pourcentage passe de 0,4 % à 1,1 %.

Si l'on considère les seules naissances vivantes, en 1995 les taux s'élèvent à 5,4 % pour la prématurité et 1,2 % pour la grande prématurité ; le pourcentage d'enfants nés vivants de poids inférieur à 2500 g se monte à 5,7 % et celui des enfants nés vivants de poids inférieur à 1500 g est de 0,7 %.

Sur la base d'un nombre annuel de 730 000 naissances, ces taux représentent environ 43 000 naissances d'enfants prématurés chaque année, dont 12 000 d'enfants grands prématurés, et parmi les enfants nés vivants, entre 39 et 40 000 prématurés dont 9 000 grands prématurés.

L'état de santé des enfants à la naissance mesuré par le score d'Apgar[22] reste stable de 1981 à 1995. 2,2 % des enfants vivants avaient un score inférieur à cinq à une minute (1,8 % en 1981) et 1,5 % (1,6 % en 1981) un score inférieur à huit à cinq minutes, ce qui peut être considéré comme un critère de souffrance néonatale.

Une enquête réalisée en 1988-1989 dans une partie des régions françaises montre que si la prématurité a commencé par baisser au cours de la décennie 80 de 6,5 à 4,8 % pour réaugmenter à 5,6 % en 1995, les naissances de poids inférieur à 2 500 g ont augmenté de 5,3 % en 1981 à 5,7 % en 1988-1989 et se maintiennent à ce niveau en 1995. Les naissances de très faible poids (inférieur à 1 500 g) augmentent pour leur part de façon continue sur toute la période (de 0,2 à 0,5 puis 0,7 %). Ces résultats confirment des études antérieures selon lesquelles la politique périnatale menée depuis le début des années soixante-dix avait permis de réaliser des progrès dans le domaine de la prématurité mais n'avait eu qu'un effet relatif sur l'amélioration du poids à la naissance.

Les grossesses multiples contribuent largement aux naissances prématurées. Le taux de prématurité est huit fois plus élevé pour les jumeaux que pour les enfants uniques ; de fait, 41 % des jumeaux naissent prématurés. Les naissances multiples représentent 2,7 % de l'ensemble des naissances mais 17 % des naissances prématurées et 20 % des naissances de poids inférieur à 2 500 g. Le taux de prématurité baisse ainsi de 5,4 % dans l'ensemble des naissances d'enfants nés vivants à 4,5 % parmi les naissances vivantes d'enfants uniques.

Les modifications des pratiques obstétricales tendent à faire naître de plus en plus tôt des enfants menacés *in utero* et de ce fait contribuent à augmenter le taux d'enfants prématurés et hypotrophes. C'est ainsi que 42 % des enfants de moins de 35

---

22. Tout nouveau-né subit un examen complet au moment de la naissance.
Le score d'Apgar consiste à évaluer cinq éléments cotés de 1 à 2 : fréquence cardiaque, effets respiratoires, tonus musculaire, réponse aux stimulations, coloration cutanée.
Le score d'Apgar établi à la cinquième minute de vie fournit des informations quant à l'adaptation à la vie extra-utérine.

semaines et 50 % des enfants de moins de 2 000 g sont nés après une décision médicale d'interrompre la grossesse par césarienne ou déclenchement. En conséquence une augmentation des naissances très prématurées ou de faible poids ne signifie pas obligatoirement une détérioration du pronostic à long terme pour ces enfants. Il est nécessaire d'attendre les résultats des études engagées sur le devenir des grands prématurés pour connaître les conséquences à long terme de ces décisions pour les enfants.

Les évolutions récentes de la situation sociale des femmes en France pourraient conduire à des évolutions contrastées. D'un côté l'élévation du niveau moyen de formation et l'augmentation du pourcentage de femmes ayant un emploi vont dans le sens d'une meilleure prévention. Parallèlement on assiste à une intensification de la surveillance prénatale qui conduit à ce qu'en 1995, 17,2 % des femmes ont eu 7 visites prénatales, soit le nombre obligatoire si l'accouchement a lieu à terme, et 73,3 % plus de 7 ; en 1981 ce dernier pourcentage était de 42,5 %. La préparation à l'accouchement est plus fréquente, en particulier chez les femmes qui accouchent pour la première fois (64,5 % en 1995 contre 50,6 % en 1981).

En sens inverse le développement de la précarité et de l'isolement vont dans le sens d'une moindre surveillance prénatale et d'un accroissement des facteurs de risques. C'est ainsi que 32 % des femmes ne déclarant aucune ressource ont bénéficié de moins de 7 visites prénatales contre 19,5 % de celles disposant d'aides diverses (allocation, indemnité, RMI) et seulement 7,5 % de celles disposant d'un revenu du travail. En terme d'issue de la grossesse, 13,5 % des femmes ne déclarant aucune ressource ont un enfant prématuré contre 7,5 % de celles disposant d'aides diverses et 5,5 % de celles disposant d'un revenu du travail.

Les handicaps et la dépendance

Les données épidémiologiques et statistiques concernant les handicaps et la dépendance sont nombreuses mais disparates, elles souffrent de lacunes importantes. Aussi est-il particulièrement difficile d'établir une évolution dans le temps d'indicateurs pertinents dans ce champ.

L'enquête sur les handicaps, l'incapacité et la dépendance (HID) présentée plus loin, constituera une étape importante dans la mise à niveau du système d'information dans le domaine et servira de référence pour les évolutions ultérieures.

L'évolution du taux d'emploi des personnes handicapées et du travail en milieu protégé

Le rapport du HCSP de 1994 fixait l'objectif d'améliorer la qualité de vie et l'insertion sociale des personnes ayant besoin d'aide dans la vie quotidienne. Il n'est pas possible de porter une appréciation sur l'évolution de la qualité de vie faute d'indicateurs adaptés ; tout au plus peut-on noter que les progrès de facteurs importants tels que l'accessibilité dans les transports ou que la diffusion des techniques de suppléance pour l'aide à la vie quotidienne demeurent beaucoup trop lents.

Il est possible par contre de suivre l'évolution de l'emploi des personnes handicapées. On note ainsi que l'emploi de personnes handicapées en milieu ordinaire progresse mais que le taux légal de 6 % d'emploi de travailleurs handicapés n'a jamais été atteint (tableau 33). Il est actuellement un peu supérieur à 4 %. Il faut noter qu'environ 20 % des établissements, souvent de taille importante, satisfont aux obligations de la loi en signant des contrats de sous-traitance avec des établissements de travail protégé.

Dans les établissements de moins de vingt salariés, le taux d'emploi des travailleurs handicapés est estimé à 1,1 % des effectifs soit 50 000 personnes.

Dans la fonction publique d'État, en 1994, le nombre de bénéficiaires de l'obligation d'emploi était de 72 370 sur un total de 2 296 500 agents. Le pourcentage de bénéficiaires s'établit donc à 3,15 % au 31 décembre 1994, en légère progression par rapport aux bilans antérieurs (2,9 % en 1993 et 3 % en 1992)[23].

---

23. Ces données sur l'emploi des personnes handicapées ne traitent que des salariés employés dans le cadre de la loi de 1987. Il est probable que d'autres personnes qui pourraient être qualifiées d'handicapées ne sont pas comptabilisées, soit parce qu'elles n'ont pas fait de démarche auprès des Cotorep, soit parce qu'elles n'ont pas souhaité faire état de leur situation.

Tableau 33 **Nombre de personnes handicapées employées par les entreprises d'au moins 20 salariés**
(établissements du secteur privé de 20 salariés ou plus, en pourcentage)

	Nombre de personnes handicapées employées	Taux d'emploi
1989	235 000	3,58
1990	236 000	3,72
1991	258 000	3,76
1992	254 700	4,00
1993	254 500	4,06
1994	247 900	4,11
1995[a]	266 000	4,12

a. En 1995, le fichier d'établissements servant de base à l'enquête a été modifié. Aussi le nombre de travailleurs handicapés employés n'est-il pas directement comparable à ceux des années précédentes. Toutefois le taux d'emploi de 4,12 % a été calculé à champ d'établissements constant.

Source : Dares, enquête sur l'obligation d'emploi des travailleurs handicapés, 1995.

L'insertion en entreprise, en milieu ordinaire, n'est pas directement et immédiatement possible pour certains handicapés qui doivent alors être dirigés vers des organismes particuliers : les centres d'aide par le travail et les ateliers protégés.

En 1995, les 1 284 CAT comptaient environ 83 700 places disponibles et les 382 ateliers protégés 13 400 places. Leur taux d'occupation est proche de 100 %. Depuis 1983, le nombre de personnes handicapées accueillies dans les CAT a progressé en moyenne annuelle de 3,8 % et celui des travailleurs en atelier protégé, dont l'effectif de départ était il est vrai beaucoup plus faible, augmentait de 11 % par an sur la même période (tableau 34).

Il faut remarquer que le travail en milieu protégé devait être initialement un passage provisoire, suivi d'une insertion en milieu ordinaire ; dans les faits ces structures sont devenues des établissements de travail spécifiques. En effet moins de 1 % des travailleurs ont quitté, en 1994, leur CAT pour le milieu ordinaire ou un atelier protégé ; les sorties de salariés handicapés d'un atelier protégé vers le milieu ordinaire ont été estimées à 3 % en 1990.

L'importance des handicaps et la dépendance

En fonction des diverses sources datant de 1991 (enquête décennale santé) à 1997 (bénéficiaires d'allocations) il est possible de donner quelques chiffres permettant de situer l'importance du problème de santé.

Tableau 34 **Évolution des capacités en centres d'aide par le travail (CAT) et ateliers protégés (AT) durant la période 1983-1995**

	Centres d'aide par le travail		Ateliers protégés	
	Nombre d'établissements	Nombre de places	Nombre d'établissements	Nombre de places
1983	809	53 430	62	3 856
1985	911	58 297	106	5 369
1987	999	64 751	137	6 532
1989	1 065	68 513	180	7 906
1991	1 123	73 576	268	9 813
1993	1 216	78 849	306	11 433
1995	1 284	83 666	382	13 446

Source : Sesi enquêtes ES.

À leur domicile, 5 480 000 personnes déclaraient en 1991 un handicap ou une gêne dans la vie quotidienne et 940 000 touchaient une aide spécifique. 430 000 personnes âgées de plus de 65 ans étaient confinées au lit ou au fauteuil ou avaient besoin de l'aide d'un tiers pour se laver et s'habiller.

Dans les établissements médico-sociaux, 278 000 personnes bénéficiaient en 1996 d'une place en institution ou d'un suivi par un service spécialisé à domicile dont 79 000 adultes dans un établissement d'hébergement et 125 000 enfants

Dans les maisons de retraite et services de longs séjour, 376 800 personnes dépendantes étaient accueillies en 1994 dont 360 000 âgées de 65 ans et plus.

La description la plus récente de la distribution des déficiences parmi la population vivant à domicile provient de l'enquête décennale santé de 1991 dont les résultats sont déjà cités dans le rapport 1994 du HCSP. Rappelons que le nombre moyen des déficiences déclarées par 100 personnes atteint 10, variant de 2,6 chez les moins de 20 ans, 6,8 entre 20 et 60 ans, à 27,4 chez les personnes de plus de 60 ans. Les déficiences les plus fréquentes chez les sujets âgés sont d'origine motrice alors que chez les moins de 60 ans elles sont visuelles (déficiences ne pouvant être efficacement compensées). Les déficiences psychiatriques et intellectuelles sont moins fréquentes (respectivement 0,6 et 0,5 pour 100 sujets dans l'ensemble de la population). Cependant les sujets qui présentent ces déficiences reçoivent plus fréquemment des aides financières que les autres. De même ils sont plus nombreux à se faire aider régulièrement dans leur vie quotidienne et sont, pour la moitié d'entre eux, reconnus handicapés par les organismes d'aide.

Les déficients moteurs ont plus souvent besoin d'une aide pour se déplacer, mais moins d'aides financières que ceux qui souffrent de troubles psychiatriques ou intellectuels

Enfin, les déficients visuels et, dans une moindre mesure, les déficients auditifs se différencient nettement des autres personnes déclarant un handicap ou une gêne dans la vie quotidienne. Les déficients visuels sont les plus autonomes. Ils bénéficient moins que les autres handicapés d'aides à la vie quotidienne. Ils perçoivent également moins fréquemment une aide financière liée à la déficience. Ils ont rarement besoin d'une aide régulière ou d'une aide pour se déplacer. La déficience visuelle, telle que déclarée dans l'enquête, est dans une grande majorité des cas un handicap qui, même s'il entraîne des difficultés dans la vie quotidienne, permet une vie relativement normale.

L'ENQUÊTE HID (HANDICAPS, INCAPACITÉS, DÉPENDANCE)

Cette enquête est conduite par l'Insee avec la collaboration du Sesi (Service des statistiques et des systèmes d'information) et de la Mire (Mission de la recherche) du ministère de l'Emploi et de la Solidarité ainsi que du Credes (Centre de recherche et d'études en économie de la santé).

Elle présente trois objectifs : mesurer le nombre de personnes dépendantes ; évaluer les flux d'entrée et de sortie en incapacité ; relever la nature, la quantité et les fournisseurs d'aides existantes, ainsi que les besoins non satisfaits. L'enquête doit couvrir l'ensemble des situations : personnes vivant au domicile, dans une institution et, si possible les personnes n'ayant pas de domicile.

En ce qui concerne les personnes à domicile, il est apparu nécessaire d'interroger un échantillon de 20 000 sujets et cette opération de grande ampleur sera greffée sur le prochain recensement général de la population en mars 1999.

Les données de flux, nécessaires pour fonder des études de prévision sur l'évolution des effectifs d'handicapés de différents niveaux de sévérité, seront obtenues par un nouvel interrogatoire des sujets après deux années.

L'enquête auprès des personnes vivant en institution se déroulera en octobre 1998, sur un échantillon de 15 000 personnes, avec de premiers résultats fin 1999. Le deuxième passage pour ces personnes aura lieu en l'an 2000.

La possibilité d'extensions régionales ou départementales à cette opération nationale est prévue.

Le mal de dos

L'objectif fixé par le rapport *La Santé en France* de 1994 était de « *réduire la fréquence et la gravité des maux de dos, en particulier des lombalgies sévères, invalidantes et source de désinsertion sociale* ».

Les indicateurs retenus pour surveiller l'évolution de cette pathologie sont de deux ordres : la pathologie rachidienne déclarée lors des enquêtes auprès des ménages et la fréquence des séances de médecin pour ce motif.

Les dernières enquêtes sur la santé et la protection sociale montrent pour la période 1988-1991 et 1992-1995 une relative stabilité de la plupart des pathologies rachidiennes, à l'exception des déclarations d'arthroses et de pathologie inflammatoire dont le taux passe de 3,7 à 5,9 % (tableau 35).

Tableau 35 **Prévalence de la pathologie rachidienne**
(en pourcentage)

	1988-1991	1992-1995
Pathologie rachidienne	12,3	14,6
Dont		
Pathologie discale, lombalgies, sciatiques	7,7	8,0
Arthrose et pathologies inflammatoires	3,7	5,9
Cyphoscolioses	0,6	0,5
Atteintes cervicales (sauf arthrose)	0,3	0,3

Lecture : en 1992-1995,8 % des personnes souffraient d'une pathologie discale, lombalgies ou sciatiques, elles étaient 7,7 % en 1988-1991.

Source : *enquête ESPS 1988-1991 et 1992-1995.*

En quatre ans, de 1991-1992 à 1995-1996, le nombre de séances pour pathologie rachidienne est passé, pour l'ensemble des médecins, de 43 à 48 pour mille séances et pour les seuls généralistes, de 52 à 58 pour mille séances. Cette augmentation de la fréquence de la pathologie rachidienne concerne essentiellement le groupe « atteintes cervicales » (+26 %) et le groupe « pathologie discale, lombalgies ou sciatiques » (+14 %). Au total, extrapolé à l'année, le nombre de séances de médecin pour cette pathologie est passé de 12,8 à 16,2 millions, soit une augmentation de 27 %, taux deux fois plus élevé que celui d'accroissement du nombre total de séances entre les deux périodes (+13 %).

On observe donc une relative stabilité des déclarations de pathologie rachidienne, qui s'accompagne en revanche d'une plus grande fréquence des recours aux médecins (tableau 36).

Tableau 36 **Recours au médecin libéral pour pathologie rachidienne** (taux pour 1 000 séances)

	Ensemble des médecins libéraux		**Médecins généralistes**	
	1996	**Variation 1992-1996**	**1996**	**Variation 1992-1996**
thologie rachidienne	48,0	12 %	57,9	11 %
nt				
Pathologie discale, lombalgies, sciatiques	32,5	14 %	40,4	12 %
Arthrose et pathologies inflammatoires	6,0	–7 %	6,4	–9 %
Cyphoscolioses	1,1	–4 %	1,3	–1 %
Atteintes cervicales (sauf arthrose)	8,4	26 %	9,8	25 %
mbre de séances par an (en millions)	**16,2**	**13,6**		
riation 1992-1996	27 %	24 %		

Source : Credes, Enquête EPPM-IMS France 1991-1992/1995-1996.

Les maladies transmissibles

L'infection par le VIH et le sida

Depuis le début de l'épidémie du sida et à la date du 31 décembre 1997, 48 396 cas de sida ont été déclarés en France, dont 29 737 (61 %) sont décédés (données redressées pour les délais de notification). Compte tenu des décès qui ne sont pas déclarés, le nombre total de décès par sida en France depuis le début de l'épidémie se situe plutôt aux environs de 35 000 à 37 000. Le nombre de personnes vivantes atteintes du sida au 31 décembre 1997 était estimé entre 19 000 et 21 000.

Forte diminution de l'incidence du sida depuis 1996

La combinaison de nouvelles associations thérapeutiques antivirales puissantes (trithérapies) en 1995 et leur diffusion au cours de l'année 1996 se sont accompagnées d'une baisse brutale de l'incidence du sida en France en 1996 (figure 28).

Cette baisse, sans précédent dans l'histoire de l'épidémie du sida, se poursuit en 1997. En 1995, 5 208 nouveaux cas de sida et 3 876 décès par sida ont été enregistrés, contre 2 289 cas et 1 311 décès en 1997 (nombres redressés pour les délais de

Figure 28 **Nombre de cas de sida par semestre de diagnostic** (données redressées pour les délais de déclaration, 31 décembre 1997)

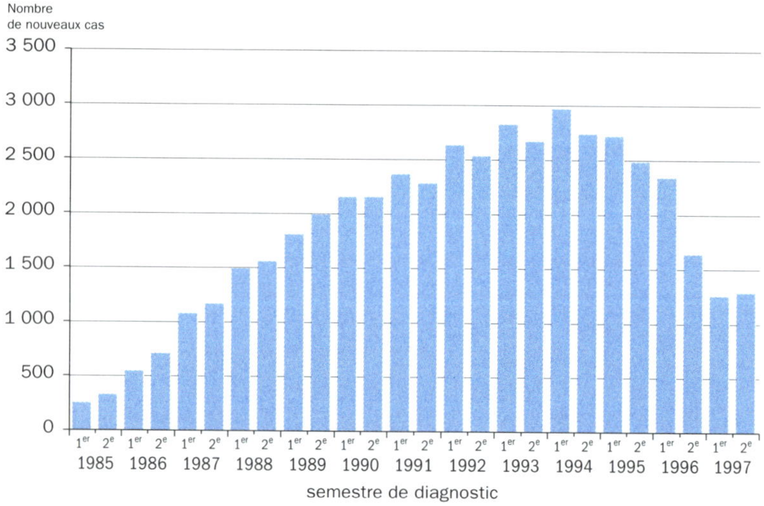

Source : RNSP.

déclaration pour l'année 1997). L'analyse des causes pouvant expliquer cette baisse brutale a permis d'exclure un biais lié à un retard de déclaration ou à la révision de la définition du sida en 1993 ou une baisse de l'incidence de l'infection lors des années précédentes et permet raisonnablement d'attribuer cette réduction d'incidence de 56 % et de mortalité de 66 % en 2 ans à l'utilisation des nouvelles thérapies. Le nombre de nouveaux cas de sida diminue dans les 3 principaux groupes de transmission, mais ces diminutions s'inscrivent dans des tendances générales qui sont différentes d'un groupe à l'autre. Chez les homosexuels, la diminution constatée en 1996 est en fait l'accentuation d'une baisse qui avait débuté à la mi 1994 ; chez les toxicomanes intraveineux, la baisse brutale du 2e trimestre 1996 fait suite à une période de stabilisation allant de 1992 à 1995 ; enfin chez les hétérosexuels, le nombre de cas de sida a augmenté jusqu'en 1995 pour baisser en 1996. La tendance à la diminution persiste en 1997 sans s'accentuer (–15 % entre les deux semestres). Au total, le nombre de cas a diminué de plus de 40 % entre 1996 et 1997 (55 % chez les toxicomanes, 46 % chez les homosexuels/bisexuels et 30 % chez les hétérosexuels).

La population des patients développant le sida est constituée de 3 sous-populations : les sujets ne connaissant pas leur séropositivité avant le sida (donc ne pouvant avoir bénéficié d'un traitement anti-rétroviral pré-sida), les sujets connaissant leur séropositivité avant le sida mais non traités et les sujets connaissant leur séropositivité avant le sida et traités (figure 29).

L'évolution dans le temps de la répartition de ces 3 groupes montre qu'elle était stable sur la période 1994, mi 1996 (22 % ne connaissaient pas leur statut sérologique, 23 % le connaissaient mais n'étaient pas traités et 55 % avaient reçu un traitement anti-rétroviral avant le sida). Cette répartition a été modifiée avec la diffusion, au cours de l'année 1996, des nouvelles associations d'anti-rétroviraux : au dernier trimestre 1997, on compte 46 % des cas de sida qui ne connaissaient par leur statut sérologique, 28 % qui le connaissaient sans avoir pris d'anti-rétroviraux pré-sida et 24 % qui le connaissaient et avaient pris des anti-rétroviraux pré-sida. Cette évolution indique que l'impact très positif des nouvelles thérapies est limité par l'insuffisance du dépistage précoce de l'infection par le VIH d'une part et par l'insuffisance de prise en charge ou le retard de celle-ci pour les patients connaissant leur séropositivité d'autre part. Par ailleurs, il convient de souligner que la non-connaissance de la séropositivité VIH au stade sida varie selon le groupe de contamination, et ainsi l'impact des nouvelles thérapies : au 2e trimestre 1997, elle était de 56 % chez

Figure 29 **Nouveaux cas de sida par semestre de diagnostic selon la connaissance de la séropositivité et la prescription d'un traitement anti-rétroviral avant le sida**
(données redressées, 31 décembre 1997)

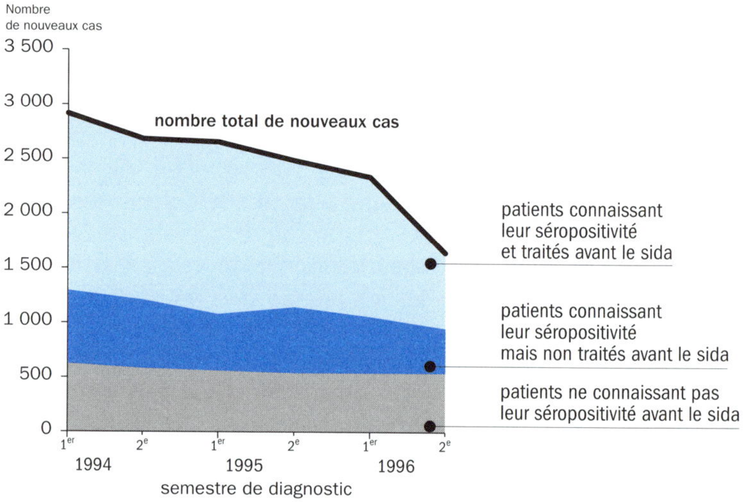

Source : RNSP.

les hétérosexuels, 45 % chez les homosexuels/bisexuels et de 20 % chez les usagers de drogues injectables. Chez les sujets hétérosexuels ou utilisateurs de drogue injectable, les hommes connaissent moins bien leur séropositivité au diagnostic du sida que les femmes (64 % des hommes hétérosexuels contre 46 % des femmes hétérosexuelles et 22 % des hommes toxicomanes contre 10 % des femmes toxicomanes).

La détection des sujets infectés par le VIH et leur prise en charge précoce sont essentiels à la lutte contre le sida

La prévalence de l'infection par le VIH en France est estimée par différentes méthodes : la modélisation par rétrocalculs ou simulations, des méthodes apparentées à la méta-analyse combinant toutes les données disponibles sur l'infection en France. La prévalence avait été estimée à environ 110 000 personnes en 1994. Des enquêtes anonymes qui permettent d'éliminer le biais de participation lié à la connaissance de la séropositivité ont aussi été réalisées en France, tous les deux ans, dans deux régions (Île-de-France et Provence-Alpes-Côte-d'Azur) chez les femmes enceintes et dans un échantillon national de dispensaires anti-vénériens. La prévalence chez les femmes terminant une grossesse en Île-de-France ne s'est pas modifiée sensiblement au cours du temps (prévalence qui varie entre 0,4 % et 0,5 % lors des 4 enquêtes réalisées entre 1990 et 1996) ; seule la prévalence chez les femmes de plus de 35 ans augmente, ce dernier résultat étant compatible avec le vieillissement des séropositifs dépistés observé dans d'autres études. En région Paca, la prévalence chez les femmes enceintes n'évolue pas dans le temps. Chez les patients ayant consulté un dispensaire antivénérien, la prévalence de l'infection par le VIH est stable, elle aussi, entre 1991 et 1995. Cependant, une analyse par groupe d'âge a montré une diminution de la prévalence chez les consultants de moins de 25 ans et une augmentation chez les homosexuels de 35 ans et plus.

La confrontation des données de prévalence et des données de l'enquête « problèmes et besoins en prestations des personnes atteintes et infection par le VIH » permet de décomposer la population des sujets touchés par le VIH en France de la façon suivante : personnes séropositives prises en charge : 80 000 ; personnes non dépistées ou dépistées mais non prises en charge : 30 000.

L'incidence de l'infection par le VIH n'est pas connue de manière précise. Des estimations indirectes ont pu, cependant, être obtenues en utilisant les données issues des enquêtes de prévalence répétées chez les femmes enceintes en Île-de-France et en tenant compte de la mortalité et de la fertilité. L'incidence annuelle chez les femmes en âge de procréer en Île-de-France est estimée à 1,3 ‰ (intervalle de confiance à 95 % : 0,51-2,05) pour la période 1992-1993 et à 0,75 ‰ (intervalle de confiance : 0,37–1,12) pour la période 1990-1991.

L'évolution du nombre annuel estimé de sujets infectés par le VIH qui découvrent leur séropositivité indique une diminution régulière de 1989 (24 423) à 1996 (12 222) avec parallèlement une diminution des taux de positivité des tests (0,97 % en 1989 et 0,28 % en 1996) (tableau 37).

En région Aquitaine, cette évolution disponible selon le groupe de contamination suggère une augmentation en 1996 du nombre de sujets qui découvrent leur séropositivité chez les homosexuels/bisexuels et les hétérosexuels (figure 30). Par ailleurs l'analyse des nouvelles infections par le VIH documentées entre 1991 et 1995 dans les différents systèmes d'information français indique que le groupe qui reste le plus touché est celui des homosexuels et bisexuels (représentant 41 % à 57 % du total), suivi des hétérosexuels (23 % à 37 %) et des toxicomanes (8 % à 15 %).

Tableau 37 **Évolution du nombre estimé de sérologies positives vis-à-vis du VIH, de tests de dépistages et du taux de séropositivité en France métropolitaine, Renavi, 1989-1996**

	Nombre de WB+	Nombre de sérologies	Taux de positivité en %[a]
1989	24 423	2 507 248	0,97
1990	21 264	2 986 825	0,71
1991	19 540	3 474 234	0,56
1992	19 042	4 044 263	0,47
1993	16 449	4 704 020	0,35
1994	15 135	4 950 123	0,30
1995	13 766	4 832 855	0,28
1996	12 222	4 440 945	0,28

a. Taux de positivité = Nombre de WB+ / Nombre de sérologies.

Source : RNSP.

Figure 30 **Nombre annuel d'Aquitains ayant découvert leur séropositivité selon le groupe de transmission de 1989 à 1997**

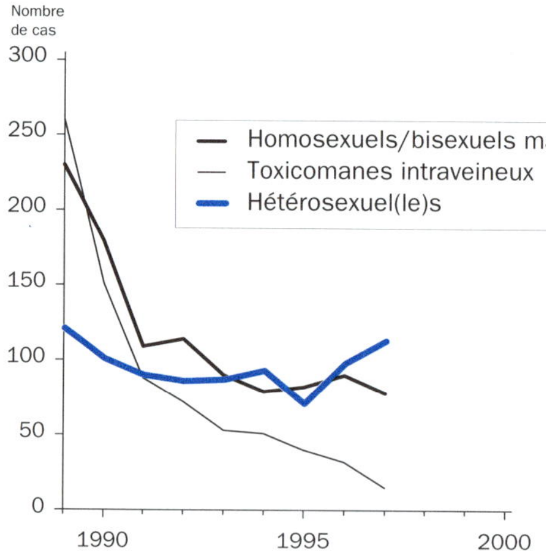

Source : ORS Aquitaine, 1997 : données provisoires.

Depuis le milieu des années quatre-vingt-dix, on cherche à mieux connaître la population des séropositifs pour le VIH en France, les caractéristiques des personnes contaminées, et les modalités de dépistage et de prise en charge, de façon à mieux cibler les actions de prévention primaire et secondaire. Enfin, plus récemment, les nouvelles stratégies thérapeutiques ont bouleversé l'histoire naturelle de la maladie, ce que montre clairement la surveillance du sida, et les modalités de sa prise en charge, sans que l'on ait encore beaucoup de recul. Cette évolution favorable due aux nouvelles thérapeutiques ne pourra s'amplifier que si l'accès au dépistage du VIH et à la prise en charge précoce des sujets les plus exposés au risque est facilité. En effet, il persistait au dernier trimestre 1997 une proportion de cas de sida d'environ 45 % qui ne peut pas être évitée par une prise en charge précoce (absence de connaissance de la séropositivité au moment du diagnostic du sida) et d'environ 28 % qui connaissaient leur séropositivité sans prise de traitement antiviral pré-sida. La baisse des cas de sida ne pourra se poursuivre que si ces deux proportions élevées diminuent substantiellement dans les années à venir. Par ailleurs, la surveillance doit être maintenant orientée vers les sérologies VIH positives nouvellement découvertes et leurs caractéristiques afin d'ajuster au mieux la politique de dépistage, de prise en charge et de prévention.

L'incidence des principales maladies sexuellement transmissibles est en constante diminution depuis 1986

Seules les infections à gonocoques et les chlamydioses génitales seront évoquées dans ce paragraphe. L'infection par l'hépatite B qui est transmissible par voie sexuelle est évoquée dans le paragraphe suivant. Les autres maladies sexuellement transmissibles, syphilis en particulier, sont devenues rares en France ; cependant une recrudescence de la maladie a été signalée récemment dans les pays de l'Est de l'Europe, et mérite donc une attention particulière.

Un réseau (Renago) de laboratoires répartis sur l'ensemble du territoire permet la surveillance des infections génitales à gonocoques. L'incidence des infections à gonocoques diminue depuis 1986 (figure 31).

Cependant cette diminution s'est ralentie depuis quelques années, surtout chez l'homme. En 1996, 169 gonococcies ont été identifiées par Renago, les personnes les plus souvent touchées étant les hommes de 20 à 40 ans (75 %). Les gonococcies anorectales ont progressé chez l'homme entre 1994 et 1995 avec une stabilisation depuis. Ces formes anorectales sont rapportées uniquement en Île-de-France et indiquent la persistance de pratiques sexuelles à risque de transmission du VIH. Environ 15 % des infections génitales à gonocoques sont acquises à l'étranger (Afrique et Asie pour moitié). Il faut par ailleurs signaler la progression, depuis 1992, de la résistance chromosomique des souches de gonocoques à la pénicilline et la tétracycline.

Surveillées par un réseau de laboratoires (Renachla) répartis sur l'ensemble du territoire, les infections génitales à chlamydiae sont beaucoup plus fréquentes que les infections à gonocoques, surtout

Figure 31 **Évolution du nombre moyen de souches de *N. gonorrhoæ* identifiés par an par laboratoire, Renago de 1986 à 1996**

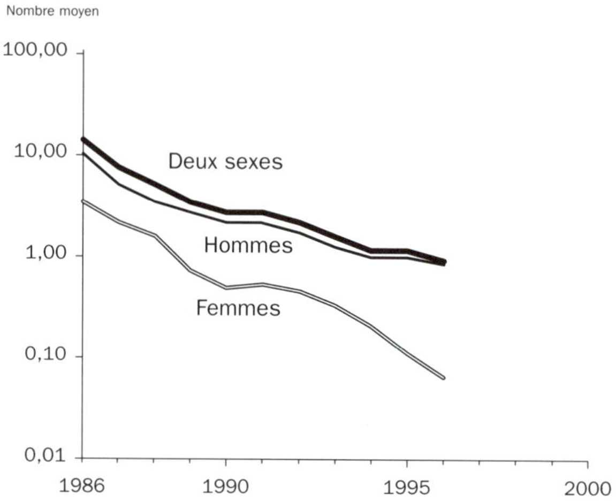

Source : RNSP.

chez la femme : en 1996 Renachla a permis d'identifier 1 494 chlamydioses dont 1 061 chez les femmes. Renachla indique par ailleurs que l'incidence est en décroissance régulière depuis 1990 chez l'homme et la femme (56 % de baisse entre 1990 et 1996 chez les hommes et 51 % chez les femmes). La majorité des patients est âgée de 20 à 34 ans (64 %). Le plus grand nombre de diagnostics chez les femmes ne signifie pas pour autant une plus grande incidence. En effet, cette infection est beaucoup plus souvent symptomatique chez la femme que chez l'homme et les opportunités de dépistage sont extrêmement plus fréquentes chez la femme que chez l'homme. Les formes cliniques peuvent être sérieuses voire graves pour les femmes avec en particulier des salpingites qui sont souvent responsables de stérilités secondaires. Les conséquences des infections à chlamydiae sur la fertilité, l'existence de tests de diagnostic de plus en plus performants et de traitements efficaces qui évitent les complications s'ils sont utilisés précocement sont en faveur du dépistage de cette infection chez les femmes jeunes, en particulier lors des bilans gynécologiques réguliers (et en cas de positivité chez leur partenaire).

La baisse de l'incidence de ces 2 maladies sexuellement transmissibles et la rareté actuelle de la syphilis primaire et secondaire sont des indicateurs indirects en faveur de l'impact des campagnes de prévention de l'infection par le VIH. Bien que l'incidence soit à un niveau très bas jamais atteint, la vigilance reste évidemment nécessaire.

Les hépatites virales

Les évolutions récentes des connaissances sur l'épidémiologie des 3 principales hépatites (A, B et C) sont analysées ci-après. Les hépatites B et C dont la transmission se fait principalement par le sang entraînent une maladie chronique du foie et pèsent, de ce fait, de manière retardée sur la morbidité, la mortalité et le système de soins. De plus l'interaction de ces 2 infections chroniques avec la consommation excessive d'alcool est un déterminant important de l'incidence de la cirrhose du foie et donc de la mortalité importante qui lui est associée (environ 10 000 décès par cirrhose chaque année en France).

L'hépatite A

Le virus de l'hépatite A (VHA) se transmet par la voie féco-orale soit de personne à personne soit par l'intermédiaire d'aliments contaminés. L'hépatite A est une infection aiguë dont la sévérité augmente avec l'âge et qui n'évolue pas vers la chronicité. Avec les progrès de l'hygiène, l'incidence de cette infection a diminué de manière importante en France, en particulier chez les enfants et les adolescents. Ceci est illustré par l'évolution de la prévalence des anticorps anti-VHA (leur présence indique une infection antérieure) chez les appelés du contingent : elle est passé de 50 % en 1978 à 10 % en 1995. Sachant que l'immunité vis-à-vis de l'infection naturelle est efficace toute la vie, les sujets adultes sont et seront à l'avenir de moins en moins protégés par l'infection naturelle (souvent asymptomatique ou peu sévère chez l'enfant ou l'adolescent). Avec l'âge l'incidence des formes graves, en particulier fulminantes, s'accroît et la morbidité grave liée à ce virus risque donc paradoxalement d'augmenter. L'infection par le VHA de l'adulte atteint d'une hépatopathie chronique (hépatite C chronique en particulier) est responsable d'une proportion beaucoup plus importante de formes fulminantes que chez l'adulte ayant un foie sain.

L'incidence de l'hépatite aiguë était estimée en France à 16 pour 100 000 habitants en 1996 (soit environ 9 000 nouveaux cas) ; en 1991 elle était estimée à 27 pour 100 000 (figure 32).

L'incidence selon l'âge est bimodale avec un pic chez les enfants de 5 à 14 ans et un autre pic chez les adultes jeunes (20 à 40 ans). La distribution mensuelle des nouveaux cas indique une recrudescence à la fin de l'été (septembre et octobre). Les facteurs de risque le plus souvent identifiés sont les voyages dans un pays du Sud, le contact avec un cas d'hépatite A et plus rarement la notion d'une origine alimentaire.

Figure 32 **Taux d'incidence de l'hépatite A et B aiguë symptomatique en France, 1991-1996**
(taux pour 100 000)

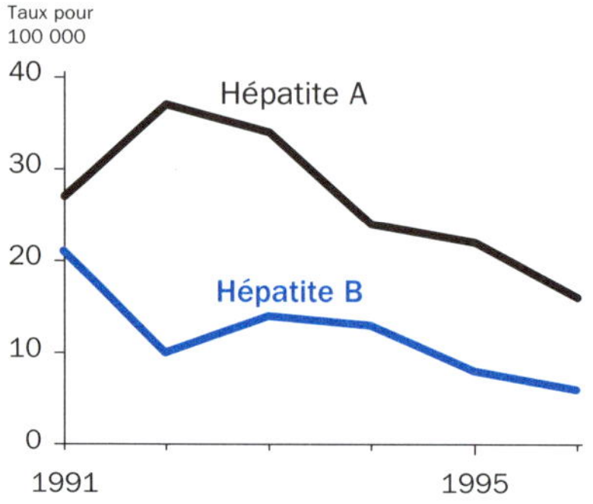

Source : Inserm U444, RNSP.

Un vaccin inactivé très efficace est maintenant disponible et la durée de l'immunité vaccinale est probablement très longue. Il est recommandé aux groupes à risque, en particulier les personnes voyageant dans les pays d'endémie, mais son coût actuel est un frein important à son utilisation plus large.

L'hépatite B

Le virus de l'hépatite B (VHB) dont la transmission se fait par le sang, les relations sexuelles et la salive est responsable d'infections aiguës, quelquefois mortelles (formes fulminantes), et de complications graves à long terme du fait du passage à un portage chronique.

L'incidence de l'infection par le VHB en France a diminué lors des 15 dernières années, vraisemblablement en relation avec la prévention de la transmission du VIH. Elle est estimée en 1996, pour les infections aiguës symptomatiques (qui après 5 ans d'âge représentent environ 30 à 50 % de l'ensemble des nouvelles infections aiguës) à environ 3 000 nouveaux cas (6 pour 100 000) ; en 1991 cette estimation était de l'ordre de 10 000 cas (21 pour 100 000) (figure 32). Les caractéristiques des infections nouvellement acquises sont les suivantes : deux tiers sont des hommes et 90 % ont 20 ans et plus ; le mode d'acquisition de l'infection est la toxicomanie intraveineuse dans 20 % des cas, la transmission sexuelle dans 35 % et une exposition percutanée dans 15 % ; dans environ 30 % des cas aucun facteur de risque n'est identifié. L'infection par le VHB peut entraîner une hépatite fulminante mortelle surtout si elle est associée à l'infection par le virus de l'hépatite D ; en 1993 le nombre d'hépatites fulminantes causées par le VHB a été estimé à 15 en France.

L'évolution de l'infection vers le portage chronique du virus est de 5 à 10 % après l'âge de 5 ans. Environ 30 % des infections chroniques évolueront vers la cirrhose, cette dernière évoluant vers le cancer du foie dans 30 à 50 % des cas après 10 ans. Les enquêtes de prévalence disponibles en France permettent de préciser le niveau de portage chronique du VHB en fonction du groupe à risque (tableau 38).

Tableau 38 **Prévalence de l'AgHBs dans différentes populations françaises, 1990-1995**
(nombre de cas pour 10 000)

	Nombre de cas pour 10 000
Assurés sociaux femmes, Région Centre (1991)	10
Femmes enceintes nées en France (1992)	15
Nouveaux donneurs de sang (1996)	16
Donneurs de sang autologues (1995)	25
Nouveaux donneurs de sang (1991)	28
Assurés sociaux hommes, Région Centre (1991)	30
Femmes avec MST (1990)	200
Femmes enceintes nées hors de France (1992)	256
Hommes avec MST (1990)	510
Patients VIH +(1991-1994)	690

Source : RNSP.

On estime ainsi qu'environ 100 000 personnes en France sont porteurs chroniques du virus, donc sources potentielles d'infection pour autrui et candidats aux complications à long terme de l'infection. Ce pool d'infection chronique est alimenté chaque année par environ 1 000 nouvelles infections chroniques dont il faut déduire les décès imputables aux VHB à la suite de maladies chroniques du foie, estimés à environ 1 000 chaque année. En l'absence d'une prévention des nouvelles infections par un programme large de vaccination, le pool des infectés chroniques par le VHB restera donc constant.

L'hépatite C

Transmis principalement par le sang, le virus de l'hépatite C (VHC) s'est répandu de manière très silencieuse pendant les dernières décennies par la transfusion sanguine dont il a accompagné l'essor ; il s'est ensuite introduit dans la population des toxicomanes intraveineux où il a « explosé » et devient maintenant le « prototype » du virus à transmission nosocomiale. Depuis quelques années l'infection chronique par le VHC est devenue un problème de santé publique de premier ordre à la fois en termes de morbidité et de coût pour la société.

La prévalence en population générale (sérologie positive des tests Elisa et Riba de 3e génération) a été estimée en 1994 à partir de 2 enquêtes distinctes :
– auprès d'un échantillon aléatoire d'assurés sociaux volontaires pour un examen de santé dans 4 régions,
– auprès d'un échantillon aléatoire de l'ensemble des femmes ayant terminé une grossesse dans les régions Île-de-France et Provence-Alpes-Côte-d'Azur.

Les résultats de ces 2 enquêtes indiquaient une séroprévalence d'environ 1 %. Dans l'enquête auprès des assurés sociaux qui touchait les hommes et les femmes de 18 à 60 ans, la séroprévalence brute était de 1,2 % et celle redressée pour la distribution d'âge et de sexe de la population de référence et après avoir pris en compte la structure de l'échantillon de 1,1 %, intervalle de confiance à 95 % : 0,75–1,34. Quatre-vingt pour cent des séropositifs pour le VHC étaient porteurs du virus (ARN du VHC). La prévalence variait, cependant, d'une région à l'autre : Centre 0,8 %, Île-de-France 0,9 %, Lorraine 1,0 % et région Provence-Alpes-Côte-d'Azur 1,7 %. La prévalence augmente par ailleurs avec l'âge, en particulier chez les femmes. Chez les candidats à l'autotransfusion, qui ne sont pas sélectionnés pour les facteurs de risque, la prévalence augmente régulièrement avec l'âge et est maximale après 70 ans. La confrontation des données de prévalence a permis de proposer une estimation de la population séropositive pour le VHC à 500 000 à 650 000 en 1994, dont environ 75 % ne connaissent pas leur statut sérologique.

L'importance de l'infection par le VHC pour la santé publique tient à son passage à la chronicité et aux lésions hépatiques graves qu'elle engendre à long terme. Sur la base de la connaissance de l'histoire naturelle de l'infection, cette dernière passerait à la chronicité dans environ 80 % des cas et environ 30 % des sujets avec une hépatite chronique C évolueraient vers la cirrhose et parmi ceux-ci l'incidence du cancer du foie est de 30 à 50 % en 10 ans. Selon ce modèle, l'incidence des complications chroniques de l'infection à VHC sera donc importante et pèsera lourdement sur la morbidité, la mortalité et le système de soins. L'interaction entre l'infection chronique (inconnue en 1997 pour plus de 60 % de sujets porteurs) et la consommation d'alcool aggrave sensiblement le pronostic, fait qui en France est à prendre en considération dans la stratégie de prévention secondaire et tertiaire. Cependant, à ce jour, on ne dispose pas de données suffisantes qui permettent de mesurer précisément le poids réel de l'infection sur la santé publique et d'en faire une projection raisonnable du fait des nombreuses incertitudes sur son histoire naturelle et sur l'efficacité à long terme des traitements.

L'existence de traitements dont l'efficacité, initialement limitée, est en progression (nouvelles thérapies et meilleure efficacité si le traitement a débuté tôt), et de tests de dépistage performants ont amené à recommander le dépistage actif de l'infection à VHC chez les sujets toxicomanes ou l'ayant été et les personnes transfusées avant 1992. Parallèlement des pôles de référence associés à des réseaux « ville-hôpital » ont été mis en place pour faire face à la montée en charge prévisible des activités de dépistage et de prise en charge thérapeutique. Une évaluation de l'ensemble de ce dispositif est par ailleurs nécessaire.

L'incidence actuelle des nouvelles infections par le VHC (séroconversion) n'est pas connue de manière précise. Son estimation revêt néanmoins un intérêt stratégique majeur dans la mesure où seule sa connaissance permet d'apprécier l'extension. Si la transmission par voie transfusionnelle est maîtrisée, une transmission importante mais non quantifiée persiste chez les toxicomanes intraveineux, et la question de la persistance d'une transmission nosocomiale reste posée. En France on dispose de l'estimation de l'incidence de l'infection chez les donneurs de sang connus pour lesquels des séroconversions ont pu être mises en évidence lors d'un don positif faisant suite à un don précédent négatif. Pour la période 1994 à 1996 l'incidence est de 2,7 pour 100 000 personne-années. Extrapolé à la population générale de 20 à 64 ans, le nombre minimal (le risque chez les donneurs de sang connus sous-estime bien entendu la réalité) de nouvelles infections à VHC serait alors d'environ 1 000 par année pour la période 1994-1996.

Les données issues de l'analyse des séroconversions observées chez les donneurs de sang connus permettent de donner des éléments d'orientation quant aux modes de transmission qui persistent. Les facteurs de risque identifiés chez ces donneurs de sang ayant présenté une séroconversion entre les 2 dons étaient, par ordre de fréquence décroissante : usage de drogue intraveineuse (25 %), endoscopie, toutes formes confondues (20 %), petite chirurgie (10 %), partenaires sexuels (8 %) et expositions professionnelles (5 %). Pour 32 % des séroconversions aucun facteur de risque n'a pu être mis en évidence. Cette information permet d'orienter vers deux voies de contamination persistantes : la toxicomanie intraveineuse (25 %) et l'exposition nosocomiale (30 %).

Sur la base de cette analyse de l'épidémiologie actuelle, l'infection par le VHC doit être considérée comme un problème de santé publique de première importance du fait de l'importance de la population touchée, du pronostic de cette infection et de son coût social à venir, de la persistance d'un niveau de transmission non négligeable chez les toxicomanes malgré la politique actuelle de réduction des risques, en particulier nosocomial. Face à ce constat il est indispensable que soient renforcés la surveillance, l'évaluation du programme de dépistage et de prise en charge actuel, et le suivi des modes de transmission qui persistent. La recherche clinique et la recherche épidémiologique sur l'histoire naturelle de l'infection doivent être développées.

L'hépatite G

Le virus de l'hépatite G est apparenté à celui du VHC et partage avec ce dernier un ancêtre commun. Ce virus découvert en 1995 est transmissible par le sang et peut-être aussi par voie sexuelle. S'il peut induire lors de la contamination de l'homme une cytolyse hépatique, rien à ce jour ne permet d'indiquer qu'il est à l'origine d'une maladie chronique du foie. Le constat scientifique et de santé publique le plus raisonnable à ce jour est qu'il s'agit d'» un virus à la recherche d'une maladie ».

Les infections émergentes et ré-émergentes

Né au début des années quatre-vingt-dix aux États-Unis, ce concept a été repris très largement au niveau international et une division de l'Organisation mondiale de la santé porte aujourd'hui son nom. Suite aux progrès de l'hygiène, de la découverte et de l'utilisation très large des antibiotiques et des progrès de la vaccination, on a assisté jusqu'à la fin des années quatre-vingt a un recul sans précédent de la morbidité et la mortalité par les maladies infectieuses dans les pays développés mais aussi dans de nombreux pays du sud. L'apparition du sida, prototype même de la maladie émergente, le développement de la résistance aux antibiotiques, la survenue d'épidémies hautement médiatisées (Ébola, hantavirus, *Escherichia Coli* 0157:H7...), la découverte de nouveaux agents infectieux (virus de l'hépatite C...). mais aussi la résurgence d'infections que l'on croyait maîtrisées par les programmes de santé publique modernes (tuberculose, diphtérie et choléra dans les pays de l'ancien bloc de l'Union soviétique, fièvre jaune dans certains pays d'Afrique...) sont rapidement venus tempérer le constat optimiste des année 1970-1980. Plus récemment, la reconnaissance de l'importance des infections nosocomiales, du risque iatrogène infectieux (maladie de Creutzfeldt-Jakob et hormone de croissance, hépatite C...), de l'importance des risque infectieux alimentaires résiduels (dont les pathologies à prions), de la progression de la résistance aux antibiotiques et du risque pandémique grippal lié à la diffusion d'une nouvelle souche ont conforté l'idée qu'en matière de maladies infectieuses rien n'est acquis et que l'homme présente une vulnérabilité persistante aux agents infectieux connus et encore plus aux nouveaux et heureusement rares pathogènes réellement émergents.

La dynamique des infections dépend de l'interaction entre un agent (le germe infectieux), l'hôte et l'environnement. Les progrès sociaux ont limité de manière sensible les maladies infectieuses par l'amélioration de l'environnement (habitat, alimentation, assainissement, prise en charge médicale...) et de la résistance de l'hôte (meilleur état nutritionnel, vaccination...). Cependant, les évolutions de l'hôte, de l'environnement et des agents infectieux ont modifié certains équilibres et ont favorisé l'avènement de nouveaux risques ou la résurgence de risques anciens dans des groupes de population. L'allongement de l'espérance de vie et la survie prolongée de patients fragiles se fait aux dépens d'une plus grande susceptibilité aux agents infectieux et à des doses infectieuses beaucoup plus basses. Les agents infectieux peuvent évoluer soit spontanément (mutation ou réassortiment de virus aviaire et humain pour le virus grippal) soit sous la pression de sélection des antibiotiques (émergence de la multirésistance aux antibiotiques.). L'évolution des technologies, des modes de production des aliments, le commerce international, les voyages et les modifications sociales, dont la persistance voire l'augmentation de la précarité, ont aussi modifié sensiblement l'environnement et sont à l'origine de l'émergence d'un bon nombre des ces nouveaux risques (infections alimentaires par exemple).

Il convient de ne pas exagérer l'importance des infections émergentes ou ré-émergentes : par exemple, en France l'incidence de la tuberculose continue à décroître ; mais cependant cette décroissance s'est ralentie (figure 33) et elle se répartit inégalement dans les différentes couches sociales. Les nouveaux risques infectieux cités ci-dessus correspondent réellement à de nouvelles menaces pour la santé publique, soit universelles (pandémie grippale) soit circonscrites à certains groupes de population (précarité, toxicomanes, immunodéprimés...), dont la maîtrise passe par une meilleure détection, une meilleure compréhension

Figure 33 **Évolution des cas déclarés de tuberculose France métropolitaine, 1984-1996**

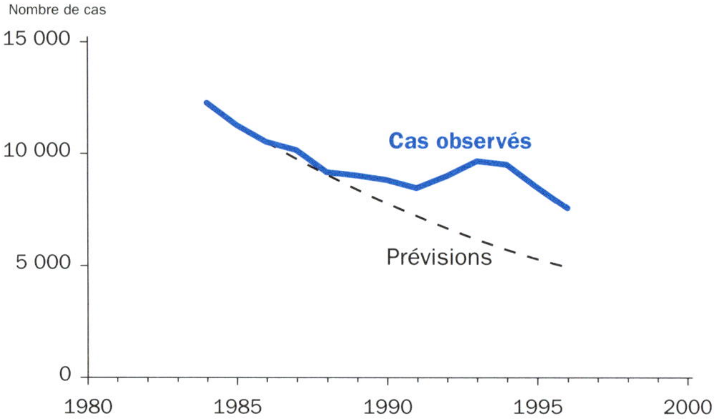

Source : RNSP.

des déterminants et un accès aux soins étendu à l'ensemble de la population.

Les pathologies à prions : une illustration du concept de pathologies émergentes

L'incidence de la maladie de Creutzfeldt-Jakob (MCJ) sporadique est d'environ 1 cas par million d'habitant et son incidence n'a pas varié depuis plusieurs décennies dans tous les pays qui en assurent la surveillance, en particulier la France. Les sujets de plus de 50 ans sont principalement touchés et son évolution est toujours rapidement fatale. Les seuls facteurs de risque clairement identifiés sont de nature génétique. Une étude multicentrique européenne récente suggère certains facteurs de risque environnementaux et alimentaires (consommation de cervelle en particulier). Cependant, le risque attribuable à ces facteurs, dans l'hypothèse où ils seraient de nature causale, est très faible. À cette forme de MCJ et en dehors des rarissimes formes familiales, il faut ajouter la MCJ iatrogène, dont la part essentielle correspond aux enfants traités par certains lots d'hormone de croissance extractive contaminés avec à ce jour environ 50 cas parmi environ 1 000 enfants exposés. Cette catastrophe iatrogène illustre une fois de plus l'importance d'une plus grande sécurité dans l'utilisation des produits biologiques d'origine humaine et animale.

La description d'un nouveau variant de la MCJ (nvMCJ) en 1996 au Royaume-Uni, 10 ans environ après le début de l'épidémie d'encéphalopathie spongiforme bovine (ESB) a d'emblée fait craindre le passage et l'adaptation à l'homme de l'agent bovin par voie orale (consommation des produits d'origine bovine). Deux ans après la publication des premiers cas de nvMCJ, les travaux de recherche fondamentale sur l'agent du nvMCJ ont confirmé l'hypothèse que le prion de l'ESB et celui du nvMCJ sont similaires et donc du passage du bovin à l'homme. L'hypothèse la plus vraisemblable, quant au mode de transmission à l'homme, est la voie orale, en particulier par l'intermédiaire des viandes bovines séparées mécaniquement, les tissus nerveux n'étant pas soustraits. La modélisation de l'épidémie de l'ESB au Royaume-Uni indique que sur 903 000 vaches infectées, 729 000 non encore symptomatiques sont entrées dans la chaîne alimentaire avant les mesures prises dans ce pays. La surveillance des nouveaux cas de nvMCJ après 2 années de recul n'est, cependant, pas en faveur pour le moment d'une épidémie massive chez l'homme (25 cas recensés à ce jour, dont 1 en France). L'estimation de son importance à venir reste, néanmoins, impossible.

La survenue de l'épidémie d'encéphalopathie spongiforme bovine (ESB) au Royaume-Uni correspond à l'adaptation d'un agent transmissible non conventionnel à la race bovine avec une transmission très efficace par l'ingestion de farine de viande et d'os (FVO) d'origine bovine dont le traitement thermique et chimique était insuffisant pour éliminer une contamination par un prion. L'origine de l'agent de l'ESB n'est pas clairement identifiée : agent spécifique au bovin recyclé par l'utilisation des FVO ou agent ovin adapté aux bovins et ensuite recyclé par les FVO. Cette épidémie a été massive au Royaume-Uni (plus de 170 000 cas) et a touché, certes à un degré bien moindre, plusieurs autres pays dont plus particulièrement la Suisse (270 cas), l'Irlande (276 cas), le Portugal (100 cas) et la France (34 cas). Si les mesures prises au Royaume-Uni ont entraîné une réduction massive de l'incidence de la maladie chez les bovins, la maladie continue d'évoluer, certes avec une faible incidence au Royaume-Uni et dans les troupeaux des pays d'Europe continentale avec des voies de transmission, qui pour les cas les plus récents (nouveaux cas nés après l'interdiction des FVO), sont mal comprises (contamination croisée des FVO lors de leur préparation, utilisation frauduleuse de FVO, transmission verticale...). Par ailleurs, la possibilité du passage de l'agent de l'ESB aux ovins existe, la maladie ovine liée à l'agent de l'ESB étant difficilement différentiable de la tremblante classique du mouton d'un point de vue clinique, des tissus infectieux et du mode de transmission. Cette éventualité pourrait faire courir un nouveau risque à l'homme. La compréhension de l'épidémiologie et de la biologie des maladies animales à prions revêt donc un intérêt majeur pour la prévention de leur transmission à l'homme.

L'épidémie de l'ESB, la survenue du nvMCJ et l'épidémie de MCJ chez les enfants traités par l'hormone de croissance illustrent les dangers potentiels que peuvent faire courir à la santé publique humaine les infections à prions et les technologies modernes quand elles sont insuffisamment maîtrisées. Les infections à prions correspondent tout à fait au concept des infections émergentes discuté ci-dessus.

La résistance aux antibiotiques

L'évolution de la résistance aux antibiotiques concerne la plupart des bactéries responsables des infections les plus courantes : *Hæmophilus influenzae*, *Streptococcus pneumoniæ*, salmonelles, shigelles, *Neisseria gonorrhoæ*, Streptocoque du groupe A, *Escherichia coli.* À titre d'exemple, en France, la sensibilité diminuée du pneumocoque à la pénicilline G est passée en 10 ans de 0,5 % (1984) à 32 % (1994, et atteint près de 80 % en 1996 ; cependant, la prévalence de la multirésistance du bacille tuberculeux (izoniazide et rifampicine) demeure stable à environ 0,5 %.

Le développement des résistances est d'autant plus préoccupant que son futur est difficilement prévisible, que les dispositifs de surveillance épidémiologique ne permettent pas actuellement de disposer d'informations fiables et précises à la fois sur les résistances à l'hôpital et les résistances dans la population et que très peu de nouvelles molécules d'antibiotiques ont été découvertes lors des deux dernières décennies.

Les déterminants de la diffusion des résistances aux antibiotiques sont : la transmission interindividuelle des souches résistantes et l'exposition des populations aux antibiotiques, que ce soit à l'hôpital, en médecine de ville ou en médecine vétérinaire. L'exposition d'une population aux antibiotiques a des conséquences écologiques qui se traduisent par une augmentation de la résistance des bactéries aux antibiotiques utilisés. Par ailleurs les aspects qualitatifs de l'exposition des populations aux antibiotiques semblent au moins aussi importants que les aspects quantitatifs dans la détermination de cette évolution. Ainsi les doses et les durées d'utilisation semblent avoir une influence sur le portage du pneumocoque ayant une sensibilité diminuée à la pénicilline G (faibles doses et durée longue). Mais d'un point de vue épidémiologique, la compréhension des relations entre l'exposition aux antibiotiques des populations et l'évolution des résistances bactériennes est loin d'être parfaite et ce qui concerne un couple bactérie/antibiotique n'est pas directement extrapolable à un autre couple bactérie/antibiotique. Par ailleurs, l'utilisation des antibiotiques chez l'animal, que ce soit sous la forme de facteurs de croissance, d'aliments médicamenteux (prophylaxie) ou du traitement d'animaux malades entraîne l'apparition de résistances qui peuvent ensuite être transmises à l'homme. C'est particulièrement le cas pour *Salmonella typhimurium* qui a acquis un haut niveau de résistance multiple chez l'animal (bovin principalement) pour être ensuite transmis à l'homme par les aliments contaminés (première cause de salmonellose chez l'homme, l'enfant principalement). De ces deux facteurs (transmission interindividuelle et exposition aux antibiotiques), le seul sur lequel il semble possible d'agir pour espérer maîtriser cette évolution est l'utilisation des antibiotiques.

Afin de définir les stratégies les plus adaptées pour maîtriser l'évolution des résistances bactériennes, il est nécessaire :
– de mieux comprendre les dynamiques écologiques des résistances bactériennes dans les populations et leurs relations avec l'exposition aux antibiotiques avec une meilleure surveillance et des études pharmaco-épidémiologiques qui s'intéressent à la fois à l'utilisation des anti-infectieux et aux résistances bactériennes ;
– de promouvoir le bon usage des antibiotiques par l'évaluation préalable des connaissances et les pratiques de prescription auprès des médecins, les connaissances et les attitudes de consommation auprès du public, le développement de guides diagnostiques, thérapeutiques et préventifs pour les infections respiratoires communautaires hautes et basses, le développement de stratégies éducatives auprès des médecins et du public et l'évaluation des interventions mises en œuvre portant à la fois sur la prescription, la consommation des antibiotiques et la résistance bactérienne.

La politique vaccinale

La politique de vaccination en France est établie par le ministère en charge de la Santé à partir des avis du Conseil supérieur d'hygiène publique de France, sur la base des recommandations du Comité technique des vaccinations (CTV). La création de ce comité en 1985 répondait au souci du ministère de disposer d'une expertise spécialisée dans le domaine de la vaccination, dans un contexte d'évolution rapide du calendrier vaccinal résultant de la combinaison de multiples facteurs, au premier rang desquels on peut citer :
– les objectifs très ambitieux de contrôles de certaines maladies établis au niveau international (élimination au niveau européen voire éradication au niveau mondial). Si de tels objectifs permettent à terme d'espérer l'interruption des vaccinations spécifiques, ils nécessitent dans un premier temps un renforcement des stratégies de vaccination. Ainsi l'objectif d'élimination de la rougeole s'est traduit par l'adjonction d'une seconde dose de vaccin et des campagnes de rattrapage ciblées sur certaines tranches d'âge seront probablement nécessaires en France ;
– le contexte épidémiologique international. L'épidémie de diphtérie qui sévit dans les nouveaux états indépendants a conduit à

la recommandation d'un rappel pour les voyageurs se rendant en zone d'endémie. La surveillance épidémiologique déterminera s'il est nécessaire d'ajouter de nouveaux rappels chez l'adulte ;
– la très importante réduction de la circulation des agents pathogènes induite par des niveaux élevés de couverture maintenus pendant de longues périodes, conduisant à des modifications des caractéristiques épidémiologiques de la maladie. Ainsi la très faible circulation de *Bordetella pertussis*, agent de la coqueluche, a entraîné l'absence de rappel naturel chez les grands enfants et la constitution d'un pool de jeunes adultes susceptibles qui constituent une source de contamination des nourrissons avant qu'ils n'aient achevé la série vaccinale. Ce phénomène à l'origine d'une résurgence en France des coqueluches graves des très jeunes nourrissons a nécessité l'adjonction d'un rappel chez l'adolescent, rendu possible par la disponibilité depuis le début de l'année 1998 des nouveaux vaccins contre la coqueluche dits acellulaires. La surveillance épidémiologique permettra de décider de l'opportunité de rappels additionnels ;
– la commercialisation de nouvelles combinaisons vaccinales. L'introduction récente dans le calendrier de vaccination du nourrisson de nouveaux antigènes vaccinaux (*Hæmophilus influenzæ* b, hépatite B) a stimulé la mise au point de nouvelles combinaisons vaccinales permettant de limiter le nombre d'injections. Si les recherches fondamentales portant sur l'immunité muqueuse permettent d'espérer à terme la mise au point de vaccins administrables par voie orale ou intra-nasale, la *priorité* reste, pour les années à venir, dans la mise à disposition du corps médical de combinaisons sures et efficaces. À cet égard la commercialisation, attendue dans un avenir proche, d'un vaccin hexavalent incluant la composante hépatite B facilitera l'augmentation de la couverture vaccinale pour cet antigène chez le nourrisson, actuellement inférieure à 50 % ;
– la mise au point de nouveaux vaccins. Un nombre important de nouveaux vaccins sont actuellement à différents stades d'expérimentation. Il conviendra pour chacun d'eux de s'interroger sur la pertinence de leur intégration au calendrier vaccinal, sur la base de données épidémiologiques mais aussi économiques et sociologiques. Une demande d'autorisation de mise sur le marché au niveau européen est actuellement en cours d'examen pour un vaccin anti-rotavirus qui devrait être disponible en France début 1999. Parmi les vaccins attendus prochainement figurent au premier plan les vaccins conjugués contre le pneumocoque et le méningocoque C, qui seront efficaces dès les premiers mois de vie et de durée de protection supérieure à celle des vaccins actuellement disponibles.

– l'évolution des données scientifiques. Les vaccins contre l'hépatite ont été commercialisés avec l'indication de rappels tous les 5 ans. Les études récentes, disposant d'un plus long recul, permettent d'affirmer que la protection conférée par la primo-vaccination dure au moins 10 ans et probablement bien plus longtemps, ce qui devrait conduire à la révision de la politique en matière de rappel dans le calendrier français ;

Cependant, la mise en œuvre d'une politique vaccinale dépasse largement l'élaboration du calendrier de vaccination. En effet, pour que celui-ci soit appliqué de manière effective un certain nombre de conditions doivent être remplies.
– le calendrier doit être très largement diffusé et justifié auprès des professionnels de santé et du public. La multiplicité des acteurs de la vaccination en France rend difficile la dissémination de l'information concernant la vaccination, situation expliquant probablement en grande partie la stagnation de la couverture vaccinale à l'âge de 2 ans contre la rougeole, la rubéole et les oreillons au-dessous de 85 %. Les outils tels que le Guide des vaccinations ou les campagnes de promotion de certaines vaccinations menées par le Comité français d'éducation pour la santé montrent les efforts récents faits dans ce domaine. L'informatisation des cabinets médicaux permettant la mise en place de réseaux représente à cet égard un espoir d'amélioration de la communication dans les deux sens concernant la vaccination ;
– cette amélioration est d'autant plus fondamentale que les objectifs d'élimination/éradication ne peuvent se satisfaire d'une proportion même faible de la population échappant à la vaccination. L'élimination de la rougeole nécessitera, comme le confirment l'expérience des pays scandinaves et les modèles mathématiques, des couvertures supérieures à 95 % pour les deux doses. La vaccination ne peut plus se concevoir dans un tel contexte comme un choix individuel mais dans une démarche collective nécessitant l'adhésion de tous. Cette adhésion est d'autant plus difficile à obtenir que des niveaux élevés de couverture entraînent la quasi-disparition des maladies et que la crainte des effets secondaires de la vaccination peut prendre le pas sur celle de la maladie ;
– enfin des outils de suivi et d'évaluation de la politique vaccinale sont indispensables. Il s'agit essentiellement de la mesure de la couverture vaccinale, de l'évaluation de l'efficacité vaccinale, du suivi des effets secondaires et de la surveillance épidémiologique.

La mesure de la couverture vaccinale en France repose essentiellement sur l'exploitation des certificats de santé du 24e mois.

Des efforts pour améliorer sa réactivité et son exhaustivité sont encore nécessaires. Il convient également de continuer à réaliser, lors de phénomènes épidémiques, des enquêtes permettant d'estimer, dans les conditions réelles de leur utilisation, le pouvoir protecteur des vaccins. Le suivi des effets secondaires des vaccins a, de par leur administration à des sujets sains, des spécificités qui justifient au sein de l'Agence du médicament le développement d'une expertise propre au domaine de la vaccino-vigilance. Enfin la surveillance épidémiologique constitue l'outil essentiel permettant de vérifier l'impact des activités de vaccination et de suggérer les adaptations nécessaires du calendrier.

Cette surveillance épidémiologique est particulièrement importante dans le cadre des objectifs d'interruption de la circulation des agents pathogènes car ils nécessitent l'identification de tous les cas ou infections résiduelles. Ainsi un renforcement de la surveillance des entérovirus est en cours de mise en œuvre en France dans le contexte de l'éradication de la poliomyélite. L'objectif d'élimination de la rougeole nécessitera de même l'identification et la confirmation biologique de tous les cas suspects en vue d'une éventuelle investigation. Ces nouvelles modalités de surveillance requièrent un renforcement de la collaboration entre cliniciens, biologistes et épidémiologistes qui ensemble pourront contribuer à la réalisation des politiques de vaccination permettant la disparition de certains de ces fléaux.

C H A P I T R E Q U A T R E

Les déterminants de l'état de santé

Le Haut Comité de la santé publique a souhaité aborder dans le présent rapport des déterminants de l'état de santé qui n'avaient pas été retenus comme prioritaires en 1994. Ainsi, après avoir analysé les consommations de substances psychoactives (tabac, alcool, drogues), d'autres comportements individuels comme la conduite sur la route et les comportements sexuels à risque ont été étudiés. Il a jugé nécessaire par ailleurs d'introduire un dossier consacré aux déterminants liés à l'environnement physique et au travail.

Le rapport du HCSP de 1994 distinguait, parmi les déterminants prioritaires de l'état de santé, les **problèmes de précarité et d'insertion sociale** des questions plus générales d'**accès aux soins et à la prévention** des populations défavorisées.

Un groupe de travail du HCSP a entamé, depuis 1996, une réflexion importante sur « la progression de la précarité en France et ses effets sur la santé » et son rapport a été rendu public en février 1998[1]. L'accent y a été mis, non pas sur « *les formes extrêmes de la précarité que sont l'exclusion et la grande pauvreté* » mais sur « *les difficultés quotidiennes croissantes d'un nombre important de ménages qui vivent dans une situation d'instabilité sociale et sont fragilisés par les mutations socio-économiques* ».

1. *La progression de la précarité en France et ses effets sur la santé*, Rapport au HCSP d'un groupe de travail présidé par J.-D. Rainhorn, février 1998, à paraître.

Cette perte des sécurités économique, sociale, familiale... habituelles pourrait concerner environ 20 % de la population vivant en France. La dégradation de la situation économique individuelle peut conduire à un chômage persistant, à la multiplication d'emplois précaires, à une dégradation des conditions de vie... et peut s'accompagner d'un sentiment de dévalorisation entraînant une souffrance psychique qui s'oppose au maintien en bonne santé.

Aux différences d'état de santé que l'on peut mettre en évidence entre catégories socioprofessionnelles s'ajouterait donc l'effet propre d'une précarisation socio-économique croissante d'une partie de la population.

C'est ainsi que le nombre de demandeurs d'emploi de plus d'un an d'ancienneté est passé de 846 000 en 1992 à 1 089 000 en 1996, que le nombre d'allocataires du RMI est passé de 575 000 en 1992 à 904 000 en 1996, l'ensemble des allocataires de minima sociaux passant de 2 830 000 à 3 163 000[2].

Au-delà des mesures générales d'intégration et de cohésion sociale visant à prévenir le développement des phénomènes de précarisation dans la population, le groupe de travail insiste sur les mesures permettant d'améliorer l'accès aux services médicaux et sociaux des populations démunies, objectif du rapport 1994 du HCSP.

En effet, on estime qu'en 1996, 16 % de l'ensemble de la population n'étaient pas couverts par un dispositif complémentaire de protection sociale et que les trois quarts d'entre eux ne disposaient pas non plus de l'aide médicale gratuite ni de l'exonération du ticket modérateur. Autant dire que plusieurs millions de personnes à bas revenus ne peuvent bénéficier que d'un accès limité aux soins et en particulier aux soins dentaires et ophtalmologiques. Rappelons que le taux moyen de remboursement par l'assurance maladie pour l'ensemble des biens et actes médicaux est identique en 1995 (74 %) à ce qu'il était quinze ans auparavant alors qu'il est demeuré supérieur à 90 % en Allemagne et au Royaume-Uni. À ces difficultés financières s'ajoute la complexité des procédures administratives qui entraîne une méconnaissance des droits, une mauvaise application des règlements, et des barrières psychologiques évidentes. Aussi la garantie de l'accès aux soins pour tous annoncée par le Gouvernement en mars 1998 dans le cadre d'un programme de prévention et de lutte contre les exclusions, devrait permettre un progrès en direction de l'objectif du rapport 1994 du HCSP.

2. *Données sur la situation sanitaire et sociale en France*, Ministère de l'Emploi et de la Solidarité, Sesi, La Documentation française, 1998.

La réforme comprend une partie, incluse dans la loi du 29 juillet 1998, qui a pour but d'améliorer la situation concrète des personnes démunies par la mise en œuvre de programmes régionaux d'accès à la prévention et aux soins et la réaffirmation de la mission sociale de l'hôpital. Au-delà, la réforme vise à la création d'une couverture maladie universelle, à la garantie d'une protection complémentaire pour les plus démunis et à l'institution de la dispense d'avance de frais.

Les déterminants liés aux comportements individuels et à l'environnement social

En 1994, dans son rapport *La Santé en France*, le Haut Comité de la santé publique soulignait l'importance de lutter contre la mortalité prématurée évitable. Parmi les 60 000 décès annuels considérés comme évitables il notait que 40 000 sont liés aux habitudes de vie, notamment :
– les décès par cancer du poumon de 25 à 64 ans, lié à la consommation de tabac,
– les décès par cancer des voies aéro-digestives supérieures de 25 à 64 ans, lié à la consommation de tabac et d'alcool,
– les décès par alcoolisme de 15 à 64 ans,
– les décès par accident de la circulation de 5 à 64 ans lié aux comportements à risque.

Ainsi, tout naturellement, le Haut Comité de la santé publique recommandait de mener des politiques volontaristes dans les domaines de la lutte contre l'alcoolisme et le tabagisme ainsi que dans celui de la circulation routière. Il ajoutait une place particulière à la lutte contre la toxicomanie et à la prévention de l'infection VIH et des maladies sexuellement transmissibles.

Il apparaît donc utile de dresser maintenant un bilan auquel il peut être assigné un double objectif. D'une part, pour chaque thème souligné par le HCSP, il y aura lieu d'observer si les objectifs qu'il avait retenus en termes d'indicateurs sont en voie d'être atteints et d'identifier les actions qui ont été menées. D'autre part, il peut être nécessaire de discuter les éventuelles évolutions du contexte propre à chaque thème en particulier sur le plan conceptuel.

Dans les pages suivantes, les principaux déterminants liés aux comportements individuels et à l'environnement social sont analysés : consommations d'alcool, usage du tabac, toxicomanies, comportements dangereux sur la route et comportements sexuels à risque.

Les consommations d'alcool

En 1994, dans son rapport *La Santé en France*, le Haut Comité de la santé publique proposait de poursuivre trois objectifs d'ici l'an 2000 dans le domaine de la lutte contre la consommation abusive ou la dépendance à l'alcool :
– diminuer de 20 %, la consommation moyenne d'alcool pur par adulte de plus de 15 ans,
– réduire les conduites dommageables et leurs conséquences sanitaires et sociales,
– réduire les disparités régionales en amenant l'ensemble des régions au niveau des régions les moins consommatrices.

Diminuer la consommation moyenne d'alcool pur par adulte

Bien que la consommation moyenne d'alcool pur par adulte de plus de 15 ans soit en baisse constante, l'objectif de consommation fixé pour l'an 2000 à 11,3 litres sera difficile à atteindre.

Depuis le milieu des années soixante, la consommation en France ne cesse de décroître.

La consommation moyenne par adulte de 15 ans ou plus est passée respectivement de 22,3 litres en 1970, 20,6 litres en 1980 et 16,6 litres en 1990. Pour l'année 1996, cette diminution porte la consommation moyenne à 15,6 litres (figure 1).

Figure 1 **Consommation moyenne d'alcool par adulte de 15 ans ou plus**

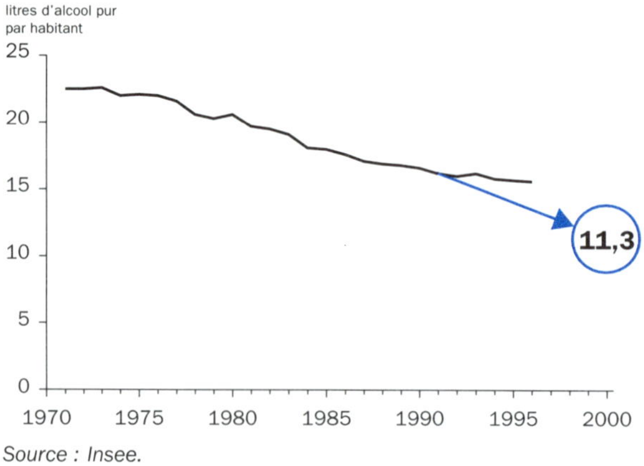

Source : Insee.

Sur les deux dernières années, la diminution de consommation n'atteint que 0,6 % par an, ce qui n'est évidemment pas suffisant pour atteindre l'objectif.

Le vin constitue encore les deux tiers de la consommation totale d'alcool pur avec le maintien voire la croissance de la consommation de vins d'appellation d'origine contrôlée ou de qualité supérieure.

En fait la baisse de consommation n'est pas uniforme dans les différentes parties de la population et recouvre des situations très contrastées.

Une modification des comportements : de nouvelles modalités de consommation chez les jeunes

Après un infléchissement de la consommation d'alcool entre 1984 et 1991 chez les jeunes, la consommation s'est accrue en 1994 et 1995 (tableau 1).

Tableau 1 **Évolution de la consommation d'alcool chez les jeunes de 1991 à 1995**
(en pourcentage)

	1991	1994	1995
Consommation régulière	7	4	5
Consommation occasionnelle	40	43	60
Abstinents	53	53	35

Source : CFES.

En 1995, 65 % des jeunes de 12 à 18 ans contre 47 % en 1991 déclaraient consommer de l'alcool. Les comparaisons de la consommation des dix dernières années montrent que les adolescents ne boivent pas plus mais qu'il y a moins d'abstinents chez les 13-14 ans et les 15-16 ans.

Cette augmentation de consommateurs d'alcool parmi les jeunes touche aussi bien les filles que les garçons.

Les jeunes délaissent le vin en tant que boisson quotidienne du repas pour privilégier une consommation dite « d'agrément » portant sur les vins « haut de gamme ». La bière et les alcools forts sont les boissons préférées des jeunes sur l'ensemble du territoire. La consommation d'alcools forts a doublé entre 1991 et 1995 ; la proportion de consommateurs d'alcools forts parmi les jeunes est passée de 25 à 47 % durant ces quatre années.

La singularité des conduites d'alcoolisation chez les jeunes par rapport aux adultes tient à la fréquence de consommation intense et discontinue, essentiellement le week-end, parfois associée à celle de psychotropes et de drogues illicites.

Réduire les conduites d'alcoolisation dommageables et leurs conséquences sanitaires et sociales

Les conséquences directes de la consommation excessive d'alcool sur la santé peuvent être repérées par les décès de causes principales, psychose alcoolique et alcoolisme, cirrhose alcoolique, et dans une certaine mesure, cancer des voies aériennes supérieures.

Après avoir rappelé les limites de ces indicateurs de mortalité (cirrhoses non exclusivement liées à l'alcool ; accidents et suicides liés partiellement à l'alcool...), le Haut Comité de la santé publique recommandait de suivre dans le temps leur évolution afin de surveiller les conséquences de santé à long terme des consommations excessives.

Si pour toutes causes confondues, les taux de mortalité par alcoolisme (psychose alcoolique et cirrhose) tant pour les hommes que pour les femmes ont chuté de presque 40 % en 15 ans, il y a lieu de noter depuis 1992 un ralentissement de cette décroissance qui se confirme en 1996 (figure 2).

Figure 2 **Mortalité par alcoolisme (psychose alcoolique et cirrhose)** (taux comparatifs lissés de 3 ans en 3 ans)

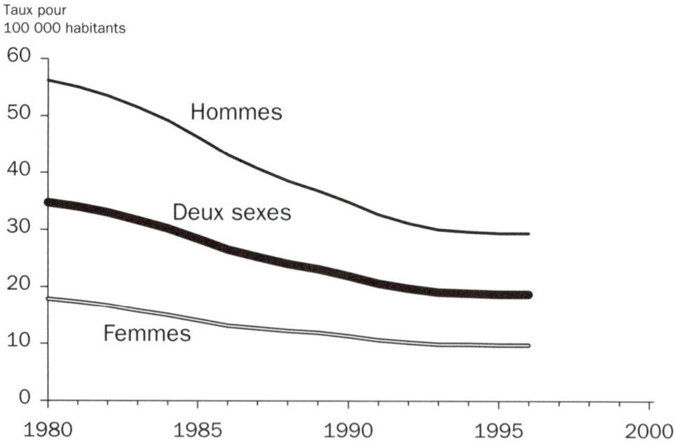

Source : Inserm SC8.

De plus, chez les femmes une augmentation des cancers des voies aériennes supérieures liée également à l'augmentation du tabagisme a été observée dans la période récente (cf. le chapitre *Les indicateurs de l'état de santé, « les cancers »*).

Réduire les disparités régionales en amenant l'ensemble des régions au niveau des régions les moins consommatrices

L'analyse des Baromètres santé adultes 93/94 et 95/96 et du Baromètre santé nutrition 96 confirme que la distribution géographique de la consommation globale d'alcool et sa répartition en « buveurs de vin » et « buveurs de bière » ne correspondent plus à l'opposition nord-sud traditionnelle. Il semble que les disparités régionales se soient récemment amenuisées en ce qui concerne la consommation de vin et que les consommations moyennes élevées de bière et d'alcools forts se rencontrent maintenant d'une manière dispersée sur le territoire. Par contre le taux plus élevé du pourcentage de buveurs de bière dans le nord-est du pays demeure net.

Globalement, il ne semble pas qu'au cours des quatre dernières années la consommation moyenne d'alcool des régions ait rejoint celle des régions les moins consommatrices.

Les mesures de lutte contre le risque de consommation dommageable d'alcool en France

Durant les dix dernières années, des éléments nouveaux sont apparus dans le champ de la santé publique concernant les consommations d'alcool.

D'une part, ce sont les comportements vis-à-vis de nombreuses substances psychoactives, dont l'alcool, qui pourraient faire l'objet d'approches communes. D'autre part, le concept de « bénéfice de santé » associé à une consommation modérée d'alcool s'est développé.

Le risque lié à l'alcool, aux comportements addictifs et aux conduites à risque

L'ensemble des politiques publiques vis-à-vis des consommations de produits à risque a été jusqu'à maintenant essentiellement focalisé sur la nature du produit. On peut ainsi identifier des politiques publiques visant l'alcool et l'alcoolisme au même titre que le tabac et le tabagisme, les drogues illicites et la toxicomanie.

Ainsi que vient de le rappeler le rapport du Pr B. Roques[3], les études neuro-bio-pharmacologiques montrent que l'ensemble de ces substances agissent sur un ou plusieurs médiateurs, entraînant des modifications de comportements chez les consommateurs avec des caractéristiques cliniques souvent identiques. D'un point de vue scientifique, il est logique de regrouper ces comportements sous le cadre générique de comportements vis-à-vis de substances psychoactives.

3. *Problèmes posés par la dangerosité des « drogues »*. Rapport du Pr B. Roques au secrétaire d'État à la santé, mai 1998.

Les comportements peuvent être regroupés sous trois rubriques essentielles : les comportements d'usage, les comportements d'abus et les comportements de dépendance.

Ainsi, le comportement de dépendance quel que soit le produit a été progressivement individualisé et a ouvert la notion de conduites addictives définies dès 1990.

L'addiction est définie comme le processus par lequel un comportement, pouvant permettre à la fois de produire du plaisir et d'écarter ou d'atténuer une sensation de malaise interne, est utilisé d'une façon caractérisée par l'impossibilité répétée de contrôler ce comportement et sa poursuite en dépit de la connaissance de ses conséquences négatives.

Par elles-mêmes, ces conduites addictives sont susceptibles d'entraîner des dommages, mais de plus elles sont liées structurellement à d'autres comportements susceptibles de mettre en péril la santé : marginalisation, délinquance, conduites d'excès... L'ensemble de ces conduites doit être regroupé sous le thème de conduites à risques dépassant le simple cadre des seules conduites addictives.

Les consommations modérées d'alcool et la santé

La mise en évidence répétée d'un risque abaissé de cardiopathies ischémiques chez les buveurs déclarant une consommation équivalant à 1 à 2 verres de vin par jour, par rapport aux non buveurs, dans de nombreux pays ayant des habitudes culturelles différentes, laisse penser qu'il pourrait s'agir d'une association causale dont la situation sanitaire française, dans une certaine mesure, bénéficierait. Popularisé parfois sous le nom de « paradoxe français », ce concept est évidemment d'utilisation délicate en santé publique mais il s'inscrit parfaitement dans la distinction faite plus haut entre comportements d'usage et comportements d'abus voire de dépendance.

Les politiques menées durant les cinq dernières années

En 1994, le Haut Comité de la santé publique recommandait :
– de mener une politique de prévention vis-à-vis des conduites d'alcoolisation,
– de développer l'ensemble des moyens et des structures d'aide aux personnes ayant un problème avec l'alcool,
– de développer les actions en milieu spécifique,
– d'élaborer et mettre en œuvre des programmes régionaux,
– d'augmenter le nombre de personnes compétentes en alcoologie.

Par ailleurs, en 1996, l'OMS, dans une charte européenne sur la consommation d'alcool, recommandait l'élaboration de grands programmes de lutte contre l'alcoolisme dans les États membres. Ces programmes doivent définir des objectifs précis, des indicateurs de résultats et suivre les progrès accomplis afin qu'ils puissent être actualisés après évaluation. Le bureau européen de l'OMS propose que cette stratégie englobe la législation, le commerce, les prix, l'accès à l'alcool, la publicité.

Force est de constater que les pouvoirs publics n'ont pas défini, au cours des cinq dernières années, de plan global de lutte contre l'alcoolisme.

Outre le traditionnel déni français sur l'alcoolisme et le poids que représente le « produit alcool » dans l'économie nationale, l'absence de définition d'une politique résulte ainsi vraisemblablement de la difficulté d'utiliser concrètement le concept d'addiction. En effet, ce concept global semble aujourd'hui plus adapté à la définition d'une politique de prévention qu'à l'organisation de la prise en charge des comportements d'abus et de dépendance.

D'après le rapport du Pr Ph.-J. Parquet[4], la substitution de la notion de comportement à celle de produit doit permettre une construction plus efficace des messages de prévention, où il importe de faire comprendre à chacun que ses comportements à risque peuvent engendrer des conséquences néfastes pour sa santé.

Ce concept devient plus difficilement opérant lorsqu'il s'agit de construire un système de prise en charge. Est-il envisageable de généraliser des unités de soins accueillant sans distinction le jeune toxicomane héroïnomane et le consommateur excessif d'alcools forts, l'homme adulte à intoxication éthylique exclusive et la jeune femme polymédicamentée et tabagique ? Le développement de structures de ce type ne peut se concevoir que dans le champ de l'expérimentation avec un processus d'évaluation rigoureux et peut-être réservé à des tranches de population (par exemple : prise en charge des conduites addictives de l'adolescence...).

Bien entendu, l'absence de plan global national de lutte contre l'alcoolisme n'a pas empêché la conduite d'actions de santé tant dans le champ du système de prévention que dans celui des soins.

La politique de prévention

La politique de prévention a porté autant sur l'offre que sur la demande d'alcool.

---

4. Parquet Ph.-J., *Pour une politique de prévention en matière de comportements de consommation de substances psychoactives,* Éd. CFES, Vanves, 1997, 107 p.

La réglementation concernant l'offre d'alcool vise essentiellement à contrôler les débits de boissons, à assurer la protection des mineurs et à encadrer la publicité sur les boissons alcoolisées. À cette fin, la loi du 10 janvier 1991 dite loi Evin limitait les conditions de promotion du « produit alcool ».

Depuis 1991, les arrêtés utiles à son application n'ont pas tous été publiés. Le volet « alcool » de la loi a été progressivement vidé de son contenu par des amendements successifs (publicité par affichage dans les zones de production, règlement des buvettes sur les stades sportifs...).

Ce contexte est-il favorable à une évaluation de la loi Evin, telle qu'elle a été réglementairement lancée, le 24 mars 1997 ? La diminution globale du nombre de litres d'alcool pur moyen consommés par les Français dans une période où la loi est demeurée inappliquée risque d'amener à conclure à l'absence d'intérêt de légiférer dans ce domaine. Il convient de rappeler que l'alcoolisme reste en France un problème majeur de santé publique et que, malgré ses imperfections et ses limites, la loi Evin revêt un caractère symbolique fort permettant l'émergence d'une culture de santé publique nouvelle concernant les comportements à risque vis-à-vis de l'alcool.

La prévention vis-à-vis de la demande a fait appel essentiellement à des campagnes nationales « un verre, ça va... trois verres, bonjour les dégâts ! », « Tu t'es vu quand t'as bu ? » et « l'alcool, où en êtes-vous ? ». On s'aperçoit que progressivement ces campagnes ont intégré la notion de responsabilisation du citoyen. Cette notion est-elle adaptée à tous les publics, notamment les plus jeunes ?

Localement ces campagnes ont été relayées par les structures associatives avec des résultats variables liées à la diversité des moyens disponibles d'une région à l'autre. Mais la prévention dans son ensemble souffre de dissonances nombreuses entre des dispositions réglementaires encourageant la consommation et des messages préventifs de modération. La promotion des consommations modérées fondée sur des arguments de santé n'aide pas à éclaircir le champ de la communication.

La prise en charge des patients

La prise en charge des patients en difficulté avec l'alcool n'a fait l'objet d'aucune redéfinition au cours de ces dernières années. Cependant les équipes d'alcoologie de liaison intra-hospitalières ont été mises en place (circulaire DH/EO4/96 du 10 septembre 1996) et la promotion du travail en réseau a été encouragée (circulaire DGS/SP3 du 19 novembre 1996).

La mission des équipes d'alcoologie de liaison est d'aider à la prise en charge des problèmes pour l'ensemble de l'établissement tant en direction des patients alcooliques qu'en direction des équipes soignantes.

Leurs objectifs sont les suivants :
– sortir du déni habituel et être capable d'aborder les problèmes avec les malades,
– aider à l'expression d'une demande d'aide et de prise en charge,
– orienter le patient vers l'équipe d'alcoologie pendant l'hospitalisation et vers les « structures de suite » au moment de la sortie.

Cette orientation nouvelle de la politique hospitalière n'a pas encore fait l'objet d'une évaluation.

Prenant en compte les orientations définies par le HCSP, la direction générale de la Santé a tenté de répondre à la nécessité d'une prise en charge précoce et globale des consommateurs abusifs ou dépendants de l'alcool, en assurant la promotion du travail en réseau. Cette politique s'articule autour de trois axes :
– l'information et la sensibilisation des médecins généralistes,
– le soutien à la création d'équipes d'alcoologie de liaison,
– la mise en réseau et la formation des différents acteurs. Pour cette action, 6 millions de francs ont été engagés en 1996 et 1997 afin de soutenir le travail réalisé dans les 20 régions françaises qui avaient retenu l'alcool comme déterminant prioritaire de santé lors des conférences régionales de santé (8 d'entre elles ont lancé un programme régional).

L'usage du tabac

Trois millions de personnes décèdent actuellement chaque année dans le monde à cause du tabac. Dans l'Union européenne le nombre de décès dus au tabac est estimé à 548 000 par an. Les prévisions pour 2010-2020 sont de 10 millions de morts par an dans le monde dont les deux tiers dans les pays en voie de développement. On s'attend en particulier à une progression très importante des morts féminines. D'ici 10 à 30 ans la mortalité par cancer du poumon chez la femme dépassera sans doute celle par cancer du sein.

En 1990, on estimait en France à 60 000 le nombre de décès liés au tabac, dont 5 000 décès féminins. En fonction des tendances actuelles de consommation, des prévisions pessimistes pour 2025 sur la mortalité liée au tabagisme pourraient être envisagées (160 000 morts dont 50 000 chez la femme, soit une multiplication par 10).

Pour le HCSP, la lutte contre le tabagisme est un enjeu majeur de

santé publique et nécessite la mise en place d'une politique volontariste. En 1994, quatre objectifs ont été retenus pour l'an 2000 :
- diminuer de 30 % la quantité de tabac vendue,
- diminuer de 25 % la proportion de fumeurs réguliers dans la population adulte,
- diminuer de 35 % les proportions de fumeurs réguliers et de fumeurs occasionnels chez les 12-18 ans,
- diminuer la proportion de femmes qui continuent de fumer durant leur grossesse.

Diminuer de 30 % la quantité de tabac vendue

La quantité de tabac vendue chaque année en France diminue. De 1991 à 1997, elle est passée de 103 870 tonnes à 92 300 tonnes, soit une diminution de 11,2 % en 6 ans. Les données les plus récentes montrent toutefois une reprise des ventes (de 1,1 % pour les cigarettes et de 4 % pour les cigares lors du premier semestre 1998).

Depuis 1992, la consommation moyenne par adulte de plus de 15 ans a diminué d'environ 10 %, la consommation de tabac total passant de 6,1 à 5,5 g/j, la quantité de tabac fumé sous forme de cigarettes passant de 5,7 à 5,0 g/j (figure 3).

Pour atteindre l'objectif fixé par le HCSP à l'an 2000, il faudrait enregistrer une baisse de 5 % par an entre 1996 et 2000. Sur les trois dernières années, la baisse moyenne annuelle est d'environ 3 %.

Cependant, si depuis 1991 les achats de cigarettes ont baissé de 14,5 %, la consommation de tabac en vrac a augmenté de 43 %. De fait, l'augmentation du prix des cigarettes a certainement favorisé le déplacement de la consommation vers le tabac en vrac et notamment le tabac à rouler. En raison de sa faible part dans le marché du tabac (4,8 % des quantités de tabac vendues en 1990, 7,4 % en 1996), l'achat de ce type de produit de moindre coût ne compense pas, cependant, la désaffection pour les cigarettes.

La consommation de tabac en France se situe dans la moyenne de celle des pays européens (tableau 2).

L'analyse des statistiques européennes confirme l'existence d'un lien entre la consommation de cigarettes et leur prix de vente. Ainsi, la Grèce qui connaît la consommation la plus élevée parmi les pays européens a également le prix le plus bas. De même, les pays qui ont commencé dès le début des années quatre-vingt une politique de hausse des prix du tabac connaissent aujourd'hui la consommation la plus faible, c'est en particulier le cas des pays scandinaves.

L'Insee estime qu'une hausse de 1 % du prix du tabac induirait une baisse de consommation de 0,3 % au bout de trois ans. Réciproquement, une augmentation de 1 % des revenus des

Figure 3 **Consommation moyenne de tabac par adulte de 15 ans et plus**

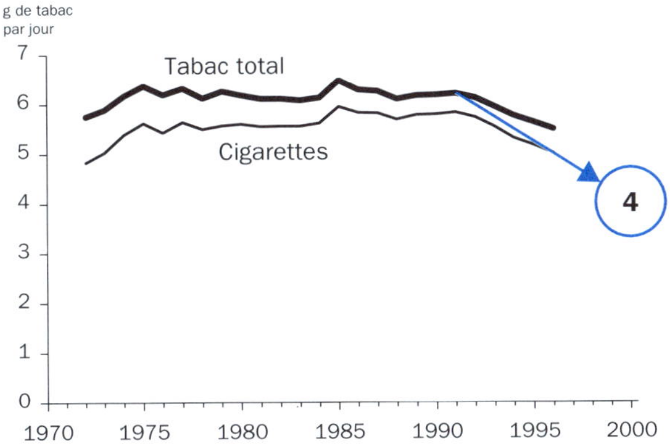

Source : Insee, Seita.

Tableau 2 **Consommation de tabac dans l'Union européenne en 1996** (consommation de cigarettes par personne de plus de 15 ans et par jour)

	consommation de cigarettes
Grèce	9,3
Irlande	6,4
Espagne	6,1
Allemagne	5,5
Autriche	5,4
Portugal	5,4
France	5,2
Italie	5,0
Belgique	4,9
Royaume-Uni	4,8
Danemark	4,2
Pays-Bas	3,4
Suède	3,2
Finlande	3

Source : Insee.

ménages, sans augmentation parallèle du prix du tabac, entraînerait une augmentation de 0,3 % de la consommation.

Diminuer de 25 % la proportion de fumeurs réguliers dans la population adulte

En 1996, on a pu estimer qu'il existait en France 13,5 millions de fumeurs (8 millions d'hommes et 5,5 millions de femmes).

L'analyse des enquêtes « santé » 1980 et 1991-1992, et de l'enquête sur les conditions de vie des ménages de 1996 permet de définir plus précisément la population des fumeurs, notamment des fumeurs réguliers.

Sont considérés comme fumeurs ou fumeuses réguliers, les individus déclarant fumer tous les jours au moins une cigarette ou le cigare ou la pipe.

Depuis une quinzaine d'années, la proportion de fumeurs réguliers dans la population des adultes de 18 ans et plus diminue chez l'homme et augmente chez la femme.

Ainsi le pourcentage de fumeurs chez les hommes est passé respectivement entre 1980 et 1996 de 46 à 35 % et celui des femmes de 17 à 21 %. Il était respectivement de 38 et 19 % en 1991.

Le pourcentage de fumeurs varie en fonction de l'âge : il est maximum dans la tranches 25-39 ans chez l'homme et 18-29 ans chez la femme. Cependant l'évolution durant la période 1980-1996 semble pour les deux sexes globalement identique quel que soit l'âge (figure 4).

Figure 4 **Évolution de la proportion de fumeurs selon l'âge**

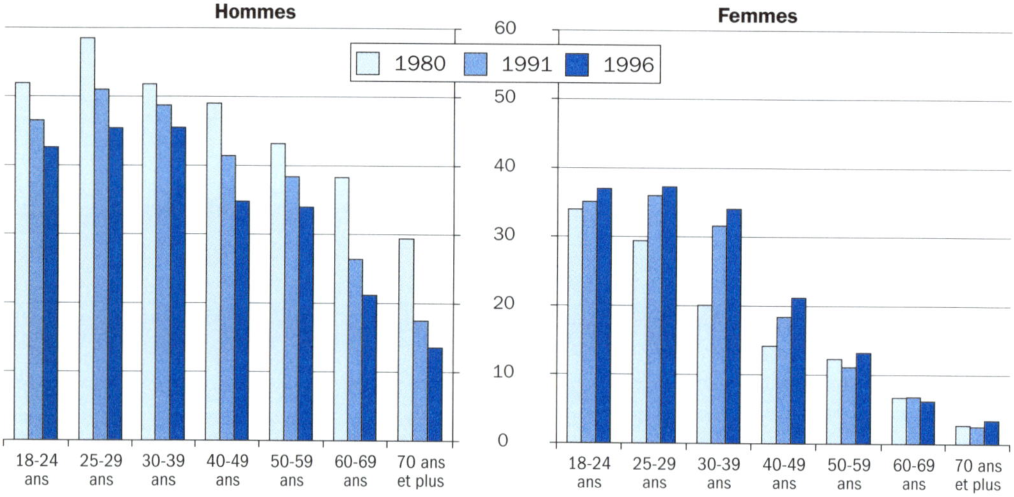

Source : enquêtes santé 1980, 1991-1992, enquête conditions de vie des ménages 1996, Insee.

Ces variations sont également observés pour toutes les catégories socioprofessionnelles, mise à part la catégorie des femmes cadres (figure 5).

En revanche la proportion de fumeurs est fortement liée à la catégorie socioprofessionnelle : chez les hommes, on constate que ce sont les ouvriers qui sont les plus nombreux à fumer suivis des

Figure 5 **Évolution de la proportion de fumeurs selon la catégorie socioprofessionnelle**

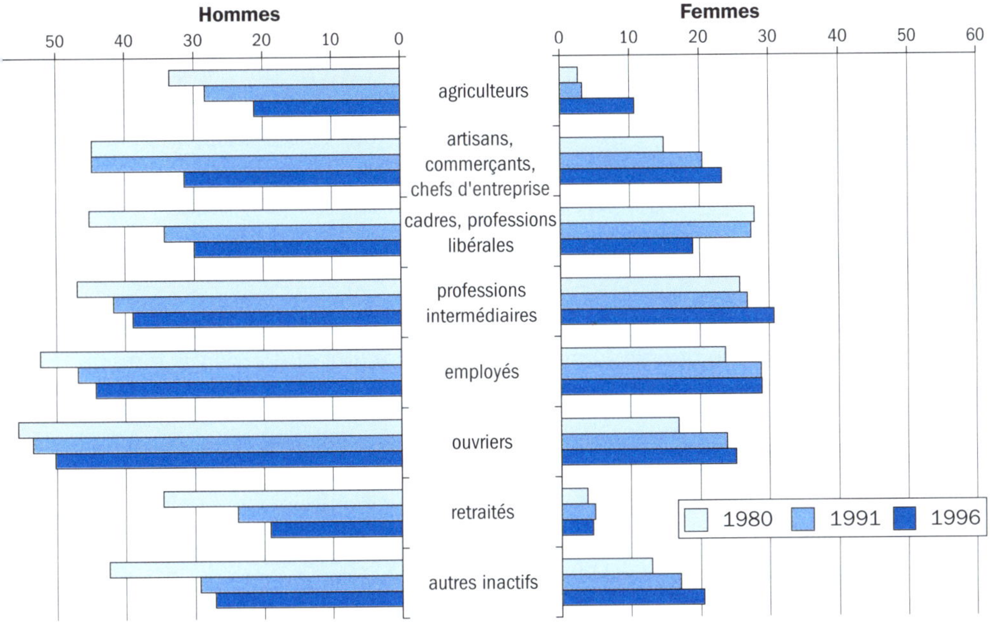

Source : enquêtes santé 1980, 1991-1992, enquête conditions de vie des ménages 1996, Insee.

employés et des cadres (respectivement 50 %, 44 % et 30 %) alors que chez les femmes ce sont les professions intermédiaires et les employées qui fument le plus (31 % et 29 %) puis les ouvrières. Il est remarquable que la seule catégorie féminine qui diminue sa consommation dans la période récente est celle des cadres (de 8 % entre 1991 et 1996) alors qu'en 1991 elle était la catégorie la plus touchée par le tabagisme.

Durant l'année 1996, selon une étude du CFES, 15 % des fumeurs déclaraient avoir augmenté leur consommation au cours de l'année, alors que 34 % déclaraient l'avoir réduite.

L'objectif de réduction de 25 % de la proportion de fumeurs réguliers dans la population pour l'an 2000, proposé par le HCSP en 1994, apparaît difficilement réalisable. Cet objectif impliquerait que l'on puisse atteindre une proportion de fumeurs chez les hommes d'environ 30 % (35 % en 1996) et d'environ 15 % chez les femmes (21 % en 1996).

Diminuer de 35 % les proportions de fumeurs réguliers et de fumeurs occasionnels chez les 12-18 ans

La proportion d'adolescents qui fument a beaucoup diminué depuis le début des années quatre-vingt et a tendance aujourd'hui à se stabiliser autour de 35 %.

Il est important de noter que cette proportion n'évolue plus depuis 1992. L'objectif de 20 % maximum de fumeurs parmi la tranche des 12-18 ans en l'an 2000 proposé par le HCSP en 1994 semble difficile à atteindre et nécessitera une volonté politique forte ainsi que l'instauration de stratégies de prévention nouvelles (figure 6).

En 1996, la prévalence du tabagisme est presque identique chez les garçons et chez les filles contrairement à la population adulte.

Actuellement près d'un tiers des jeunes de 12 à 18 ans fument ne serait-ce que de temps en temps et parmi eux 9 sur 10 fument régulièrement (au moins une cigarette par jour).

L'âge moyen d'initiation à l'usage de la cigarette est aujourd'hui de 14 ans et bien entendu la prévalence dépend beaucoup de l'âge, puisqu'à 18 ans 60 % des adolescents sont fumeurs (tableau 3).

Le comportement tabagique des adolescents est lié au comportement tabagique de leur entourage. On peut constater que les amis ont une influence importante aussi bien pour commencer à fumer que pour s'arrêter.

Les parents jouent également un rôle décisif dans le comportement tabagique de leur enfant lorsqu'ils fument eux-mêmes ou

Figure 6 **Évolution de la prévalence du tabagisme chez les jeunes de 12-18 ans**

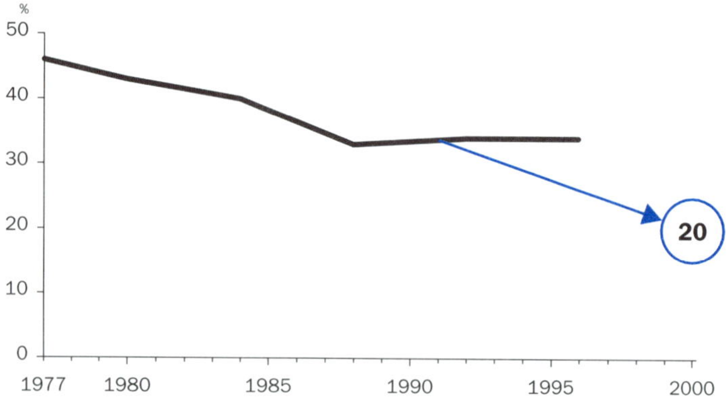

Source : CFES.

Tableau 3 **Distribution du nombre de fumeurs selon l'âge chez les adolescents**

12-13 ans	Moins de 1 sur 10 fume
14-15 ans	Près de 1 sur 3 fume
16-17 ans	1 sur 2 fume
18 ans	6 sur 10 fument

Source : CFES.

lorsqu'ils ont une attitude plus ou moins permissive vis-à-vis de ce comportement.

Il existe également un lien entre la catégorie socioprofessionnelle des parents et le tabagisme des adolescents. Plus la catégorie sociale est élevée, plus les jeunes disposent d'argent de poche et plus ils sont fumeurs.

Au plan international, les jeunes Français n'apparaissent pas parmi les plus nombreux à déclarer avoir déjà essayé de fumer. En revanche, dans l'enquête menée par l'OMS dans 21 pays, la France se situe au 7e rang à 11 ans, 3e à 13 ans et 9e à 15 ans pour la proportion de fumeurs réguliers.

Diminuer la proportion de femmes qui continuent de fumer durant leur grossesse

L'enquête de santé périnatale effectuée en 1981 et en 1995 montre que le pourcentage de femmes fumant pendant leur grossesse a augmenté.

Si le pourcentage de femmes fumant au moins une cigarette par jour avant leur grossesse est passé de 27 % en 1981 à 39 % en 1995, le pourcentage de femmes fumant au troisième trimestre de leur grossesse a suivi la même évolution puisqu'il est passé de 15 % à 25 % soit actuellement une femme sur quatre.

Les politiques menées entre 1994 et 1998

En 1994, le Haut Comité de la santé publique recommandait :
– d'augmenter de 15 % chaque année les taxes sur le tabac de manière à parvenir en l'an 2000 à une augmentation de 70 % du prix de vente au détail.
– d'organiser une action spécifique auprès des professionnels de santé au titre de l'exemplarité.
– de mettre largement à disposition des fumeurs les techniques médicamenteuses et non médicamenteuses validées d'aide à l'arrêt du tabac.
– d'intégrer la lutte contre le tabagisme dans les programmes scolaires et d'intensifier les actions d'éducation pour la santé en milieu scolaire de manière à retarder l'âge de début du tabagisme.
– d'aider les femmes enceintes à éviter de fumer en leur proposant le recours d'un service approprié.

Depuis 1994, la lutte contre le tabagisme doit être envisagée dans une perspective internationale. En effet, les grands manufacturiers de cigarettes sont des compagnies multinationales, qui adoptent une stratégie mondiale.

Ainsi, aux États-Unis, l'année 1996 a été marquée par une négociation entre les trois plus grands producteurs de tabac, et les procureurs généraux de certains États de l'Union.

L'accord, qui finalement ne sera sans doute pas validé au niveau fédéral, prévoyait essentiellement d'échanger l'impossibilité d'intenter à l'avenir tout procès aux producteurs pour des raisons de santé contre le paiement sur 25 ans d'une somme de 368 milliards de dollars.

Dans tous les cas, la situation actuelle des producteurs aux États-Unis et dans de nombreux pays européens les pousse à développer une plus grande agressivité commerciale dans les pays en voie de développement.

En Europe, la proposition d'une directive d'interdiction de la publicité des produits du tabac est restée en discussion pendant près de 10 ans. Plusieurs pays sont en effet opposés pour des raisons économiques à l'interdiction de la publicité sur le tabac.

Le 4 décembre 1997, le conseil des ministres de la santé européen est parvenu à un accord sur l'interdiction de la publicité directe et indirecte pour le tabac et du parrainage par les producteurs de tabac d'activités culturelles et sportives.

Le délai de transposition en droit national est de trois ans à compter de la publication de la directive au Journal officiel avec cependant un délai plus long pour la presse écrite (4 ans) et le parrainage (5 ans). Une dérogation particulière a été autorisée en ce qui concerne les courses automobiles de Formule 1, pour lesquelles le délai de transposition en droit national sera de huit ans sans toutefois aller au-delà du 1er octobre 2006. Le texte prévoit une dérogation permettant aux États qui, comme la France, disposent dès à présent d'une réglementation plus contraignante, de maintenir ce dispositif.

Il faut par ailleurs noter que l'interdiction de la publicité sur le tabac ne s'appliquera pas aux publications qui sont éditées et imprimées dans les pays tiers et qui ne sont pas principalement destinées au marché communautaire.

Les actions de prévention contre le tabagisme menées en France portent aussi bien sur l'offre que sur la demande.

Action sur l'offre de produits

La première réglementation pour les produits du tabac date du 9 juillet 1976. La loi Veil limitait la publicité pour les cigarettes notamment par affichage, en l'autorisant dans la presse écrite sous certaines conditions. Elle interdisait également la distribution à titre gratuit de tabac. Dans son article 4, la loi précisait aussi qu'aucune offre, remise ou distribution d'objets d'usage ou de consommation courante autres que les objets servant directement à la consommation du tabac ou des produits du tabac ne peut être faite s'ils portent la marque, le nom ou l'emblème publicitaire d'un produit du tabac.

La loi Veil, si elle avait le mérite d'exister et de constituer la première réglementation en la matière, a cependant connu des difficultés de mise en œuvre car elle n'était pas intégrée dans un dispositif global et était relativement peu appliquée par les tribunaux.

La loi Evin du 10 janvier 1991, entrée en vigueur le 1er janvier 1993, est venue modifier et renforcer le dispositif législatif de 1976. Elle interdit toutes les formes de publicité sur le tabac, qu'elles soient directes ou indirectes. Depuis l'entrée en vigueur de la loi, l'observatoire des publicités du tabac a constaté une diminution de 95 % des dépenses illicites de publicité.

Par ailleurs, la loi Evin a instauré la possibilité pour les pouvoirs publics d'augmenter librement les taxes, qui représentent plus de 70 % du prix de vente, en mettant le tabac hors des indices des prix, ce qui a conduit à une augmentation de 77 % du prix du paquet de cigarettes en 5 ans (figure 7).

Depuis novembre 1993 il est également interdit de fumer dans les lieux publics. Cette législation vise d'une part à lutter contre le tabagisme passif et d'autre part à limiter les effets d'imitation qui favorisent l'usage du tabac.

Six observatoires régionaux de la Santé ont publié en décembre 1995 une enquête relative à l'évaluation de l'application de la législation relative à la protection des non fumeurs[5]. Cette enquête révèle qu'une entreprise sur deux n'a pas mis en place de dispositif particulier et qu'au niveau de l'Éducation nationale cette réglementation n'est pas respectée (45 % des enfants, 40 % des surveillants et 20 % des enseignants ont été vus avec une cigarette au sein d'un établissement).

---

5. ORS Bourgogne, Centre, Champagne-Ardenne, Limousin, Haute-Normandie, Poitou-Charentes,*Évaluation de l'application de la législation relative à la protection des non-fumeurs*, 1995, 59 p.

Figure 7 **Consommation journalière moyenne de tabac par adulte de 15 ans et plus comparée à l'évolution de son prix relatif**

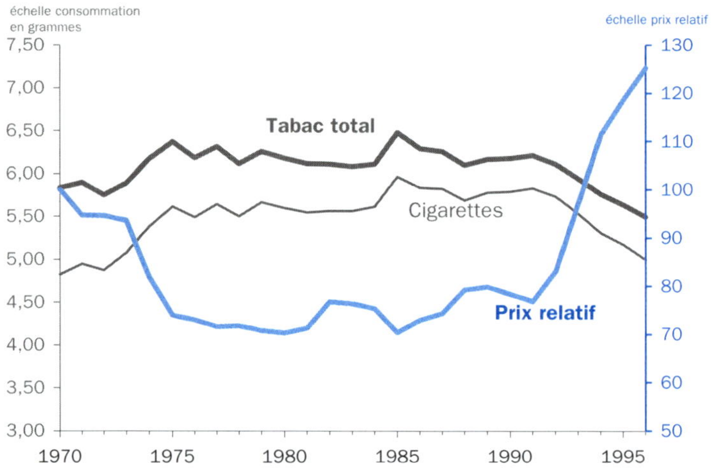

Convention Seita : 1 cigarette = 1 cigare = 1 cigarillo = 1 gramme.

Sources : Insee, Seita.

Si, depuis janvier 1993, l'interdiction de la publicité sur le tabac a été respectée, d'autres formes de promotion se sont développées, telles que par exemple la subvention de soirées privées par les producteurs de tabac avec distribution gratuite de cigarettes.

Sur le plan de la formation sanitaire et de l'éducation, l'État et la Cnamts consacrent environ 20 à 25 millions de francs par an pour des campagnes de prévention à la télévision et des actions sur le terrain. Il ne semble pas qu'il existe une coordination réelle des différents intervenants dans ce domaine.

Action sur la demande

Il est important de rappeler que les conséquences du tabagisme sur l'état de santé ne sont pas toutes irréversibles et que l'arrêt du tabac quel que soit l'âge est favorable. La vitesse avec laquelle les effets délétères s'amenuisent varie selon les risques (relativement rapide pour le risque vasculaire, elle est beaucoup plus lente pour les cancers et surtout pour les insuffisances respiratoires). Il est par conséquent essentiel d'agir pour favoriser l'arrêt de la consommation de tabac.

Plus l'initiation au tabac est précoce, plus le risque de développer une maladie liée au tabagisme est important. Agir auprès des jeunes est donc prioritaire mais pour cela il faut inciter les adultes à arrêter de fumer pour éviter le phénomène d'imitation.

La dépendance au tabac résulte de différents facteurs : pharmacologique, social et psychologique. L'industrie pharmaceutique a développé certaines méthodes d'aide au sevrage nicotinique. Les médicaments à base de nicotine permettent au fumeur de suivre un déconditionnement progressif de ses habitudes tabagiques sans connaître les symptômes désagréables du sevrage.

L'efficacité des méthodes gomme à mâcher, timbre... varie en fonction du degré de motivation et de dépendance du sujet. Leur association permet d'obtenir des résultats sensiblement supérieurs à ceux de chacun d'eux. L'efficacité de ces méthodes peut être renforcée par un soutien psychologique.

Des méthodes non médicamenteuses d'aide au sevrage se sont également développées. Il est cependant difficile d'en déterminer précisément l'efficacité. Les conseils répétés du médecin traitant, sans être une méthode de sevrage en soi, sont certainement une technique efficace dans la lutte contre le tabagisme.

Les difficultés rencontrées sont cependant de deux ordres. D'une part, les médecins généralistes manquent encore trop souvent de crédibilité du fait qu'un pourcentage non négligeable d'entre eux sont des fumeurs. D'autre part, la formation des médecins généralistes en matière d'aide au sevrage tabagique est encore insuffisante.

Enfin, l'impact de méthodes qui ne s'appliquent qu'aux demandeurs spontanés d'une aide à l'arrêt du tabac reste extrêmement faible, même si ces méthodes sont efficaces.

Les toxicomanies

En matière de lutte contre la toxicomanie, le Haut Comité de la santé publique recommandait en 1994 d'axer les actions autour de trois objectifs :
– réduire la consommation d'héroïne sans augmentation de la consommation de cocaïne ou de ses dérivés,
– réduire l'apparition de problème de santé chez les toxicomanes, en particulier les nouvelles contaminations par le virus du sida et des hépatites,
– favoriser l'insertion sociale.

Réduire la consommation d'héroïne sans ɿgmentation de la consommation de cocaïne ou de ses dérivés

Les statistiques disponibles dans le domaine de la consommation de drogues illicites sont, en raison du statut de celles-ci, éparses et fragmentées.

Parmi les sources de données existantes, certaines nous permettent d'estimer l'évolution de la consommation de drogues illicites en France. Ce sont essentiellement les données issues du fichier national des auteurs d'infractions à la législation sur les stupéfiants

(Office central de la répression du trafic illicite de stupéfiants, Ocrtis), les statistiques des services de prise en charge et de suivi des toxicomanes ainsi que les enquêtes réalisées pour les Baromètres santé du CFES.

Les interpellations pour usage ou usage-revente de stupéfiants

Entre 1980 et 1995, les interpellations pour usage et usage-revente de stupéfiants sont passées de 10 187 à 62 325 (figure 8).

Figure 8 **Interpellations pour usage simple et usage-revente de stupéfiants, selon les produits, 1980-1995**

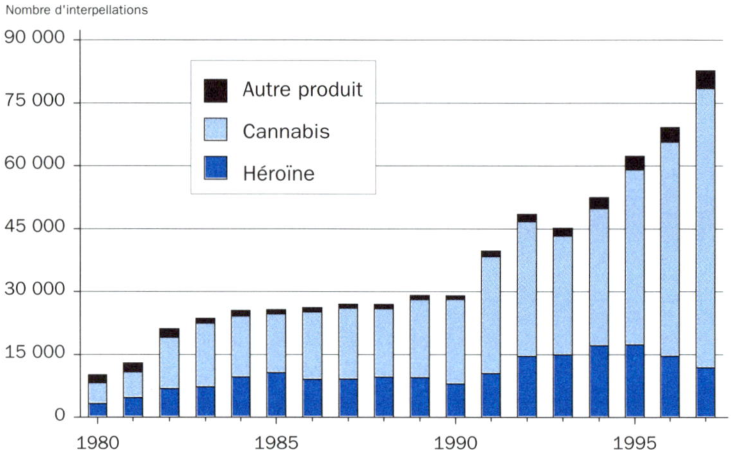

Source : Octris.

Entre 1992 et 1995, cette augmentation a été de plus de 25 % avec une augmentation constatée pour la seule année 1995 de 19 %.

Cette augmentation concerne tous les types de drogues mais porte essentiellement sur les interpellations pour usage de cannabis. Le nombre des interpellations pour usage simple et usage-revente d'héroïne se maintient pour les années 1992 et 1993, voire augmente légèrement pour les années 1994 et 1995 (figure 9).

Ces augmentations peuvent en partie s'expliquer par une plus grande efficacité des services de police dans la lutte contre la toxicomanie. Cette explication ne doit pas masquer cependant l'augmentation de la prise de produits toxiques illégaux en France dont un des effets peut être mesuré par le taux de recours des toxicomanes aux établissements sanitaires et sociaux.

Figure 9 **Interpellations pour usage simple et usage-revente de stupéfiants, 1972-1997**

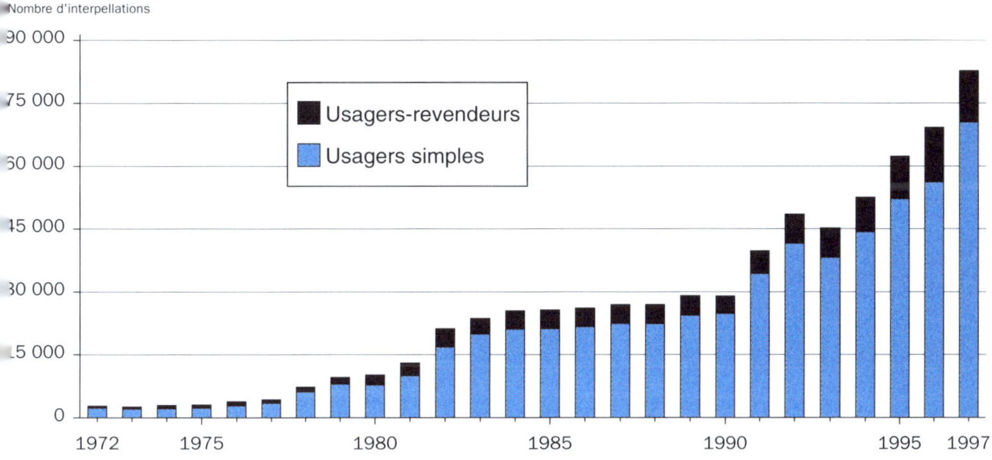

Source : Octris.

Le recours des toxicomanes aux établissements sanitaires et sociaux

Le nombre de recours aux centres spécialisés est passé de 31 762 en 1990 à 64 738 en 1995, soit une augmentation de plus de 100 % (figure 10). Pour la seule année 1995, cette progression a été de plus de 22 %.

Figure 10 **Évolution du nombre de recours annuels aux centres spécialisés dans le traitement des toxicomanies**

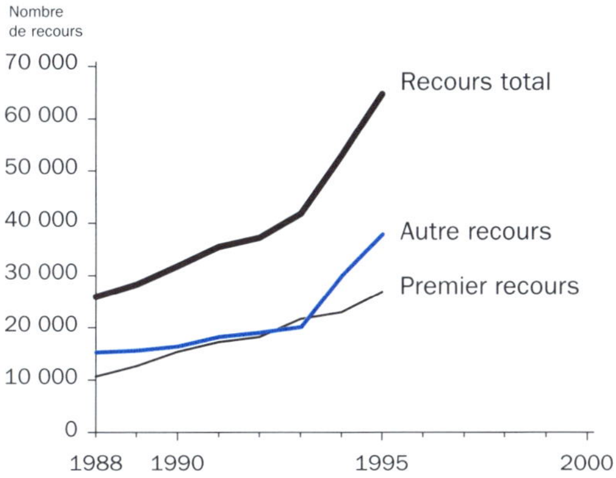

Source : Sesi, Octris.

L'analyse des admissions pour toxicomanie dans le système sanitaire et social permet également de mesurer la progression des types de drogues consommées dans la population admise. Chaque année, en novembre, le Sesi réalise une enquête dans l'ensemble des établissements du système sanitaire et médico-social afin de connaître le recours des toxicomanes.

En 1995, 10 871 admissions ont été prononcées pour utilisation d'héroïne, soit une augmentation de près de 70 % pour cette substance en 5 années (figure 11).

Figure 11 **Évolution du nombre de consommateurs d'héroïne pris en charge dans les structures de prise en charge sanitaires et sociales**

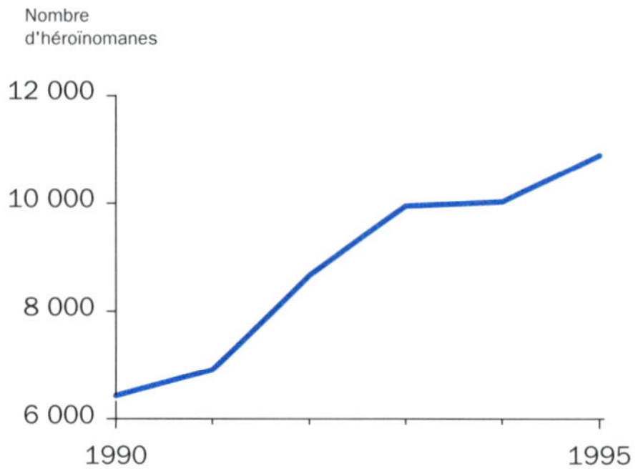

Source : Sesi, Octris.

Les enquêtes de comportement des populations

Consommation des adultes

D'après l'enquête Baromètre Santé adultes 95/96 la proportion de personnes déclarant avoir consommé de la drogue au cours de leur vie est en légère augmentation par rapport à 1992 (12 % en 1992 contre 16 % en 1995), alors que la proportion de personnes déclarant avoir consommé une drogue au cours de 12 derniers mois reste stable (4 % en 1992 et 1995).

Le cannabis reste le produit le plus consommé et la déclaration de sa consommation au cours de la vie a augmenté entre 1992 et 1995 (15 % en 1995 contre 11 % en 1992).

La consommation de drogue au cours de la vie est liée au sexe et à l'âge. Ainsi les hommes sont plus nombreux à déclarer ce type de comportement ; ils sont 21 % a avoir consommé au moins une fois de la drogue contre 11 % des femmes.

Les jeunes sont également plus nombreux à consommer : 32 %

pour les 18-24 ans, alors que cette proportion n'est que de 1,5 % pour les 60-75 ans.

Par ailleurs, le nombre d'étudiants déclarant avoir consommé de la drogue au cours de leur vie est en augmentation depuis 1992 : 24 % en 1995 contre 17,5 % en 1992.

Une enquête réalisée en 1995 dans les centres de sélection des armées (DCSSA) auprès des jeunes hommes de 18 à 22 ans a permis d'étudier la consommation de drogue grâce à un entretien réalisé par un médecin et grâce aux analyses d'urine. Les résultats montrent :
– le cannabis reste le produit le plus consommé : 19 % des personnes déclarent en avoir consommé au cours des trois derniers mois et il est présent dans 16 % des analyses d'urine,
– la cocaïne et l'héroïne sont déclarées par 0,7 % et 0,6 % des sujets et un test positif est révélé dans moins de 0,2 % des cas.

Par ailleurs, l'expérimentation de la consommation de drogue est également liée à la catégorie socioprofessionnelle. Ainsi, les cadres, les professions intermédiaires et les étudiants sont plus nombreux à avoir expérimenté une drogue au cours de leur vie que les autres groupes socioprofessionnels.

Consommation des adolescents

Les chiffres les plus récents concernant la consommation de drogue par les adolescents datent de 1993. On constate qu'un jeune scolarisé sur 7 en a déjà fait l'expérience et ce pourcentage est de 22 % chez les jeunes en insertion dont la moitié déclare en avoir consommé au moins 10 fois.

L'enquête nationale sur les adolescents menée par M. Choquet et S. Ledoux (Inserm) en 1994[6] montre que, parmi les 11-19 ans, 85 % n'ont jamais pris de drogue, 6 % en ont expérimenté une ou deux fois, 3 % en ont pris entre trois et neuf fois et 5 % en ont pris au moins dix fois.

Le haschisch est le produit le plus consommé par les adolescents (12 %) par rapport à la cocaïne (1,1 %) et l'héroïne (0,9 %).

La proportion de consommateurs réguliers (au moins 10 fois) représente près de 40 % des consommateurs de hachisch ou de marijuana alors que cette proportion n'est plus que de 20 % parmi les usagers des autres produits.

Les garçons sont plus consommateurs (18 %) que les filles (12 %).

6. Choquet M., Ledoux S., *Adolescents*, Éd. Inserm, Paris, 1994, 346 p.

Il existe des différences selon les âges : 6 % des garçons et 3 % des filles de 11 à 13 ans ont fait l'usage d'un produit illicite ; 39 % des garçons et 22 % des filles de 18 ans et plus ont fait l'usage d'un produit illicite.

Parmi les consommations de produits psychotropes, la consommation de produits illicites représente 15 % dont 1/8ᵉ concerne le hachisch et 1/100ᵉ les drogues dites « dures ». L'enquête confirme une surconsommation des enfants de cadres, des élèves fréquentant le lycée et des jeunes dont les parents sont séparés.

Les jeunes qui vont au café, en « boîte » ou qui « traînent » dans la rue ont un risque de toxicomanie quatre fois supérieur aux autres.

Un produit nouveau : l'ecstasy

Depuis plusieurs années, on peut constater une plus grande diversité des produits utilisés par les toxicomanes. De fait, si la consommation d'héroïne a tendance à se tasser, les consommateurs de drogues et notamment les plus jeunes, se sont tournés vers d'autres produits adoptant parfois des comportements de polytoxicomanie.

L'ecstasy, introduit en France dans les années quatre-vingt, est un produit de synthèse qui a dans un premier temps été présenté comme un produit psychotrope stimulant et aphrodisiaque.

Dans les années quatre-vingt-dix, ce produit réservé d'abord à un petit nombre de personnes dans les milieux « branchés », s'est répandu au sein d'un public plus large et plus jeune et n'est plus utilisé comme « pilule du bonheur » mais comme stimulant et euphorisant.

L'apparition de certains courants musicaux (House, Techno...) a accompagné le développement de la consommation d'ecstasy par le biais notamment des « rave-parties » (rassemblements d'un nombre parfois très élevé de jeunes et d'adolescents).

Les interpellations pour usage d'ecstasy ont fortement augmenté de 32 interpellations en 1990 à 1 122 en 1995.

Les études les plus récentes (expertise collective Inserm 1998[7]) ont démontré la toxicité de l'ecstasy, celle-ci pouvant même entraîner la mort du sujet.

Les effets de l'ecstasy réunissent schématiquement plusieurs éléments : l'euphorie, l'empathie, un bien-être corporel... Les effets néfastes du produit sont complexes et apparaissent généra-

7. Inserm, *Ecstasy : des données biologiques et cliniques aux contextes d'usage*, Insem, Expertises collectives, Paris, 1998.

lement après plusieurs prises d'ecstasy. Il s'agit surtout de troubles anxieux et d'états dépressifs accompagnés d'insomnie. L'usager peut aussi connaître des troubles de la tension artérielle, des palpitations, tremblements, nausées ainsi que des phénomènes d'amnésie et de confusion.

La recherche pilote sur l'ecstasy menée en 1997 par l'Observatoire français des drogues et des toxicomanies (OFDT) montre que la population concernée est plutôt jeune et masculine. On considère que 70 % des usagers ont entre 18 et 25 ans. Cependant, contrairement à l'usage de cannabis, la proportion d'adolescents est faible : 4 % en 1995.

Parmi les sujets de l'échantillon, 45 % d'entre eux ont une activité salariée, 22 % sont étudiants et 20 % exercent une activité libérale ou artistique. Ils sont pour la plupart d'entre eux célibataires. S'il s'agit principalement d'une population masculine, il faut tout de même noter que la proportion de femmes consommant de l'ecstasy est deux fois plus élevée que celle consommant du cannabis.

En matière de prévention, et malgré l'imprécision des données, il apparaît que les connaissances des usagers sur la toxicité de l'ecstasy sont très insuffisantes. La plupart d'entre eux ne se considèrent pas comme toxicomanes.

Les usagers d'ecstasy fréquentent peu les centres spécialisés, ceux qui sont amenés à le faire sont soit des polytoxicomanes qui considèrent leur consommation d'ecstasy comme « anecdotique », soit des usagers qui ont connu des complications physiques ou psychologiques.

En conclusion, l'objectif du HCSP visant à réduire la consommation d'héroïne ne semble pas atteint, par ailleurs l'apparition de nouveaux produits et de nouveaux modes de consommation oblige à définir des stratégies de prévention.

Réduire l'apparition de problèmes de santé chez les toxicomanes

La mortalité des toxicomanes n'est pas connue avec précision. On estime cependant que pour l'année 1995, un millier de toxicomanes sont décédés du sida. En ce qui concerne le nombre de décès par surdose, les données de l'Octris indiquent une augmentation jusqu'en 1992 (500 cas), suivie d'un plateau jusqu'en 1995[8]. Durant cette dernière période, entre 200 et 250 décès supplémentaires pour lesquels l'usage de drogue est spécifié comme cause de décès associée peuvent être individualisés annuellement.

8. Observatoire français des drogues et toxicomanies, *Drogues et toxicomanies*, 1996, 127 p.

Le nombre de nouveaux cas de sida chez les toxicomanes intraveineux a chuté brutalement au 2e trimestre 1996 à la suite d'une période de stabilisation de 1992 à 1995. Entre 1996 et 1997, il a diminué de 55 %. Bien entendu les informations sont très parcellaires en ce qui concerne l'évolution de la contamination par le VIH chez les toxicomanes. Les données réunies en Aquitaine montrent une diminution continue du nombre annuel de toxicomanes intraveineux qui découvrent leur séropositivité depuis le début des années quatre-vingt-dix (cf. le chapitre *Les indicateurs de l'état de santé, « les maladies transmissibles »*).

Les politiques menées entre 1994 et 1998

En 1994, le Haut Comité de la santé publique recommandait de :
– promouvoir la prévention et la prise en charge des personnalités fragiles et à risque au moment de la préadolescence,
– réduire le recours à l'injection en développant la politique de substitution,
– réduire le délai entre la première injection et le premier recours aux soins,
– promouvoir l'éducation à la santé des toxicomanes en utilisant les lieux de contact, les échanges de seringues,
– améliorer l'intégration socio-économique des toxicomanes et l'accentuation des politiques de la ville,
– améliorer la santé mentale en accroissant la capacité des centres spécialisés de soins aux toxicomanes.

Afin de prévenir l'apparition des problèmes de santé, dans le cadre d'une politique de diminution des risques, diverses mesures ont été promues.

La substitution

Le plan gouvernemental du 21 septembre 1993 a mis en place de nouvelles modalités de prise en charge des toxicomanes dont la substitution représente l'une des orientations.

La circulaire du 9 novembre 1993 proposait de développer la pratique de la substitution qui demeurait alors sous-utilisée.

Le cadre d'utilisation de la méthadone permettait à toute institution médico-sociale associative ou hospitalière pouvant garantir une prise en charge globale des toxicomanes, de solliciter jusqu'à 50 places permettant le recours à la méthadone.

La politique actuelle de substitution s'appuie désormais sur le recours à deux types de produits : la méthadone et le Subutex®, dont le cadre d'utilisation a été défini par la Commission consultative des traitements de substitution créée le 7 mars 1994.

La méthadone peut être prescrite par tous les centres spécialisés de soins aux toxicomanes. Les médecins généralistes ont été associés à la prescription de ce traitement après une première phase de suivi en centre spécialisé.

En 1996, dix nouveaux départements ont vu la création de centres spécialisés de soins aux toxicomanes avec prescription de méthadone et on estime qu'en 3 ans, environ 84 centres ont été autorisés à proposer des traitements de substitution. Ces centres permettent en 1996 de suivre 4 000 personnes auxquelles il faut ajouter 600 personnes sous méthadone suivies en ville.

Depuis le 31 juillet 1995 le Subutex® est autorisé sur le marché et il est disponible en officine depuis février 1996.

Ce médicament peut être prescrit par tout médecin traitant après un examen médical dans le cadre d'une thérapeutique globale de prise en charge. Il concerne les patients qui ont une dépendance majeure aux opiacés et qui sont déjà suivis en médecine de ville. En septembre 1996, 19 000 personnes bénéficient d'une prise en charge par le Subutex® .

Le 31 mars 1995 ont été mis en place des comités départementaux en vue de suivre la politique de substitution. Leur objectif est, d'une part de contribuer à l'organisation de la prescription de médicaments de substitution par la mise en place de réseaux entre centres spécialisés de soins aux toxicomanes, médecins et pharmaciens, et, d'autre part, de conseiller les professionnels de santé et de veiller à la bonne utilisation des nouveaux médicaments de substitution.

La relance de l'injonction thérapeutique

Définie à l'article L 628-1 du code de la santé publique, l'injonction thérapeutique, dénommée ainsi depuis une circulaire ministérielle de 1984, semblait avoir été définitivement abandonnée au début des années quatre-vingt.

Malgré deux circulaires de 1987 favorables à la mise en œuvre de l'injonction thérapeutique, il faudra attendre le début des années quatre-vingt-dix pour que celle-ci soit enfin intégrée dans un dispositif global (plan gouvernemental de lutte contre la drogue du 21 septembre 1993).

Une circulaire interministérielle du 28 avril 1995 relative à l'harmonisation des pratiques relatives à l'injonction thérapeutique prévoit le renforcement de la procédure d'injonction thérapeutique, alternative aux poursuites judiciaires prononcées à l'encontre des usagers de stupéfiants. Le recours à cette procédure ne peut avoir lieu sans procédure judiciaire préalable.

L'injonction thérapeutique représente une alternative aux poursuites judiciaires et ne peut donc être envisagée que si elle est adaptée au toxicomane concerné. La circulaire de 1995 ne prévoit ainsi le recours à cette procédure que pour les usagers de stupéfiants tels que l'héroïne ou la cocaïne ou ceux qui ont une consommation massive de cannabis ou associée à d'autres produits. Par ailleurs, il est prévu de recourir à l'injonction thérapeutique lorsque l'usager est un mineur dont la consommation est importante ou qui est polytoxicomane.

Le suivi thérapeutique est exercé par la Ddass, soit par le médecin inspecteur de la santé, soit par une équipe spécifique.

Les données du ministère de la Justice sur les injonctions thérapeutiques à partir de 1992 montrent que la volonté de relance des mesures d'injonction thérapeutique s'est traduite par une réelle augmentation de celles-ci (tableau 4). On est effectivement passé de 6 149 mesures prononcées en 1993 à 8 630 mesures en 1995.

Ces chiffres cachent cependant d'importantes disparités entre les régions. Elles apparaissent notamment lorsque l'on met en relation le nombre d'injonctions thérapeutiques prononcées et l'activité de la juridiction en matière de stupéfiants. Certaines juridictions semblent encore réticentes à prononcer des injonctions thérapeutiques.

Tableau 4 **Nombre d'injonctions et suivi médico-social de toxicomanes en 1993, 1994, 1995**

	1993	1994	1995
Nombre d'injonctions prononcées	6 149	7 678	8 630
Nombre de personnes ayant eu effectivement un suivi médico-social	4 064	5 760	6 072

Source : DGS, SED.

La promotion des actions de prévention

La prévention se situe tout d'abord très en amont, consistant à prévenir l'ensemble des conduites à risque de l'enfant et de l'adolescent non consommateurs.

Il s'agit donc dans un premier temps de renforcer le travail éducatif auprès des jeunes par des actions de formation de tous ceux qui ont un rôle dans l'éducation.

Un certain nombre de formations ont ainsi été dispensées aux enseignants, éducateurs, personnels travaillant dans les structures d'accueil, policiers... Des actions directes auprès des jeunes ont également été développées sous la forme notamment d'accès direct et anonyme aux informations qu'ils souhaitent.

Les centres information-jeunesse, les centres de documentation et d'information dans les lycées et collèges, les missions locales, les centres sociaux... tiennent ainsi à la disposition des jeunes un certain nombre d'informations sur la toxicomanie. Par ailleurs des actions éducatives par le biais d'animations à caractère culturel, et sportif se sont également mises en place. Ces actions permettent par un suivi des jeunes d'intervenir plus précocement.

La prévention consiste également à éviter le passage d'un usage occasionnel à l'abus et à la dépendance.

À cet effet, 2 000 comités d'environnement social ont été implantés dans les lycées et collèges et font en sorte qu'autour du chef d'établissement s'établisse un réseau permanent de compétences croisées à l'intérieur et à l'extérieur de l'établissement pour trouver les modalités d'accompagnement des jeunes qui donnent les signes d'un abus de consommation.

Le réseau des missions locales et des permanences d'accueil, d'information et d'orientation (PAIO) accueille près de 1 300 000 jeunes par an dont 200 000 sont en très grande difficulté.

Dans le cadre d'une politique de réduction des risques, le développement des lieux de contact avec les toxicomanes s'est notamment traduit par la création de « boutiques » qui sont aujourd'hui au nombre de 32.

Ces lieux accueillent les toxicomanes les plus marginalisés, non sevrés, qui sont pour la plupart exclus du dispositif spécialisé de soins aux toxicomanes. Ils permettent d'ouvrir un dialogue, d'écouter et d'informer les toxicomanes. Par ailleurs, ils offrent la possibilité de se restaurer, de se laver et de recevoir des soins infirmiers.

La circulaire du 11 janvier 1995 relative à la poursuite du plan de lutte contre la toxicomanie envisageait d'explorer toutes les possibilités pour aller vers les usagers de drogues les plus marginalisés non demandeurs de soins. La mise en place des équipes de rue a permis de proposer à ces toxicomanes un accueil et des prestations adaptées à leur situation.

La politique de réduction des risques passe également par la mise à disposition de seringues aux toxicomanes. Le développement du Steribox progresse : depuis septembre 1994, environ

6,5 millions de trousses de prévention ont été vendues. La vente mensuelle est en forte progression : 192 000 trousses vendues par mois en 1997 contre 162 000 en 1995.

De même 86 programmes d'échanges de seringues ont été réalisés, et 148 distributeurs automatiques, échangeurs-distributeurs ou récupérateurs de seringues ont été installés.

Les prises en charge

Le plan gouvernemental de 1993 a fortement modifié le système de prise en charge des toxicomanes.

Celui-ci s'articule désormais autour de quatre axes principaux : la substitution, le développement des lieux de contact avec les toxicomanes, la création des réseaux toxicomane/ville/hôpital et un dispositif spécialisé de soins aux toxicomanes.

Les réseaux toxicomanie/ville/hôpital sont destinés à améliorer la prise en charge des toxicomanes. Ces réseaux, au nombre de 50, sont devenus un outil de collaboration entre les différents acteurs de prise en charge et assurent la liaison et la continuité des soins entre les différents lieux de prise en charge.

La prise en charge hospitalière s'est développée autour de cinq points principaux :
– la poursuite de la mobilisation des services hospitaliers sur leurs missions de sevrage,
– l'implication plus conséquente des consultations de médecine,
– la mise en place d'équipes de liaison et de soins aux toxicomanes,
– le renforcement de certains services hospitaliers impliqués dans la prise en charge des usagers de drogue et devant faire face à des situations de crise,
– la formation du personnel hospitalier.

Le dispositif spécialisé de soins recouvre deux aspects : les centres de soins spécialisés en ambulatoire et les centres de soins avec hébergement. Les centres de soins spécialisés en ambulatoire assurent une prise en charge globale associant un suivi médical, psychologique, social et éducatif des toxicomanes.

L'un des objectifs du plan gouvernemental de 1993 était de doubler les capacités de prise en charge des toxicomanes avec hébergement. De 720 places en 1993 ces centres totalisent aujourd'hui 1 395 places. En augmentant leur capacité d'accueil, ces centres se sont parallèlement diversifiés et offrent des structures mieux adaptées aux besoins des toxicomanes.

Coexistent ainsi des centres de soins avec hébergement collectif (anciennes post-cures), des sections de réseaux de familles d'accueil qui reçoivent des toxicomanes qui à la suite d'une cure de sevrage ou de substitution veulent se séparer de leur environnement habituel, et des sections d'appartements thérapeutiques-relais.

Les accidents de la circulation

En 1994, le Haut Comité de la santé publique proposait comme objectif que d'ici l'an 2000 le nombre de victimes et le taux de mortalité par accident de la route aient diminué de moitié.

Évolution de la mortalité

De 1990 à 1995, le nombre de tués par accident de la route est passé de 10 285 à 8 412 soit une diminution d'environ 18 %. Parallèlement le nombre de blessés ainsi que la gravité des accidents sont en baisse (tableau 5). Les jeunes de 18 à 24 ans représentent 20 % des tués sur la route.

La gravité des accidents décroît avec le degré d'urbanisation. Mais quelle que soit la taille de l'agglomération, la gravité des accidents est toujours plus forte la nuit que le jour. Les deux tiers des accidents se produisent le jour et occasionnent un peu plus de la moitié des tués.

Les accidents mortels se produisent essentiellement sur les routes nationales et départementales qui présentent un seuil de danger supérieur à celui des autoroutes.

Tableau 5 **Accidents corporels et victimes**

	Accidents corporels	Tués	Blessés
1990	162 573	10 289	225 860
1991	148 890	9 617	205 968
1992	143 362	9 083	198 104
1993	137 500	9 052	189 020
1994	132 726	8 533	180 832
1995	132 949	8 412	181 403

Source : Observatoire interministériel de la sécurité routière.

Les comparaisons internationales sont plutôt défavorables à la France qui se situe notamment loin derrière le Royaume-Uni et les Pays-Bas.

Évolution des comportements

Parmi les causes des accidents, il est possible de retenir quatre types de responsabilité qui peuvent évidemment se cumuler :
– la responsabilité d'un usager dans environ 90 % des cas,

– la responsabilité de l'infrastructure dans environ 50 % des cas,
– la responsabilité du véhicule dans 20 % des cas,
– les conditions générales de conduite dans 20 % des cas.

Si le facteur humain intervient dans 90 % des accidents, il peut se traduire de deux manières : une faute de comportement et/ou une inaptitude à la conduite.

Les fautes de comportement

L'alcool, la vitesse excessive et l'absence de ceinture de sécurité constituent des facteurs importants qui interviennent respectivement dans 48 %, 30 % et 24 % des accidents mortels (selon les enquêtes Reagir menées à la suite des accidents graves). L'inaptitude à la conduite qui recouvre essentiellement les états de fatigue intervient dans environ 20 % des accidents.

La vitesse

Depuis 1995 la vitesse sur les autoroutes et dans les agglomérations a tendance à diminuer alors qu'elle est légèrement en hausse sur les routes nationales et dans les villages.

Le taux d'infractions relatives à la vitesse qui avait fortement baissé en 1993 a légèrement augmenté en 1994-1995 pour se stabiliser autour de 1 150 000 (tableau 6).

Tableau 6 **Nombre d'infractions relatives à la vitesse**

	Nombre d'infractions
1985	933 253
1990	1 153 539
1991	1 259 590
1992	1 273 184
1993	1 107 112
1994	1 145 778
1995	1 165 347

Source : Observatoire interministériel de la sécurité routière.

L'alcoolémie

Depuis le 15 septembre 1995, un taux d'alcool dans le sang compris entre 0,5 et 0,8 g/l constitue une contravention de 4e classe ; au-delà il s'agit d'un délit qui entraîne deux ans d'emprisonnement, 30 000 F d'amende et le retrait de 6 points sur le permis.

Un dépistage systématique de l'alcoolémie est effectué en cas d'accident corporel aussi bien pour le conducteur de la voiture que pour les passagers susceptibles de conduire. En effet, la jurisprudence actuelle tend à poursuivre les passagers qui, alors qu'ils n'étaient pas en état alcoolique, ont laissé conduire en connaissance de cause un individu présentant un taux d'alcool dans le sang supérieur au seuil autorisé.

Entre 1995 et 1996 le nombre de dépistages positifs en cas d'accidents matériels et corporels a diminué respectivement de 3,9 % et 4,7 % (Observatoire de la sécurité routière, bilan annuel 1996).

Cependant le nombre de dépistages positifs dans le cadre de contrôles préventifs a augmenté durant la même période. Cette augmentation peut notamment s'expliquer par la diminution du taux d'alcool toléré dans le sang ainsi que par le nombre de dépistages qui a été multiplié par plus de 6 entre 1985 et 1995.

Le port de la ceinture de sécurité

Si l'absence du port de la ceinture de sécurité n'est pas en elle-même une cause d'accident, elle en constitue un facteur d'aggravation.

Les enquêtes effectuées par l'Institut national de recherche sur les transports et leur sécurité (Inrets) auprès d'un échantillon de conducteurs révèlent que les intéressés considèrent généralement que le port ou le non port de la ceinture de sécurité doit résulter d'un choix individuel car ce comportement ne met pas en danger autrui.

Le port obligatoire de la ceinture de sécurité à l'avant des véhicules date de 1975. Depuis le décret du 27 décembre 1991, la ceinture de sécurité est obligatoire pour le conducteur et les passagers, aussi bien à l'arrière qu'à l'avant du véhicule. De plus, les enfants de moins de dix ans doivent être transportés dans un système de retenue homologué.

Le taux de port de la ceinture de sécurité est en constante augmentation depuis 1986 y compris dans les agglomérations (tableau 7).

La perte d'un point de permis décidée en 1994 semble avoir été une mesure dissuasive efficace.

Cependant, le nombre d'infractions relevées, après avoir diminué de 1993 à 1995, a augmenté en 1996 sans permettre de conclure à une inversion de tendance.

À la fin de l'année 1996 une campagne de prévention a été menée

Tableau 7 **Taux de port de la ceinture de sécurité dans les voitures de tourisme**
(en pourcentage)

	1986	1989	1992	1995
Autoroutes	76	90	94	96
Routes départementales	72	85	90	93
Routes dans les petites agglomérations	65	82	87	90
Grandes agglomérations				
Paris	33	48	53	71
Province	37	56	62	72

Source : Observatoire interministériel de la sécurité routière.

à la radio, à la télévision ainsi que dans la presse écrite par la Prévention routière et la Fédération française des sociétés d'assurance sur le thème de la responsabilité au volant.

La fatigue et l'inattention

La fatigue est un facteur d'accident difficile à isoler car elle peut aussi bien résulter d'un manque de sommeil ou d'un trouble du sommeil, d'un temps de conduite précédant l'accident trop long, que de la prise de médicaments.

La fatigue est retenue comme cause unique, principale ou secondaire d'un accident dans 20 % des cas lorsque les personnes impliquées ont allégué une fatigue physique et/ou un temps de conduite supérieur à deux heures. Si le conducteur est décédé, on ne peut retenir que le temps de conduite.

Des campagnes d'information ont été menées en France pour inciter les conducteurs à s'arrêter toutes les deux heures.

Actions et réglementations depuis 1994

Depuis 1994 de nombreuses réglementations et actions de prévention sont intervenues dont la plupart visent à agir directement sur le comportement des automobilistes.

Le 17 décembre 1993, le Comité interministériel de la sécurité routière décidait de renforcer la sécurité routière selon 4 axes : le développement de la prévention, l'amélioration de la formation, l'efficacité du système dissuasif, la sécurité des véhicules et de l'infrastructure.

Sécurité, formation, prévention

Pour renforcer la sécurité des véhicules, un décret du 5 juillet 1994 a rendu obligatoire un contrôle technique effectué tous les deux ans pour les voitures particulières de plus de quatre ans.

Sur le plan de la formation, les jeunes de moins de 16 ans doivent désormais obtenir un Brevet de sécurité routière pour pouvoir conduire un cyclomoteur (décret du 1er juillet 1996). De plus, les conducteurs comme les passagers doivent depuis un décret du 5 mai 1994 porter un casque.

En matière de prévention, l'État et trois grands groupes de sociétés d'assurance ont signé une convention le 15 novembre 1994 par laquelle les assurances s'engagent à consacrer pendant trois ans 0,5 % du montant des primes d'assurances de responsabilité civile à des actions de prévention.

Au plan communautaire, la Commission européenne a proposé récemment une stratégie visant à réduire de 18 000 personnes d'ici l'an 2001 le nombre de victimes d'accidents de la circulation en Europe. Les quatre thèmes principaux abordés sont :
- l'infrastructure routière et l'environnement routier,
- les véhicules et les équipements des véhicules,
- l'information, les campagnes, la sensibilisation du public,
- l'éducation et la formation à la sécurité routière.

Législation et réglementation

Au niveau législatif, l'entrée en vigueur du nouveau code pénal en 1994 a permis d'incriminer grâce au délit de mise en danger d'autrui un certain nombre de comportements habituellement sanctionnés par une contravention.

Le délit défini à l'article 223-1 nouveau du code pénal est constitué par le fait d'exposer directement autrui à un risque immédiat de mort ou de blessures de nature à entraîner une mutilation ou une infirmité permanente par la violation manifestement délibérée d'une obligation particulière de sécurité ou de prudence imposée par la loi ou le règlement.

Cet article de loi, dont les conditions d'application ont été définies par la circulaire du 24 juin 1994, permet d'incriminer certains comportements en matière de circulation routière et notamment les conduites en état alcoolique et les excès de vitesse qui n'ont causé aucun dommage mais qui auraient pu dans certaines circonstances en causer.

Au plan réglementaire, la plupart des interventions visait les causes principales des accidents de la circulation définies ci-dessus.

Ainsi, le décret du 5 mai 1994 dispose que les jeunes conducteurs doivent respecter une limitation de vitesse dont le seuil est inférieur aux limitations de vitesse de droit commun et ceci pendant deux ans après l'obtention du permis. Les jeunes conducteurs doivent limiter leur vitesse à 80 km/h sur route nationale et 110 km/h sur autoroute.

Dans le domaine de la sécurité routière, le Haut Comité de la santé publique proposait d'actualiser le dispositif législatif et réglementaire de lutte contre l'alcool au volant. Par un décret du 11 juillet 1994 est créée une contravention de 4e classe pour les conducteurs ayant un taux d'alcoolémie égal ou supérieur à 0,7 g/l de sang. Cette mesure a été complétée par un décret du 15 septembre 1995 par lequel le seuil maximum d'alcoolémie passe de 0,7 à 0,5 g/l de sang. Toute conduite avec un taux d'alcoolémie égal ou supérieur à 0,8 g/l constitue un délit. Ainsi le passage du taux légal d'alcoolémie au volant de 0,8 g/l en 1983 à 0,7 g/l en juillet 1994 et 0,5 g/l en août 1995 répond aux recommandations du HCSP.

Une loi du 26 février 1996 a prévu que ces sanctions s'appliquaient également aux accompagnateurs d'un élève-conducteur.

Projet de loi portant diverses mesures relatives à la sécurité routière

Si la diminution du nombre d'accidents corporels entre 1994 et 1996 est réelle, les objectifs fixés par le HCSP en 1994 sont encore loin d'être atteints.

La France a enregistré en 1996 près de 125 500 accidents corporels avec 170 117 blessés et un peu plus de 8 000 tués. Les jeunes de 18 à 24 ans représentent 20 % des tués sur les routes.

La diminution du nombre de personnes tuées a par ailleurs tendance à devenir de plus en plus modeste et la gravité des accidents évolue défavorablement.

En réponse à ce constat, le Conseil des ministres a adopté le 18 février 1998 un projet de loi portant diverses mesures relatives à la sécurité routière. Le gouvernement a ainsi fixé un objectif de réduction de moitié du nombre de tués sur la route dans les cinq ans.

À cet effet, cinq dispositions ont été retenues :
– la première concerne les conducteurs titulaires du permis de conduire depuis moins de deux ans, auteurs d'une infraction sanctionnée par le retrait de 4 points de permis au moins. Ces auteurs devront désormais suivre un stage de sensibilisation aux causes et conséquences des accidents de la route (loi du 10 juillet 1989 sur le permis à points) ;

– la seconde disposition, relative à l'enseignement de la conduite, prévoit de rendre obligatoire la conclusion d'un contrat écrit entre les établissements de formation et leurs clients et de renforcer les garanties exigées pour accéder aux professions d'enseignant et d'exploitant de ces établissements. Les pouvoirs des préfets seront par ailleurs renforcés pour que ceux-ci puissent suspendre les agréments ou les autorisations d'enseignement en cas de poursuite pénale ;
– en troisième lieu, le projet de loi prévoit d'instaurer la responsabilité pécuniaire du titulaire du certificat d'immatriculation en cas d'excès de vitesse, de franchissements de feux rouges et de stop ;
– l'article 5 du projet de loi envisage par ailleurs la création d'un délit en cas de récidive d'excès de vitesse supérieur à 50 km/h. Ce délit, sanctionné par un emprisonnement de 6 mois et une amende de 50 000 F, entraînera également un retrait de 6 points du permis de conduire ;
– enfin, il est prévu d'effectuer un dépistage automatique des stupéfiants pour les conducteurs impliqués dans un accident mortel.

La création de ce dispositif permettra au juge de tenir compte des résultats obtenus dans le prononcé de la sanction.

Les omportements exuels à risque

Les approches nouvelles du comportement xuel des Français

Durant les dix dernières années, le développement des sciences humaines et sociales dans le champ de la sexualité, dû en partie à l'importance prise par l'infection à VIH, a permis d'appréhender les comportements sexuels des Français de façon nouvelle.

Le passage de la notion de risque sexuel à la notion de risque de la sexualité

La notion de risque dans le domaine de la sexualité correspond bien entendu à la probabilité de développer après un rapport sexuel une pathologie dont la plus grave est l'infection à VIH, mais également la probabilité de l'initialisation d'une grossesse non désirée…

La notion du risque nul dans ce domaine correspond à l'absence de relation sexuelle ou à l'application stricte des techniques de protection. L'enseignement des sciences humaines et sociales amène à relativiser cette notion et oblige à analyser les comportements vis-à-vis du risque par rapport aux contextes socioculturel, économique, politique et affectif propres à chaque individu.

Ainsi, l'étude du risque dans le domaine de la sexualité, comme dans d'autres domaines, interroge la théorie de la rationalité des comportements humains et permet de distinguer une approche économique, une approche affective et cognitive, une approche sociologique du risque.

La notion économique d'utilité espérée peut s'appliquer au comportement de prévention. L'individu adoptera un comportement sans risque si la satisfaction qu'il en attend est supérieure à celle du comportement à risque. L'exemple qui peut en être donné est l'acceptation d'un rapport non protégé dans une relation de prostitution. Si le besoin d'argent est supérieur à la crainte de contracter une maladie, l'individu adoptera alors un comportement à risque.

Pour les auteurs développant les thèses cognitivistes, l'individu prend sa décision après avoir décodé, analysé et hiérarchisé une multitude d'informations. Cette approche théorique postule que les variables psychologiques prédominent dans le choix de l'individu. Dans le domaine de la sexualité, cette théorie place le sentiment amoureux comme facteur important de prise de risque.

Pour les sociologues, les comportements individuels sont largement conditionnés par les contraintes exercées par les structures sociales. Le comportement de l'individu s'inscrit alors dans une trajectoire où l'environnement social joue un grand rôle.

Prenant en compte ces risques de la sexualité, N. Bajos montre que durant les années quatre-vingt-dix l'adoption d'un comportement de protection dépend du contexte socio-économique, politique, culturel et idéologique dans lequel évoluent les individus, des caractéristiques des réseaux sociaux dans lesquels ils sont insérés, de leurs représentations sociales en matière de sexualité, de leurs trajectoires sociales et sexuelles et, *in fine*, de la nature des relations affectives et sexuelles. Ainsi, la perception qu'un individu a d'avoir un comportement à risque apparaît être une variable complexe qui ne joue pas nécessairement un rôle central dans l'adoption de comportements préventifs.

Le sida : seul risque médiatisé des comportements sexuels

L'irruption dans le domaine de la sexualité de l'infection par le VIH au début des années quatre-vingt a largement contribué à modifier les méthodes et les indicateurs d'analyse des comportements sexuels des Français.

Là où les enquêtes se préoccupaient plus de la technique sexuelle, l'ère du sida a amené les chercheurs à se préoccuper davantage des comportements source de contamination et à intégrer dans leurs enquêtes des items épidémiologiques en plus grand nombre (nombre de partenaires différents sur une période donnée, utilisation de préservatifs…).

De même, les crédits de recherche sur les comportements sexuels des Français ont largement augmenté et permis d'accroître la connaissance utile aux développements des campagnes de prévention.

L'évolution des comportements sexuels

Si l'apparition du sida a largement contribué à la multiplication d'enquêtes sur le comportement sexuel, celles-ci ont été le plus souvent parcellaires, orientées vers des populations identifiées à risque. Seule l'enquête de 1992 sur l'Analyse des comportements sexuels des français (ACSF) menée auprès de 20 000 personnes en France[9] permet de mesurer les modifications survenues dans ce domaine depuis 1972, date de la dernière enquête globale dénommée « enquête Simon ». Les autres enquêtes (KABP 1994, enquête sur la sexualité des adolescents, enquête sur les comportements sexuels aux Antilles et en Guyane, enquêtes dans la communauté homosexuelle) apportent des éclairages certes limités mais fondamentaux pour la définition de stratégies spécifiques.

L'enquête ACSF : les modifications de comportement sexuel entre 1972 et 1992

L'âge du premier rapport sexuel est stable depuis les années soixante-dix : 17 ans pour les hommes, 18 ans pour les femmes. La durée de la vie sexuelle s'allonge, notamment pour les femmes ; 50 % des femmes mariées de plus de 50 ans étaient sexuellement actives en 1972, 80 % des femmes en couple de 50 à 69 ans en 1992.

Entre 1972 et 1992, les hommes n'ont pas augmenté le nombre moyen de leurs partenaires sexuels sur l'ensemble de leur vie (12 en 1972 et 1992), et n'ont pas augmenté la fréquence de leurs rapports sexuels. La fréquence des relations homosexuelles reste stable. Environ 4 % des hommes déclarent avoir ces relations.

Entre 1972 et 1992, les femmes ont augmenté le nombre de leurs partenaires (3,2 en 1992 ; 1,8 en 1972). La pratique de la prostitution a nettement diminué. Le degré de satisfaction des femmes à l'égard de leur vie sexuelle croît alors qu'il reste stable pour les hommes.

Les facteurs sociaux, économiques et culturels impriment des comportements variés selon les différentes couches de la population, notamment pour l'âge du premier rapport, plus précoce dans les milieux populaires. Mais la diversité des comportements ne

---

9. Spira A., Bajos N., Groupe ACSF, *Les comportements sexuels en France*, La Documentation française, 1993, Paris, Rapports officiels, 352 p.

peut pas s'interpréter seulement par les différences de milieu social et il y lieu de considérer l'existence de styles de vie sexuelle indépendants des caractéristiques sociales.

L'enquête KABP 1994

Afin de percevoir les connaissances et les pratiques des Français vis-à-vis de l'infection à VIH, des enquêtes nationales dites KABP ont été réalisées en 1992 et en 1994. Ces enquêtes ont été effectuées par l'Agence nationale de recherche sur le sida (ANRS) et la direction générale de la Santé (DGS) auprès d'échantillons aléatoires de la population française âgée de 18 à 69 ans.

Entre 1992 et 1994, le niveau de connaissance des répondants sur les modes de transmission du VIH croît, de même que le degré d'acceptabilité des personnes infectées par le VIH par l'ensemble de la population.

Entre 1992 et 1994, dans le domaine de la prévention, trois faits majeurs ressortent de cette enquête :
– l'accroissement de l'acceptabilité par la population d'instaurer un dépistage systématique et obligatoire du VIH dans certaines circonstances ;
– l'augmentation de l'utilisation de préservatifs (de 22 % à 27 %), essentiellement chez les moins de 30 ans ;
– la baisse de la fréquence du multipartenariat (de 15 % à 11 %).

Enquête sur les comportements sexuels des jeunes de 15 à 18 ans

En 1992, et 1993, dans le cadre de l'enquête en population globale sur le comportement sexuel des Français, A. Spira réalise une analyse plus précise sur les comportements à risque pour le VIH des jeunes de 15 à 18 ans habitant en France métropolitaine.

L'enquête réalisée par l'institut BVA s'adresse à des jeunes scolarisés en lycée, en centres de formation d'apprentis, en cycles d'insertion pré-professionnelle et en organismes de formation.

Dans le domaine de la prévention, il y a lieu de retenir les faits suivants :
– plus de la moitié des jeunes de 15-18 ans ont des rapports génitaux. À 15 ans, plus de la moitié flirtent, ils sont à peine le tiers à avoir eu des pratiques sexuelles alors qu'à 18 ans les trois quarts ont eu ces pratiques ;
– 35 % des garçons et 24 % des filles de 15-16 ans déclarent avoir déjà eu plusieurs partenaires sexuels, ces pourcentages s'élèvent respectivement à 50 et 40 % pour la classe des 18 ans ;
– lors du premier rapport, le préservatif est utilisé par plus des

trois quarts des jeunes en 1994 alors qu'ils n'étaient que 56 % à l'utiliser en 1989 ;
– parmi les adolescentes ayant des relations sexuelles, le taux de grossesse s'élève à 3,3 % ; 72 % ont pratiqué une IVG ;
– 15,4 % des filles et 2,3 % des garçons déclarent avoir subi des rapports sexuels forcés.

Les comportements des homosexuels

C'est dans la communauté homosexuelle que les pratiques sexuelles ont le plus évolué. L'enquête « Presse Gaie » de 1995 (2 700 répondants) permet de mesurer ces évolutions durant les dernières années.

Elle confirme la stabilité des pratiques des pratiques de protection à un niveau élevé. Mais elle permet également de mesurer l'existence d'un phénomène d'abandon ou de difficultés à maintenir sur le long terme une protection sans défaillance, essentiellement lors de rencontres occasionnelles.

Cette lassitude vis-à-vis des pratiques de protection s'exprime par :
– une augmentation du nombre d'homosexuels multipliant le nombre de partenaires. Le pourcentage d'hommes déclarant plus de 10 partenaires dans l'année passe de 27 % en 1991 à 31 % en 1993 et 34 % en 1995. Toutes les classes d'âge voient augmenter ce pourcentage, mais de façon plus importante pour les 16-20 ans, les 31-35 ans et les plus de 50 ans ;
– une augmentation de la fréquentation des lieux de rencontre commerciaux dont on sait qu'ils multiplient les risques de contact avec le VIH (tableau 8).

D'autres indicateurs montrent que le recours au test de dépistage VIH continue à progresser : 48 % des enquêtés pratiquent plusieurs tests par an en 1993 et 65 % en 1995.

Tableau 8 **Évolution de la fréquentation des lieux de rencontre** (en pourcentage)

	1989	1993	1995
Lieux publics	58	57	56
Réseaux de sociabilité	30	31	33
Commerces	38	50	60
Messageries	37	46	43

Source : Presse Gaie.

Les déterminants liés à l'environnement physique et au travail

L'environnement est un terme qui recouvre des domaines très larges concernant aussi bien l'ensemble de la population (environnement général) que l'environnement spécifiquement lié à l'exécution de tâches professionnelles.

Les populations exposées directement à des nuisances physiques, chimiques ou biologiques **d'origine professionnelle**, le sont habituellement à des niveaux nettement plus élevés (et parfois pendant une durée beaucoup plus longue) que la population générale exposée aux mêmes nuisances, mais dans des conditions bien différentes. On peut ainsi rappeler que la quasi-totalité des agents cancérigènes pour l'homme ont à l'origine été identifiés dans des populations exposées professionnellement ; on peut aussi citer l'exemple de l'amiante, pour lequel les estimations des risques correspondant à des niveaux environnementaux proviennent exclusivement des donnés observées en milieu professionnel. On admet aujourd'hui que dans les pays industrialisés environ 5 % de tous les décès par cancer sont d'origine professionnelle, provoquant ainsi au moins 5 000 décès chaque année ; cette proportion s'élève au moins à 20 % pour les catégories ouvrières. Il existe d'autres problèmes de santé importants qui ont tout ou partie de leur origine dans l'environnement professionnel : troubles musculosquelettiques (au moins 30 % des hommes adultes souffrent de lombalgies en grande partie liées aux conditions de travail, et on observe depuis plusieurs années, dans tous les pays qui disposent de données, au développement d'une véritable épidémie d'affections péri-articulaires), troubles de l'audition (liés au bruit industriel), de la reproduction, pathologie respiratoire non tumorale, dermatologique, neuro-psychiatrique, cardio-vasculaire, etc. À côté des nuisances de nature physico-chimique et biologique, on connaît aujourd'hui l'influence de facteurs psychosociaux associés à l'organisation du travail, dont les conséquences pour la santé concernent aussi bien la sphère somatique que mentale. Le poids de la pathologie d'origine professionnelle est donc considérable bien qu'habituellement sous-estimé, socialement très inégalitaire et économiquement coûteux.

Il s'agit pourtant de problèmes contre lesquels il est souvent possible d'agir efficacement de façon préventive : les mesures techniques ou organisationnelles sont souvent connues, la législation française donne théoriquement les moyens de les appliquer, la médecine du travail et l'inspection du travail permettent de veiller à leur mise en œuvre sur le terrain.

Les activités professionnelles sont susceptibles de générer des risques pour la population générale, exposée de façon « passive ». Les exemples sont nombreux : amiante (proximité d'installations industrielles ou de chantiers de désamiantage, fréquentation de locaux contenant de l'amiante qui peut-être mobilisée lors d'interventions de maintenance), bruit, pollution de l'air, de l'eau ou des aliments par des sources industrielles, etc. L'activité industrielle n'est évidemment pas pour la population générale la seule source de risques environnementaux, ceux-ci peuvent être d'origine naturelle ou liés à diverses activités humaines, comme la circulation automobile ou le chauffage des habitations.

Dans le présent chapitre quelques thèmes ont été choisis compte tenu de leur importance particulière : la pollution atmosphérique concerne l'environnement général, les troubles péri-articulaires et les maladies occasionnées par l'exposition à l'amiante concernant avant tout l'environnement professionnel.

Enfin des données récentes sur l'indemnisation des problèmes de santé liés au travail dans notre pays sont rapportés.

environnement général de la population

Des concepts en évolution

L'environnement est une notion très diversement perçue selon les interlocuteurs ou les acteurs. Généralement, le concept d'environnement renvoie à la notion de milieu dans lequel nous vivons, c'est-à-dire de lieux et de conditions de vie. Ceux-ci recouvrent plusieurs dimensions allant du niveau individuel au collectif, du familial au professionnel, du rural à l'urbain, du local au planétaire, certains y ajoutant la notion d'environnement non pas seulement subi mais également choisi, élargissant ainsi le champ au domaine des comportements. Cependant, pour l'usager, l'environnement se réduit le plus souvent au monde tel qu'il le perçoit, à travers les milieux physiques (l'air, l'eau, le sol, l'alimentation etc.), les conditions de vie personnelles ou professionnelles, les agresseurs physiques, chimiques ou biologiques.

La notion de santé environnementale popularisée récemment par l'OMS élargit l'ancienne vision « hygiéniste » en prenant en compte des interactions positives (avantages) ou négatives (inconvénients) entre la santé et l'environnement. Parallèlement, une approche moins anthropocentrique a vu le jour avec le concept d'écologie, qui renvoie à l'étude des relations des êtres vivants entre eux et avec leur milieu, essentiellement au sens physique et biologique.

Une complexité croissante

Parmi les facteurs d'environnement susceptibles d'interagir avec la santé, certains sont d'origine naturelle, d'autres associés au développement humain. Les expositions peuvent être aiguës (accidents...), chroniques (micropollution), discontinues (eaux, aliments), ou continues et alternées (pollution atmosphérique ambiante ou à l'intérieur des locaux). Quant aux manifestations de nature toxique, infectante ou allergisante, elles peuvent survenir à court, moyen ou long terme.

En dehors des situations accidentelles, la mise en place de mesures de contrôle et de prévention dans les pays industrialisés a fait diminuer les problèmes de risque biologique ou toxique liés aux expositions à de fortes doses de contaminants. La situation actuelle se caractérise avant tout par des niveaux d'exposition relativement faibles, chroniques et multiples. Cette situation a pour conséquence de rendre difficiles l'estimation de l'exposition (difficulté du mesurage), l'estimation du risque (l'intensité des effets est souvent faible, les populations sont hétérogènes du point de vue de leur réactivité biologique), et l'inférence causale des résultats observés (exposition simultanée à une multitude de contaminants interagissant entre eux).

Outre les obstacles méthodologiques, les difficultés rencontrées en France dans cette mise en relation santé-environnement tiennent également à des raisons scientifiques liées à la faiblesse de la recherche dans ce domaine, où les moyens sont dispersés, où peu de laboratoires possèdent une masse critique suffisante et des compétences interdisciplinaires, et où la coordination est mal assurée. Cette faiblesse résulte également de l'insuffisance de formation en santé environnementale, encore peu développée et structurée. Mais il existe aussi des raisons structurelles liées au cloisonnement et à la forte décentralisation des administrations concernées et à l'existence de nombreux partenaires impliqués, sans véritable coordination. Cet éclatement des compétences se traduit par un accès difficile aux connaissances et freine les mécanismes d'ajustement entre la recherche et l'action.

Une évolution nécessaire

La détermination des risques pour la santé en rapport avec des facteurs environnementaux nécessite de connaître cinq « composants » fondamentaux : la source de pollution, la nature des polluants, l'exposition, la dose et l'effet. La connaissance des quatre premiers paramètres fait appel à des mesures physiques, chimiques ou microbiologiques. Elle vise essentiellement à caractériser la qualité des milieux et les expositions potentielles. Certes nécessaire, cette approche repose souvent sur une vision trop sectorielle de l'environnement : les milieux (air, eaux, sols...), les nuisances (bruit, déchets...), les produits de « consommation » (aliments, produits chimiques...). Cette approche qui résulte en partie d'un cloisonnement intellectuel et institutionnel doit évoluer vers une vision plus intégrée et globalisante de la notion d'exposition, et prendre en compte davantage les notions de milieux, de voies d'apport ou d'associations de contaminants.

L'approche sanitaire, objet ultime de la recherche dans le domaine santé-environnement, a beaucoup moins été développée, qu'il s'agisse de l'expérimentation ou de l'observation humaine c'est-à-dire de l'épidémiologie. Considérée parfois comme un indicateur de la qualité de l'environnement, la santé peut être mesurée à plusieurs niveaux : au niveau clinique et fonctionnel d'une part, et au niveau biologique d'autre part. Le développement de la chimie analytique, de la biochimie et de la biologie moléculaire a en effet permis le développement de marqueurs biologiques prenant en compte ainsi la susceptibilité individuelle, et permettant de disposer de marqueurs de dose interne, de dose biologiquement efficace, de réponse précoce, ou de maladie.

Pour que le concept de santé environnementale devienne véritablement opérationnel, il est donc nécessaire aujourd'hui de créer les conditions d'un rapprochement des spécialistes et des cultures, encore trop séparés à ce jour. Seule, la multidisciplinarité regroupant métrologistes, médecins, épidémiologistes, ingénieurs, biologistes, toxicologues, hygiénistes etc. permettra d'appréhender au mieux l'impact des facteurs d'environnement sur la santé de l'homme.

De l'incertitude à la décision

Quoi qu'il en soit, les relations santé et environnement sont et resteront complexes. Le domaine de la santé environnementale est avant tout celui de la décision en situation d'incertitude. Et pourtant, il faut décider et agir. Dans le domaine de la décision en situation d'incertitude, de nouvelles approches peu développées jusqu'à présent en France, comme la méthodologie d'évaluation des risques, mériteraient une plus grande attention.

Pour illustrer ce rapport, l'exemple de la pollution atmosphérique ambiante a été retenu. Bien entendu d'autres domaines également importants comme celui de la pollution des eaux de distribution auraient pu être abordés mais il aurait été nécessaire de présenter des catalogues de connaissances factuelles qui ne pouvaient avoir leur place dans ce rapport.

La pollution atmosphérique ambiante Les sources de polluants qui contribuent à l'exposition à la pollution atmosphérique sont multiples. L'homme est exposé en permanence à des micro-environnements très hétérogènes par leur nature et leur niveau de concentration en polluants : habitat, milieu de travail, transports, air respiré etc. Si, de plus, on considère l'exposition résultant de la fumée de tabac ambiante et de l'activité professionnelle, on comprend aisément que l'évaluation des effets sur la santé liés à l'exposition atmosphérique globale des individus est une tâche difficile. Le champ couvert par ce chapitre est restreint aux pollutions atmosphériques ambiantes, en excluant cependant les problèmes liés à la couche d'ozone et à l'effet de serre qu'il est aujourd'hui difficile d'analyser en termes de santé.

Le poids prépondérant de la pollution d'origine automobile

Dans la plupart des pays industrialisés, les progrès technologiques réalisés dans les années soixante, les normes de rejets qui ont été imposées, et les changements de sources d'énergie dans les années soixante-dix ont permis de réduire considérablement la pollution résultant des émissions industrielles et du chauffage (les concentrations en dioxyde de soufre, SO_2, sont en diminution permanente depuis les quatre dernières décennies : à Paris intra muros, par exemple, les moyennes annuelles ont été divisées par huit depuis les années cinquante).

Depuis la fin des années soixante-dix, avec l'accroissement du parc automobile, la nature de la pollution a changé. En effet, de 1970 à 1992 on a constaté en France un doublement du trafic des véhicules particuliers et une hausse de 70 % du trafic routier de marchandises, alors que simultanément le trafic par voie ferrée baissait de 27 % et celui des voies d'eau de 37 %. Le taux de motorisation est quant à lui passé en France de 250 à un peu plus de 400 véhicules particuliers pour mille habitants en 25 ans. On compte actuellement près de 29,5 millions de véhicules dont environ 24,5 millions de véhicules particuliers et 5 millions d'utilitaires. De ce fait, la part des sources mobiles dans les émissions, notamment de particules fines, a augmenté par rapport aux sources fixes et la pollution urbaine apparaît sous un nouveau jour : celui de la pollution photo-oxydante. Cette situation se caractérise ainsi, en milieu urbain et périurbain, par la survenue de pics de pollution à l'occasion de conditions météorologiques défavorables, pouvant atteindre des niveaux élevés pendant plusieurs jours consécutifs.

Les problèmes de pollution atmosphérique ont radicalement changé depuis les années soixante-dix. Les pointes de pollution hivernales et locales dues au SO_2 et aux poussières tendent à faire place à des « smogs » d'été, ou à des pollutions plus complexes et diffuses, riches en hydrocarbures, oxydes d'azote, composés oxydants et très fines particules. Le caractère régional d'une pollution de l'air disséminée sur de grandes distances est également de plus en plus marqué.

En termes de santé publique, les principales questions qui se posent actuellement sont de savoir quel est l'impact sur la santé des niveaux actuels des polluants atmosphériques ambiants ? Plus particulièrement, quels sont les effets sur la santé des polluants liés aux émissions d'origine automobile ? Enfin, quel est l'impact sur la santé publique des pics de pollution ? Avoir des éléments partiels de réponse à ces questions représente un préalable à toute prise de décision rationnelle.

Des résultats convergents et convaincants sur les effets à court terme

Au cours de la dernière décennie de très nombreux travaux de recherche ont été entrepris pour étayer les liens entre les pollutions atmosphériques ambiantes et la santé. On dispose aujourd'hui de résultats portant sur un ensemble complet de critères sanitaires allant du plus grave, la mortalité, aux atteintes les plus précoces mesurées par des paramètres fonctionnels ou biochimiques. La cohérence des associations retrouvées entre tous ces critères et les teneurs ambiantes des polluants atmosphériques, de même que la concordance des résultats issus d'études conduites au sein de population variées dans des contextes économiques et géographiques très divers, confèrent globalement à ces résultats une valeur convaincante en termes d'inférence causale.

Ces études montrent que même des niveaux relativement faibles de pollution sont liés à la survenue d'effets à court terme sur la santé. Les variations journalières des indicateurs communément mesurés par les réseaux de surveillance de la pollution atmosphérique (dioxyde de soufre, SO_2 ; particules fumée noire ; dioxyde d'azote, NO_2 ; ozone, O_3) sont associées aux variations journalières de la mortalité, des hospitalisations pour causes respiratoires et cardio-vasculaires, à l'exacerbation de symptômes chez les patients asthmatiques, à une diminution de la fonction ventilatoire chez l'enfant. Ces effets sont observés pour des niveaux de pollution inférieurs aux valeurs limites d'exposition définies par les

normes de qualité de l'air. Ainsi, l'étude multicentrique Aphea[10], réalisée dans 15 villes européennes, montre pour une augmentation de 50 µg/m^3 des niveaux journaliers de pollution :
– un accroissement de 1 à 3 % de la mortalité totale (non accidentelle), de 4 à 5 % de la mortalité pour causes respiratoires et de 1 à 4 % de la mortalité pour causes cardio-vasculaires ;
– une augmentation de 1 à 3 % du nombre journalier d'hospitalisations pour causes respiratoires chez les patients âgés de 65 ans et plus ; de 1 à 8 % des hospitalisations pour asthme chez l'enfant ; de 1 à 4 % des hospitalisations pour bronchopneumopathies chroniques obstructives.

Une estimation du nombre d'années potentielles de vie perdues associé à cette augmentation du niveau de la pollution serait intéressante mais ne semble pas disponible compte tenu de la méthodologie de l'étude.

Dans des populations *a priori* sensibles, comme les patients asthmatiques, des études ont montré que la pollution atmosphérique constitue un facteur déclenchant de crises d'asthme et de symptômes respiratoires. Pour une augmentation de 50 µg/m^3 de SO_2 ou de particules, on observe des augmentations entre 30 et 60 % des symptômes respiratoires qui s'accompagnent de chutes de 4 à 8 % des performances ventilatoires. Des diminutions de l'ordre de 2 à 4 % des volumes respiratoires ont également été mises en évidence en relation avec la pollution atmosphérique, notamment chez les enfants non malades.

Ces manifestations respiratoires résultent généralement soit d'une toxicité directe des polluants, soit d'une fragilisation des mécanismes de défense de l'organisme vis-à-vis des agressions bactériennes, virales ou allergiques. Néanmoins, d'autres appareils sont également concernés par les effets de la pollution atmosphérique, notamment l'appareil cardio-vasculaire. Bien qu'il existe une très grande variabilité individuelle dans la susceptibilité aux polluants atmosphériques, certaines populations sont plus sensibles que d'autres en termes d'effets sur la santé. C'est le cas, en particulier, des personnes âgées et des personnes souffrant de maladies respiratoires chroniques (sujets asthmatiques et sujets ayant une bronchite chronique) ou de maladies cardio-vasculaires, cette sensibilité étant variable selon le polluant considéré. Les enfants constituent également une population sensible du fait qu'à cette période de la vie, l'appareil respiratoire est en développe-

10. Quenel P. et al., Impact sur la santé de la pollution atmosphérique en milieu urbain : synthèse des résultats de l'étude Aphea (Air pollution and health : a european approch), *BEH* 1998 ; 2 : 5-7.

ment, et que leur activité est importante à l'extérieur des habitations.

La pollution due aux déplacements des biens et des personnes étant désormais prépondérante, tout particulièrement dans les zones urbaines, la circulation automobile est devenue l'un des principaux responsables des effets de la pollution urbaine sur la santé des populations exposées[11].

Des incertitudes sur les effets à long terme

À long terme (10-20 ans), les connaissances concernant les effets de la pollution atmosphérique sur la mortalité annuelle, l'espérance de vie et la prévalence de certaines maladies chroniques (bronchites chroniques, cancers du poumon) sont encore lacunaires, qu'il s'agisse des résultats des études expérimentales qui sont peu appropriées pour répondre à cette question, ou des études épidémiologiques qui nécessitent de recourir à des protocoles lourds pour lesquels l'estimation de l'exposition des sujets sur une longue période d'étude est difficile à réaliser. Néanmoins, ces résultats suggèrent l'existence de relations entre certains cancers respiratoires et la pollution d'origine automobile, ainsi qu'une réduction de la survie en cas d'exposition prolongée à un air pollué.

Des excès de risque, respectivement de 17 % (mortalité cardiorespiratoire) et 26 % (cancer du poumon) en relation principalement avec des augmentations du niveau de particules de l'ordre de 20 à 30 $\mu g/m^3$ ont pu être estimés aux États-Unis. Elles pourraient conduire à des différences d'espérance de vie à la naissance de 1 à 1, 5 ans entre les populations des villes plus polluées par rapport aux villes moins polluées.

L'importance des différences et la spécificité des causes de décès concernées rendent plausible l'hypothèse selon laquelle des pathologies chroniques seraient induites ou verraient leur développement accéléré par la pollution de l'air à long terme.

Les enjeux de santé publique

En France, comme dans tous les pays industrialisés, il est indiscutable qu'au cours des 30 dernières années, les politiques de lutte contre la pollution atmosphérique ont contribué à une amélioration de la qualité de l'air. Néanmoins, la situation française se caractérise par l'importance et la progression de son parc automobile de

---

11. OMS, *Véhicules à moteur et pollution atmosphérique : impact sur la santé publique et mesures d'assainissement*, 1992, 256 p.

véhicules diesel : en 1981 il représentait un peu moins de 9 % du parc total (véhicules particuliers et utilitaires), contre 30 % en 1994. Les véhicules diesel ont constitué plus de 47 % des immatriculations des véhicules légers en 1994, et la France est le pays comportant le plus fort taux de « diésélisation » en Europe. Les constructeurs s'attendent à un triplement du parc diesel entre 1980 et 2000. De plus, les prévisions à l'horizon 2010 tablent sur une hausse de 50 à 100 % du trafic sur les routes nationales et autoroutes, et sur une augmentation de 40 % environ du parc automobile par référence à l'année 1990. Le trafic routier de marchandises pourrait quant à lui croître de 81 % d'ici 2010 alors que le trafic par voies ferrées et par voies navigables serait stable, voire en diminution[12]. Enfin, le trafic urbain et périurbain a enregistré une hausse nettement supérieure à celle des transports collectifs. Plus de la moitié des déplacements urbains sont désormais assurés par l'automobile avec une proportion importante de courts trajets : en moyenne un déplacement urbain sur deux est inférieur à 3 km.

Or, les résultats des études épidémiologiques réalisées au cours des dix dernières années sont concordants et montrent que, globalement, les polluants atmosphériques en milieu urbain constituent, pour les niveaux actuellement rencontrés, un facteur de risque pour la santé de nature « très probablement causale ». Ces résultats indiquent également que les valeurs limites d'exposition ne sont pas totalement efficaces pour protéger la santé des populations et surtout, qu'il ne semble pas exister de seuil en dessous duquel aucun effet n'est perceptible.

Cependant, la question des effets sanitaires de la pollution atmosphérique se résume souvent à celle de l'impact des pics de pollution. L'idée sous-jacente est que si les conséquences des pics étaient maîtrisées, la question de la pollution atmosphérique serait réglée en termes de santé publique. Or, la plupart des études épidémiologiques, comme l'étude Erpurs[13] en Île-de-France ou l'étude Aphea en Europe, qui ont contribué à redonner son actualité en France à la question de la pollution atmosphérique urbaine, n'ont pas étudié spécifiquement les pics de pollution. Elles fournissent une relation générale entre les niveaux de pollution et les risques sanitaires. Cette relation a été établie en prenant en compte un ensemble de valeurs de pollution qui ne sont

12. Orfeuil J.-P., *Éléments pour une prospective Transports Énergie Environnement en Europe à horizon de 20 ans*, rapport de convention Inrets-Sretie, mars 1993.

13. Erpurs, *Impact de la pollution atmosphérique urbaine sur la santé en Île-de-France, 1987-1992*, rapport ORS Île-de-France 1995, 104 p.

pas seulement les valeurs observées les plus élevées. La manière (qu'on peut qualifier de médiatique) de poser le problème de la relation entre la pollution atmosphérique et la santé de l'homme au travers des épisodes limités dans le temps et dans l'espace apparaît comme une survivance du passé. On pense en effet aux années cinquante, lorsque les villes connaissaient parfois pendant plusieurs semaines des niveaux considérables de pollution se traduisant par de véritables épidémies de mortalité et de morbidité, mais également à la décennie des années soixante. Les mesures de prévention de la pollution atmosphérique, qui était alors principalement d'origine industrielle, étaient fondées sur la seule notion d'alerte. Lorsque certains seuils étaient dépassés, les pouvoirs publics mettaient en œuvre des mesures de police, obligeant les grandes industries à utiliser des fuels moins polluants, voire prescrivant l'arrêt du fonctionnement de certaines installations. Qu'une telle manière de concevoir l'action de prévention soit encore pertinente, alors que les sources mobiles sont devenues la principale source de pollution, reste à montrer.

La question de l'impact sanitaire des pics de pollution ne doit donc pas occulter l'importance des effets sanitaires dus à la pollution de fond. Ces pics, bien que socialement perçus comme des situations « d'alerte sanitaire », ne constituent pas forcément le facteur de risque prépondérant pour la santé publique. Un intérêt focalisé exclusivement sur ces pics peut conduire à négliger les actions de prévention visant à réduire les niveaux de fond de la pollution atmosphérique et à orienter les politiques de prévention

A « LOI SUR L'AIR »

La préoccupation sanitaire croissante concernant la pollution atmosphérique ambiante a été traduite par les pouvoirs publics dans l'adoption le 30 décembre 1996 de la loi sur l'air et l'utilisation rationnelle de l'énergie. Celle-ci précise que « *l'État et ses établissements publics, les collectivités territoriales ainsi que les personnes privées concourent [...] à une politique dont l'objectif est la mise en œuvre du droit reconnu à chacun à respirer un air qui ne nuise pas à sa santé* ». À cet effet « *l'État assure, avec le concours des collectivités territoriales [...] la surveillance de la qualité de l'air et de ses effets sur la santé et sur l'environnement* ». C'est ainsi que depuis janvier 1997 un programme dans 9 villes coordonné par le Réseau national de santé publique étudie les modalités d'organisation d'une surveillance épidémiologique comptant les indicateurs de surveillance métrologique de la qualité de l'air avec des indicateurs de santé recueillis en routine. Les recommandations qui pourront être tirées de cette expérience seront connues fin 1998.

vers des stratégies qui ne seront pas les plus efficientes en terme de réduction de mortalité ou de morbidité attribuable à la pollution atmosphérique. Certes, la pollution atmosphérique ne constitue pas, aujourd'hui, un problème majeur de santé publique dans notre pays. Néanmoins, l'ubiquité de l'exposition et la proportion élevée de populations fragiles (asthmatiques, bronchopneumopathies chroniques obstructives, affections cardio-vasculaires), conduisent à un risque attribuable non négligeable. Ainsi, par exemple, en région parisienne, un excès de mortalité cardiovasculaire de 2 % en relation avec la pollution acido-particulaire représente entre 250 et 350 décès et 22 000 hospitalisations par an. En France, un excès de risque dans les villes de plus de 250 000 habitants (19,5 millions de personnes), a été estimé entre 2 à 5 % de la mortalité cardio-vasculaire en relation avec les particules d'origine automobile et représente entre 660 et 1 050 décès par an[14].

L'environnement professionnel

Mieux connaître les conditions de travail et les expositions professionnelles

La fréquence et la répartition des différentes conditions de travail et des expositions à des nuisances physiques, chimiques ou biologiques est mal connue en France, alors que plusieurs pays ont mis en place, parfois depuis de nombreuses années, des enquêtes permettant de disposer des informations statistiques nécessaires à la prévention des risques professionnels.

Pourtant, depuis environ vingt ans, l'environnement professionnel connaît des transformations importantes dans tous les pays industrialisés et subit les effets des profondes mutations de leurs économies. Ces bouleversements économiques conduisent l'entreprise à modifier sa structure et son organisation. Elle introduit des modes de production, tels le « juste-à-temps », qui consiste à produire des produits finis ou semi-finis juste à temps pour être vendus, transformés ou assemblés, le « flux tendu » ou suppression des stocks, ou la polyvalence qui consiste en une rotation des salariés entre plusieurs postes de travail ou en des changement de postes en fonction des besoins de l'entreprise. L'entreprise intègre les nouvelles technologies et généralise la flexibilité du travail, par l'individualisation des rémunérations (rémunération au rendement...), le développement des horaires de travail atypiques, le recours au temps partiel, à la sous-traitance et à l'intérim.

14. Société française de santé publique, *La pollution atmosphérique d'origine automobile et la santé publique : bilan de 15 ans de recherche internationale*, Société française de santé publique, Collection Santé et Société 1996 ; 4 : 251 p.

L'ensemble de ces transformations a des conséquences importantes sur le travail des salariés et génère des contraintes souvent fortes : contraintes organisationnelles liées à l'entreprise et contraintes qui concernent directement le salarié, la charge de travail, le contenu du travail, la latitude décisionnelle, les contraintes de temps, les relations sociales au travail, les perspectives professionnelles. Les horaires atypiques conduisent à un temps éclaté, irrégulier et à des bouleversements des rythmes sociaux des salariés. La nécessité de maîtriser les nouvelles technologies implique une adaptation, une formation pour faire face à une complexité croissante de la tâche. Le développement de « formes particulières d'emploi », qui recouvrent une foule de situations hétérogènes (contrats à durée déterminée, intérim, temps partiel, emplois aidés...), génère une précarité et une insécurité de l'emploi. Ces dernières années, de nombreux travaux relevant de disciplines scientifiques diverses (ergonomie, psychopathologie, épidémiologie), ont mis en évidence les effets sur la santé des contraintes liées à l'organisation du travail, particulièrement dans le domaine de la pathologie cardio-vasculaire, de la santé mentale, des maladies musculo-squelettiques.

La connaissance statistique des conditions de travail et des expositions à des nuisances physiques, chimiques ou biologiques est un élément déterminant de l'étude des risques pour la santé d'origine professionnelle. L'enquête Sumer 94 est venue récemment combler en grande partie la carence statistique de notre pays dans ce domaine.

ENQUÊTE SUMER*

Sumer 94* est une enquête réalisée en 1994 à l'initiative du ministère de l'Emploi et de la Solidarité par 1 200 médecins du travail volontaires auprès de 48 000 salariés tirés au sort parmi les personnes vues lors de la visite médicale annuelle obligatoire. Cet échantillon de salariés est comparable à la population salariée française pour la distribution des catégories socioprofessionnelles du secteur d'activité de l'employeur et de la taille de l'établissement.

Le médecin du travail devait noter les caractéristiques du salarié et de son employeur et, à partir d'un questionnaire fermé composant 200 items, les contraintes organisationnelles et physiques ainsi que les nuisances chimiques ou biologiques présentes au poste de travail. Enfin, dans un dernier temps, le médecin du travail devait estimer le risque de pathologie dû aux conditions de travail ou à l'environnement de travail.

* Héran-Le Roy O., Sandret N., Expositions professionnelles : Sumer 94, l'état des lieux, *Santé et Travail,* 1997 ; 20 : 13-17

Deux problèmes importants de santé publique liés à l'environnement professionnel sont abordés dans la suite de ce rapport : l'un concerne les troubles péri-articulaires et l'autre les effets de l'amiante sur lesquels une mise au point scientifique a été réalisée récemment par l'Inserm[15].

Troubles péri-articulaires

Importance du problème

Les troubles péri-articulaires constituent un ensemble d'affections en nette augmentation dans tous les pays où des données sont disponibles. La liste des affections faisant partie du tableau 57 des maladies professionnelles (régime général) intitulé « affections péri-articulaires provoquées par certains gestes et postures de travail » correspond presque exactement à ce qui est classé habituellement sous le titre « troubles péri-articulaires » : tendinite de l'épaule, du coude (épicondylite, épitrochléite), tendinite et ténosynovite du poignet, tendinite du genou et de la cheville ; syndromes canalaires du genou et des membres supérieurs, dont le syndrome du canal carpien ; hygromas dont l'hygroma du genou, fréquent chez les poseurs de moquette ou de carrelage. La part traditionnellement importante de cette dernière affection est cependant en diminution.

Les données les plus récentes concernant les maladies professionnelles reconnues au titre du tableau 57 sont les suivantes : 3 963 (53 % des maladies professionnelles) en 1994, 4 704 (55 % des maladies professionnelles) en 1995, 5 856 (63 % des maladies professionnelles) en 1996. La fréquence a été multipliée par plus de 6 en 10 ans. Le changement de rédaction du tableau 57 en 1991 a eu quelques conséquences sur l'augmentation de fréquence, mais elle ne l'explique pas, car l'évolution à la hausse n'est pas limitée aux années proches de 1991.

Ces constatations, jointes à l'observation de phénomènes analogues dans d'autres pays, nécessitent de rechercher avant tout du côté de l'évolution des conditions de travail des explications à ces affections dont la part prise en charge comme maladies professionnelle ne représente qu'une faible fraction.

En effet, en se limitant au seul syndrome du canal carpien (SCC) on estime à 130 000 par an le nombre d'interventions chirurgicales pour SCC en France, alors qu'environ 2 000 cas sont reconnus au titre du tableau 57. Or une étude menée récemment à

15. Inserm, *Effets sur la santé des principaux types d'exposition à l'amiante*, Inserm Expertises Collectives, Paris, 1997.

Montréal estime que parmi les travailleurs manuels la part des interventions chirurgicales pour SCC attribuable au travail est de 76 % chez les hommes et 55 % chez les femmes.

L'enquête Estev[16] portant sur plus de 20 000 salariés indique que les douleurs touchant le membre supérieur, faisant souffrir depuis plus de 6 mois, concernent 14 % des hommes de 37 ans, 39 % des femmes de 52 ans, et des pourcentages intermédiaires pour les autres groupes d'âge et de sexe. La présence d'une douleur au membre supérieur, pour un salarié en activité, est un facteur prédictif de cessation d'activité ou de chômage dans les cinq années qui suivent.

Contraintes professionnelles et troubles péri-articulaires

Un rapport de l'Agence nationale pour l'amélioration des conditions de travail (Anact) présente l'histoire d'une « épidémie » de troubles péri-articulaires, survenue en quelques mois dans une entreprise travaillant pour un constructeur automobile, qui a pu être mise en relation avec une augmentation rapide de la production en flux tendu avec des moyens inadaptés. Cet exemple n'est pas anecdotique. Il illustre bien les mécanismes les plus souvent avancés pour expliquer l'évolution croissante du nombre de ces affections dans différents pays : les entreprises sont dans la nécessité de produire plus, plus vite et mieux. L'élévation de la productivité, rendue possible par une automatisation accrue, ne supprime pas complètement les tâches manuelles. Celles-ci, par exemple le montage d'appareils électroménagers, ou la découpe et le conditionnement de produits carnés, imposent aux salariés concernés des contraintes de temps qui s'ajoutent aux contraintes posturales et à la spécificité des gestes effectués, ce qui entraîne des sollicitations des muscles et des tendons supérieures aux limites physiologiques.

Gestes répétitifs et troubles péri-articulaires

Une enquête a été menée en 1993-1994 conjointement par l'Anact, l'Inserm, l'INRS, la Dares, l'Inspection médicale du travail, la CCMSA, dans 6 régions avec la coopération de 39 médecins du travail[17]. L'échantillon comportait un groupe de référence de 337 personnes, peu ou pas exposées aux gestes répétitifs, et 1 420

16. Derriennic F., Touranchet A., Volkoff S. (ed), *Âge, travail, santé*, Questions en santé publique, Éd. Inserm, Paris, 1996.

17. *Affections péri-articulaires des membres inférieurs et organisation du travail*, Résultats de l'enquête épidémiologique nationale, DMT INRS 1966 ; 65 : 13-31.

personnes exposées aux gestes répétitifs dans différents secteurs : montage-assemblage (petit électroménager, équipementiers automobiles), agroalimentaire (principalement transformation de produits carnés), confection et chaussure, conditionnement, caissières de supermarché ou d'hypermarché. Le tableau 9 indique la fréquence des affections les plus souvent constatées par les médecins du travail parmi les 1 420 personnes exposées aux gestes répétitifs, et les 337 non exposées. Par « présence de l'affection » il faut entendre ici : affection établie ou évoquée par le médecin, à la date de l'examen, que l'atteinte soit ou non bilatérale ; la grande majorité de ces affections n'a pas fait l'objet de déclaration de maladie professionnelle.

Tableau 9 **Troubles péri-articulaires du membre supérieur**
(fréquence en fonction de l'exposition aux gestes répétitifs, en pourcentage)

	Fréquence (en %)		
	Exposés, gestes répétitifs	**Groupe de référence (peu ou pas exposés)**	**Risque attribuable[b]**
Epaule douloureuse simple	28,9[a]	16,0	45
Syndrome du canal carpien	19,3[a]	6,6	65
Epicondylite	12,3[a]	7,9	36
Névralgie cervico-brachiale	7,2	4,4	38
Epitrochléite	4,0	3,5	12
Tendinite des extenseurs	4,2	1,9	54
Styloïde radiale	3,9	2,2	43
Ténosynovite des fléchisseurs	3,6	2,5	30
Kystes synoviaux	3,0	2,5	15

a. différence significative $p<0,05$.
b. part des affections qui disparaîtraient si l'exposition était supprimée.

Certaines affections, comme le syndrome du canal carpien, sont à la fois fréquentes dans la population et fortement liées à l'exposition : parmi les salariés effectuant des gestes répétitifs, presque les deux tiers (65 %) des SCC disparaîtraient si les conditions de travail de ces salariés rejoignaient celles du groupe de référence, alors même que les fréquences dans ce dernier groupe restent supérieures à ce qui serait observé dans une population strictement non exposée professionnellement.

Syndrome du canal carpien (SCC) et organisation du travail

L'étiologie du SCC est plurifactorielle, comme indiqué sur le schéma ci-dessous :

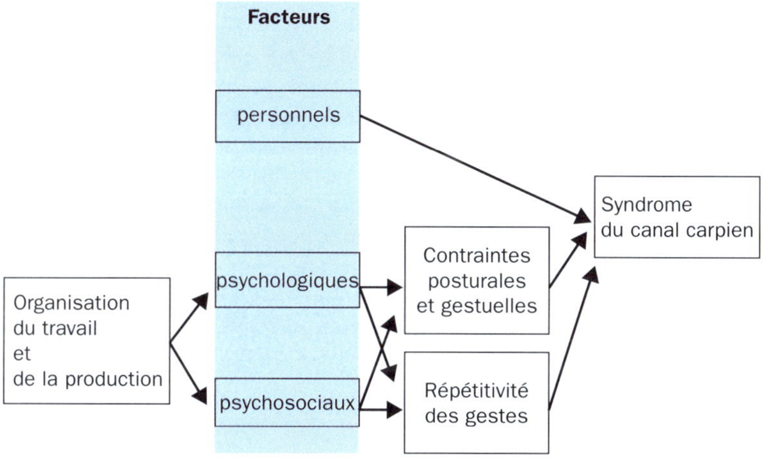

Les facteurs personnels sont ici le sexe, l'obésité, la présence de certains problèmes de santé ; les facteurs psychologiques sont également importants : en particulier l'anxiété pourrait jouer un rôle en augmentant les sollicitations imposées aux muscles. Les déterminants biomécaniques principaux sont les mouvements d'hyperextension et d'hyperflexion répétés du poignet qui augmentent la pression dans le canal carpien et compriment le nerf, ainsi que la répétitivité des gestes.

En amont interviennent les facteurs psychosociaux, parmi lesquels le manque de latitude dans le travail (dépendance vis-à-vis d'une machine, impossibilité de faire varier le rythme et la quantité de travail, ou de décider du moment des pauses). Ces déterminants sont eux-mêmes dépendants de facteurs intervenant au niveau de l'entreprise : certains modes d'organisation de la production et du travail, destinés à accroître la souplesse de l'entreprise vis-à-vis de ses clients peuvent être très pénalisants pour les salariés, en diminuant par exemple les délais de production et en réduisant les stocks au minimum.

En conclusion, les tendances récentes dans la progression des troubles péri-articulaires, et les connaissances sur les déterminants, liés à l'évolution des entreprises vers plus de compétitivité, permettent de penser que le poids de ces affections ne va pas diminuer, et qu'une réflexion pluridisciplinaire sur les moyens de concilier productivité des entreprises et santé des salariés doit être poursuivie et développée.

L'amiante

L'amiante est le cancérogène présent dans l'environnement professionnel qui occasionne de très loin le plus grand nombre de cas de cancers. Pourtant, très peu d'études ont été réalisées en France, jusqu'à une période récente, sur la fréquence et les conditions de l'exposition à cette nuisance et sur ses effets sur la santé, ainsi que l'a mis en évidence l'expertise collective de l'Inserm rendue publique en juillet 1996, qui a permis de faire le point des connaissances sur ce sujet, et dont les données présentées ici sont extraites.

Les fibres d'amiante sont des minéraux aux propriétés physiques et chimiques exceptionnelles, qui ne brûlent pas, résistent remarquablement aux diverses agressions chimiques, et présentent une résistance mécanique élevée. Ces propriétés ont favorisé le développement de l'utilisation des fibres d'amiante, sous de multiples formes, pour la fabrication de nombreux produits industriels de grande consommation ou dans la construction des bâtiments. On distingue fondamentalement deux variétés d'amiante : le chrysotile et les amphiboles.

Principales utilisations

Le matériau à base d'amiante le plus utilisé est l'amiante-ciment, qui représente l'essentiel du tonnage mondial produit (65-70 % du tonnage total). En dehors de nombreux produits industriels utilisés dans la construction des bâtiments, l'amiante a été utilisé sous la forme de flocages destinés à accroître la résistance au feu des structures ou encore améliorer l'isolation phonique ou acoustique. En dehors du bâtiment un large éventail de secteurs d'activités à recouru à l'amiante, pour des usages moins massifs mais tout aussi variés : les cartons et papier, les textiles puis les joints et les garnitures de friction, et enfin les produits très divers (jouets, articles pour fumeurs, filtres pour liquides, produits de revêtements routier, filtres à air, textiles finis, ainsi que certains articles à usage domestique comme par exemple les tables et housses à repasser, les grille-pain, les panneaux isolants pour le bricolage et les appareils de chauffage mobile).

Principales circonstances d'exposition à l'amiante

Les expositions professionnelles représentent l'immense majorité des expositions pour lesquels les effets sur la santé sont établis. Il s'agit des personnes qui dans le cadre de leur activité professionnelle produisent (extraction et transformation) l'amiante, utilisent ce matériau directement pour diverses opérations de transformation (textile, Fibrociment, etc.) ou d'isolation thermique ou phonique, ou qui interviennent sur des matériaux contenant de l'amiante. Ces opérations d'intervention sont très fréquentes, notamment dans le secteur du bâtiment, et on estime que dans les pays industrialisés, environ 20 % des hommes âgés de 60 ans ont été exposés au cours d'un épisode au moins de leur carrière professionnelle.

Les **expositions environnementales** peuvent être classées en trois catégories selon la source de pollution :
– pollution émise par une source « naturelle » (site géologique), dans certaines régions où le sol contient des fibres d'amiante qui sont inhalées par les personnes qui les respirent à l'occasion d'activités diverses ;
– pollution émise par une source « industrielle » ponctuelle (mine d'amiante, usine de transformation d'amiante) qui projette des fibres d'amiante dans le voisinage, ces fibres pouvant être inhalées par les personnes vivant et/ou travaillant dans l'environnement de cette source ;
– pollution émise par l'amiante mis en place dans des bâtiments et des installations diverses, et dont des fibres peuvent être rejetées dans l'atmosphère, soit du fait de la dégradation des installations, soit du fait d'interventions sur celles-ci.

Les **niveaux de concentration** des fibres dans l'atmosphère sont très variables : ils peuvent être élevés en milieu professionnel, de l'ordre de la fibre par millilitre d'air (f/ml) en milieu professionnel à l'ordre de la fibre par litre d'air (f/l), voire nettement moins en milieu urbain ou dans des locaux floqués non dégradés.

Les réglementations de protection

Depuis la mise en place des premières mesures réglementaires en 1931 au Royaume-Uni, les valeurs limites maximales d'exposition professionnelle promulguées dans de nombreux pays ont été progressivement réduites. Plus tardivement, l'utilisation de certaines formes d'amiante a été interdite dans certains pays, et de toute forme d'amiante dans certains autres. Parallèlement, des mesures réglementaires ont été adoptées pour les expositions dites « passives » rencontrées dans les bâtiments. Le flocage des bâtiments, massivement utilisé à partir des années soixante, a été interdit en France en 1978. La réglementation adoptée en 1996 stipule que les expositions à 5 f/l ou moins sont admissibles dans les bâtiments, que les expositions supérieures ou égales à 25 f/l nécessitent la mise en œuvre de travaux de correction, et que les valeurs intermédiaires nécessitent un régime de surveillance renforcée.

ÉVOLUTION DE LA RÉGLEMENTATION SUR L'AMIANTE EN FRANCE ET À L'ÉTRANGER

Si la cancérogénicité de l'amiante a été scientifiquement établie dès les années cinquante, il faut attendre 1977 pour que la France, comme la plupart des pays européens, adopte une réglementation protectrice des travailleurs, puis de la population générale qui se caractérise à ce moment par la volonté d'une utilisation « contrôlée » de l'amiante, malgré de vives controverses concernant le caractère réaliste d'une utilisation garantissant l'absence de risque.

Il convient de distinguer trois types d'utilisation de l'amiante qui font chacun l'objet d'une réglementation spécifique.

Les valeurs limites d'exposition des travailleurs aux poussières d'amiante, établies pour la première fois en 1977, ont connu un abaissement constant sous l'influence de directives européennes successives. En 1996, la France est allée plus loin en adoptant des valeurs inférieures à celles décidées par la directive européenne du 25 janvier 1991 toujours en vigueur actuellement (cf. tableau).

La réalisation de flocage à l'amiante a été interdite en France en 1977 pour les locaux d'habitation, puis en 1978 pour tous les bâtiments si la concentration d'amiante dans les produits utilisés est supérieure à 1 %. La projection d'amiante par flocage et les activités incorporant des matériaux isolants ou insonorisants de densité inférieure à 1 g/cm^3 ont été interdites en 1992.

Pour les produits contenant de l'amiante, la France s'est d'abord contentée d'appliquer les directives européennes avant d'aller plus loin en les interdisant totalement. Cette interdiction s'est effectuée en trois étapes, en tenant compte de l'importance du pouvoir cancérogène des différentes variétés d'amiante :
- en 1988, la variété d'amiante crocidolite est interdite (avec trois exceptions) ;
- en 1994, la mise sur le marché, l'utilisation et l'importation de toutes les amphiboles sont interdites. Seul le chrysotile reste autorisé à l'exception de certains produits ;
- en 1996, par le décret n° 96-1133 du 24 décembre, la fabrication, l'importation, la mise sur le marché, l'exportation et la vente de toutes les variétés d'amiante sont interdites avec cependant quelques dérogations.

	Valeurs d'exposition		Interdiction	Interdiction des produits
	Chrysotile	autres	du flocage	
Union européenne	0,6 f/ml	0,3 f/ml		utilisation contrôlée
France	0,1 f/ml	0,1 f/ml	1977/1978	interdiction le 24 décembre 1996
Belgique	0,5 f/ml	0,15 f/ml	1980	utilisation contrôlée
Royaume-Uni	0,6 f/ml	0,2 f/ml	1985	utilisation contrôlée
Allemagne	0,15 f/ml	0,15 f/ml	1979	interdiction en 1979 sur 10 ans
Espagne	0,6 f/ml	0,3 f/ml		utilisation contrôlée
Suisse	0,25 f/ml	0,25 f/ml	1975	interdiction le 1er septembre 1986

Les risques pour la santé associés à l'exposition à l'amiante

L'accroissement considérable de la production et des utilisations industrielles de l'amiante qui a commencé au début du siècle a été accompagné dans les décennies suivantes d'une « épidémie » majeure de fibroses pulmonaires, de cancers du poumon et de mésothéliomes. D'autres localisations de cancer associés à l'amiante sont également évoquées dans la littérature.

Les risques de fibrose pulmonaire, appelées « asbestose » sont les premiers à avoir été établis (en 1906) et diverses formes d'atteintes pleurales bénignes sont également associées à l'exposition à l'amiante, les plus fréquentes étant les plaques pleurales.

Le premier rapport suggérant l'existence d'un lien entre l'exposition professionnelle à l'amiante et le risque de cancer du poumon a été publié en 1935. En 1955, R. Doll montrait d'une façon considérée pour la première fois comme rigoureuse que l'exposition professionnelle à l'amiante était responsable d'un accroissement du risque de cancer du poumon dans une population de travailleurs de l'amiante textile au Royaume-Uni après de multiples confirmations. En 1977, le Centre international de recherche sur le cancer (Circ) a classé l'amiante dans la catégorie des « agents cancérogènes pour l'homme », et il est clairement établi que le lien causal entre exposition à l'amiante et cancer du poumon existe également parmi les non-fumeurs. Le temps moyen de latence entre l'exposition et la survenue de la maladie est de plusieurs dizaines d'années. On estime que 5 à 7 % des cas de cancer du poumon chez l'homme peuvent être attribués à une exposition professionnelle à l'amiante dans les pays industrialisés.

Les premières éléments sur l'existence d'un risque de mésothéliome associé à l'exposition à l'amiante ont été observés en 1960 chez les mineurs de crocidolite d'Afrique du Sud. Il est également très vite devenu évident qu'un risque de mésothéliome pouvait être observé dans le secteur de l'amiante textile, et un risque particulièrement élevé chez les ouvriers des chantiers navals et chez les calorifugeurs. En 1977, le Circ considérait que l'amiante était cancérogène chez l'homme, à cause également de l'accroissement du risque de mésothéliome. La principale localisation du mésothéliome concerne la plèvre, cette localisation étant dans l'ensemble cinq fois plus fréquente que le mésothéliome du péritoine, les autres localisations étant exceptionnelles. Le temps de latence entre l'exposition et la survenue de la maladie se situe en moyenne entre 30 et 40 ans. Hormis l'exposition à l'amiante, aucun facteur de risque associé au mésothéliome n'est connu à l'heure actuelle. Tous les arguments convergent pour attribuer aux expositions professionnelles l'étiologie de la quasi-totalité des cas de mésothéliome dans les pays industrialisés. Ils permettent de considérer que, à l'instar du cancer du poumon, tous les types de fibre d'amiante, y compris le chrysotile, sont susceptibles d'induire des mésothéliomes.

Une importante évolution des professions concernées s'est produite depuis quelques décennies, et la majorité des mésothéliomes se rencontre aujourd'hui, dans les pays industrialisés, dans des métiers très variés. On peut rappeler que dans les années soixante, les principales professions touchées étaient celles de la production et de l'utilisation de l'amiante : travailleurs du secteur de l'isolation, de la production et de la transformation de l'amiante, chauffagistes, travailleurs des chantiers navals. Par contraste, dans les années quatre-vingt et quatre-vingt-dix, les professions les plus touchées sont les tôliers-chaudronniers (catégorie incluant les travailleurs des chantiers navals), et les carrossiers industriels ; on trouve ensuite les plombiers, les charpentiers et les électriciens. À eux seuls, les métiers du bâtiment représentent actuellement le quart de tous les décès par mésothéliome, proportion considérée comme probablement sous-estimée. À titre d'exemple, on peut citer parmi les métiers à risque élevé de mésothéliome, des professions aussi diverses que les soudeurs, les dockers, les techniciens de laboratoire, les peintres et décorateurs, les bijoutiers, les ajusteurs, les mécaniciens automobile, les travailleurs des chemins de fer, etc. Les niveaux d'exposition sont vraisemblablement moins élevés que dans le passé, mais ces professions occupent des effectifs importants, ce qui explique le grand nombre de cas de mésothéliome observés. De plus, ces professions n'étant habituellement pas considérées comme « à risque », elles font moins l'objet de surveillance et de mesures de protection adéquates.

En ce qui concerne les expositions passives à l'intérieur des bâtiments, les données épidémiologiques permettant de répondre à la question d'un risque éventuel sont aujourd'hui inexistantes.

Diverses raisons méthodologiques expliquent l'absence de telles données, notamment du fait qu'il ne peut s'agir en tout état de cause que d'un risque faible (les niveaux moyens de concentration en fibres qui caractérisent ce type d'exposition sont habituellement très faibles), et du manque de recul pour l'étude du risque de mésothéliome : en effet, les expositions liées à la fréquentation des bâtiments contenant de l'amiante sont relativement récentes, l'utilisation de l'amiante à usage d'isolant thermique ou acoustique dans les bâtiments ayant commencé de façon importante dans les années soixante, et le temps de latence moyen du mésothéliome pleural est estimé entre 30 et 40 ans.

Données concernant l'évolution de l'incidence du mésothéliome

L'analyse de l'évolution de l'incidence du mésothéliome chez les hommes des pays industrialisés montre qu'une véritable pandémie est apparue à partir des années cinquante, la progression étant environ de 5 à 10 % par an depuis cette période. Cette pandémie, et la dynamique de celle-ci, est en liaison étroite avec l'introduction et le développement de l'usage massif de l'amiante dans les pays industrialisés, qui a commencé à partir de la fin de la première guerre mondiale dans la plupart des pays. Un décalage de 30 à 40 ans entre l'introduction de l'usage de l'amiante à des fins industrielles et le début de la progression de l'épidémie de mésothéliomes s'observe dans tous les pays. On note quelques différences dans la dynamique de l'épidémie selon les pays, en relation avec la période du début de l'introduction de l'amiante, ainsi qu'avec la nature des fibres utilisées. L'Australie et l'Afrique du Sud, qui ont utilisé préférentiellement la crocidolite, fortement associée au risque de mésothéliome, ont atteint dans la période récente les taux d'incidence les plus élevés des pays industrialisés, allant de 40 à presque 70 fois le taux attendu en l'absence d'exposition à l'amiante.

Dans l'ensemble, la situation française est comparable à celle des autres pays industrialisés, avec certaines particularités. Pendant la période 1968-1992, l'augmentation de l'incidence du mésothéliome a été constante et stable, chez les hommes comme chez les femmes, mais avec une vitesse d'accroissement supérieure pour les hommes : le pourcentage annuel moyen d'accroissement est de 3,8 % pour l'ensemble de la population (4,3 % chez les hommes et 2,8 % chez les femmes).

Sur une période plus courte (1979-1990), les données en provenance des registres du cancer montrent, pour les hommes, une multiplication, par rapport à la période 1979-1981, par 1,7 en 1982-1984 et par 2,2 en 1988-1990.

En tenant compte de l'estimation de l'incidence du mésothéliome et de son évolution, et de la fraction des cancers du poumon qui est attribuable aux expositions professionnelles à l'amiante (donnée non disponible pour la France, mais qui a été estimée à 5,7 % pour la période actuelle au Royaume-Uni et qu'on a utilisée ici), on a estimé, pour l'année 1996 et pour la France, le nombre de décès attribuables à une exposition à l'amiante à environ 1950 (750 par mésothéliome et 1 200 par cancer du poumon), dont l'immense majorité, sinon la totalité, s'explique indiscutablement par des circonstances d'exposition d'origine professionnelle ou paraprofessionnelle. Il faut souligner que cette estimation est une borne inférieure du véritable nombre de décès attribuables à l'amiante, une fraction non évaluable des mésothéliomes (ainsi que des cancers du poumon) échappant à tout diagnostic médical.

Les observations épidémiologiques recueillies dans une quinzaine d'études permettent d'établir un modèle qui apparaît approprié pour décrire, en fonction des niveaux d'exposition, les risques de mortalité par cancer du poumon attribuables aux expositions à l'amiante dans les populations soumises à des expositions professionnelles continues aux fibres d'amiante à des niveaux élevés (de 1 f/ml à plus de 200 f/ml). Pour quantifier l'excès de mortalité par mésothéliome, on ne dispose de données qu'à partir de trois études concernant des populations exposées professionnellement à des niveaux élevés. Comme il n'existe pas de méthode permettant de quantifier directement et de façon certaine les risques de cancer du poumon et de mésothéliome dans les populations humaines exposées à des niveaux faibles, c'est n'est donc qu'à partir de ces modèles établis pour des niveaux élevés d'exposition professionnelle qu'on peut tenter de proposer une estimation par extrapolation des risques de cancer du poumon et de mésothéliome aux faibles niveaux d'exposition. Cette extrapolation ne crée pas une information scientifiquement validée, elle représente une aide à la réflexion en matière de maîtrise des risques : cette méthode est l'estimation incertaine la plus plausible dans l'état actuel des connaissances. Le tableau 10 présente les risques ainsi estimés qui correspondent aux niveaux de référence actuels de la réglementation française. Ils indiquent les nombres supplémentaires de cas de cancer du poumon et de mésothéliome attribuables à une exposition continue à l'amiante du début des expositions jusqu'à l'âge de 80 ans, en fonction des âges auxquels ont commencé et se sont terminées les expositions, et en fonction du niveau de celles-ci.

Il ressort du tableau 10 que la fixation de valeurs limites réglementaires (0,1 f/ml pour les expositions professionnelles et 0,025 f/ml pour les expositions intra-murales) garantit qu'une fraction importante des personnes potentiellement exposées le sont en fait à des niveaux nettement inférieurs à ces valeurs de référence et pendant des périodes de temps limitées. Il n'en est pas moins certain que nombre de personnes le sont aussi à des niveaux plus élevés, pendant de longues période de temps. Il faut insister sur le fait qu'il existe des incertitudes majeures, du fait du manque de données adéquates. Il est donc impossible à ce jour de traduire ces estimations pour 10 000 personnes exposées en nombres de cas attribuables au niveau national.

Tableau 10 **Estimation du nombre supplémentaire de décès par cancer du poumon et mésothéliome jusqu'à l'âge de 80 ans attribuable à une exposition « continue » à l'amiante[a] en fonction du niveau des expositions (f/ml) selon le sexe**

eau ml)	Exposition de l'âge de 20 à 65 ans Hommes	Femmes	Exposition de l'âge de 5 à 65 ans Hommes	Femmes
	+3,1 / 100	+1,6 / 100	+6,0 / 100	+4,1 / 100
	+3,1 / 1 000	+1,6 / 1 000	+6,0 / 1 000	+4,1 / 1 000
25	+0,8 / 1 000	+0,4 / 1 000	+1,5 / 1 000	+1,0 / 1 000
1	+3,1 / 10 000	+1,6 / 10 000	+6,0 / 10 000	+4,1 / 10 000
01	+3,1 / 100 000	+1,6 / 100 000	+6,0 / 100 000	+4,1 / 100 000

Ces décès supplémentaires s'ajoutent aux décès par cancer du poumon ou mésothéliome attendus jusqu'à l'âge de 80 ans pour mille personnes (51 hommes et 7 femmes).

Lecture : Une exposition de l'âge de 20 ans à 65 ans de 0,1 f/ml d'amiante conduit à 3,1 cas de cancer du poumon ou mésothéliome supplémentaires avant 80 ans pour mille hommes exposés, soit en moyenne 54,1 cas.

a. 40 h/semaine x 48 semaines/an = 1 920 h par an.

Source : Inserm.

demnisation des maladies professionnelles

Les atteintes à la santé du fait du travail prises en charge dans le cadre de la législation concernent les « accidents du travail » proprement dits et les « accidents de trajet », ainsi que les « maladies professionnelles ». Cette couverture sociale qui est assurée à tous les salariés ou assimilés a pour but la prise en charge des frais de soins de santé occasionnés par l'accident ou la maladie ainsi qu'une fraction (le plus souvent très partielle) de la perte des revenus. L'évolution récente de la fréquence des accidents du travail ayant donné lieu à indemnisation a été décrite plus haut. Les problèmes posés par la reconnaissance des « maladies professionnelles » sont évoqués ci-après.

Dans le système français, une affection provoquée par un agent toxique de nature chimique, physique ou microbienne n'est reconnue comme étant « professionnelle » que si elle figure explicitement dans un tableau de « maladies professionnelles » existant au moment de la déclaration. Cette condition est nécessaire, mais elle n'est pas suffisante, car d'autres critères doivent être simultanément remplis. Si l'affection ne survient pas au moment où le travailleur est encore exposé aux risques, elle doit être médicalement constatée avant que ne s'achève un intervalle de temps appelé « délai de prise en charge ». La victime doit également apporter la « preuve » de son exposition « habituelle » au risque. Dans certains cas, les travaux effectués par la victime doivent être explicitement mentionnés dans une liste « limitative » de travaux réputés être les seuls à provoquer la maladie professionnelle considérée. À ces dispositions générales s'ajoutent, pour certains tableaux, des conditions particulières comme par exemple une durée minimale d'exposition à l'agent toxique qui provoque l'affection. Il appartient à la victime (ou à ses ayants droit) de faire la déclaration administrative de son affection à l'organisme compétent de sécurité sociale.

L'évolution du nombre de maladies professionnelles reconnues

Créé par la loi du 25 octobre 1919, le système de réparation actuel s'est surtout développé à partir de 1946 (26 tableaux en 1946 et 106 à ce jour). Pendant plusieurs années, le nombre de maladies professionnelles reconnues était de l'ordre de 4 000 cas par an officiellement recensés. Les données statistiques présentées sont relatives aux salariés du régime général de la sécurité sociale qui regroupe environ 80 % des salariés.

La première modification sensible du nombre d'affections reconnues est observée en 1983-1984. À la suite d'un changement significatif des critères de prise en compte des surdités professionnelles, les surdités reconnues deviennent pratiquement 5 fois plus nombreuses ; puis l'effet s'atténue. La seconde modification importante du nombre d'affections reconnues s'amorce en 1991-1992. Elle est due à une meilleure prise en charge des affections péri-articulaires provoquées principalement par des gestes répétitifs. Depuis les affections reconnues n'ont cessé d'augmenter. En 1995, leur nombre est pratiquement le double du nombre moyen annuel d'affections reconnues de 1955 à 1990.

La reconnaissance des atteintes dues à l'amiante augmente également de manière significative depuis le début des années quatre-vingt-dix du fait des temps de latence relativement élevés des atteintes dites bénignes et plus encore des affections cancéreuses. L'ampleur de ces atteintes professionnelles est cependant très mal reflétée par le nombre de maladies reconnues comme l'a montré en particulier la récente expertise collective de l'Inserm.

La figure 12 illustre l'évolution comparée entre le nombre total des maladies professionnelles reconnues et la somme de celles reconnues au titre des 5 tableaux qui ont progressivement joué un rôle majeur dans le système de reconnaissance (69 % des maladies reconnues en 1993-1995).

Figure 12 **Évolutions comparées des maladies professionnelles reconnues et de celles relevant des tableaux n° 8, 25, 42, 45, 47**

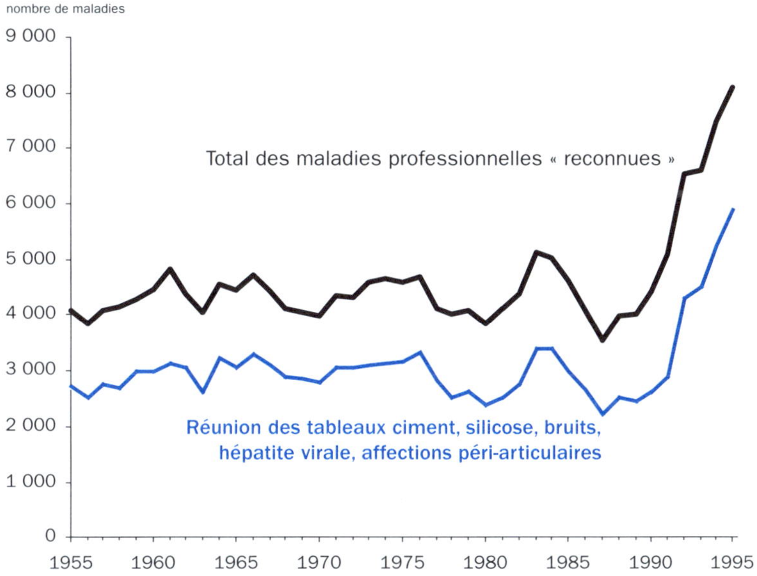

Source : Cnamts.

Les disparités géographiques de la reconnaissance

Le rapport Deniel[18] a souligné de fortes disparités régionales dans le nombre de maladies professionnelles reconnues. On a calculé le nombre de maladies professionnelles attendues pour le comparer au nombre de celles observées en 1995, sous l'hypothèse que chaque branche industrielle connaît le même taux moyen de reconnaissance à l'échelon régional et national. Le tableau 11 montre des écarts importants dans plusieurs régions entre le nombre de maladies reconnues attendues et observées.

Diverses explications à ce phénomène d'inégalité géographique très marquée peuvent être évoquées. Il serait cependant nécessaire de connaître pour chaque tableau de maladies professionnelles et dans chaque Cram le nombre de personnes qui déposent une demande de reconnaissance et le nombre de dossiers acceptés. De façon surprenante, ces données ne sont pas disponibles, et les statistiques actuellement publiées ne permettent pas d'avoir une vue claire sur la situation réelle. Elles ne permettent

18. Rapport au Gouvernement de la Commission Deniel dans le cadre de la loi de financement de la sécurité sociale pour 1997.

Tableau 11 **Comparaison entre le nombre de maladies professionnelles « reconnues » en 1995 par les caisses régionales d'assurance maladie et le nombre de maladies « attendues »**

	Observées	Attendues	Écart
Bordeaux	202	354	–75 %
Clermont-Ferrand	133	182	–37 %
Dijon	458	420	8 %
Lille	602	836	–39 %
Limoges	292	304	–4 %
Lyon	818	915	–12 %
Marseille	413	520	–26 %
Montpellier	134	220	–64 %
Nancy	481	387	20 %
Nantes	1 059	494	53 %
Orléans	437	377	14 %
Paris	1 121	1 788	–59 %
Rennes	861	358	58 %
Rouen	612	467	24 %
Strasbourg	560	450	20 %
Toulouse	197	307	–56 %
Total	8 380	8 380	0 %

pas non plus à l'administration et aux partenaires sociaux de mesurer la pertinence du système de réparation actuellement en place.

Les comparaisons internationales montrent que la situation française de la reconnaissance des maladies professionnelles semble préoccupante. L'exemple des maladies occasionnées par l'amiante permet d'illustrer la situation défavorable des salariés français comparativement à ceux d'autre pays européens (tableau 12).

Même si les systèmes de reconnaissance diffèrent selon les pays comparés, ceci ne peut expliquer des écarts d'un tel ordre de

Tableau 12 **Comparaison des taux de maladies professionnelles reconnues provoquées par l'amiante en Allemagne, Belgique et France** (taux par million d'habitants cumulés pour la période 1984-1993)

	Allemagne	Belgique	France
Asbestose	65,6	170,9	30,9
Cancer du poumon	21,1	6,0	2,0
Mésothéliome	39,1	28,1	7,6
Décès	50,9	30,3	3,8

grandeur, il n'est pas non plus possible d'expliquer de telles différences par des risques qui seraient beaucoup plus faibles en France, les taux français de mortalité par cancer de la plèvre étant du même ordre de grandeur que ceux des autres pays européens.

Le système complémentaire

En 1993-1994, la mise en place d'un système complémentaire qui consiste, dans le cas où l'affection déclarée figure bien dans un tableau, en un dispositif de « repêchage » des dossiers de maladies professionnelles éliminées en première lecture (pour un ou plusieurs critères non satisfaits), a apporté une incontestable « bouffée d'oxygène ». Toutefois, la prise en compte par le système complémentaire de maladies pour lesquelles aucun tableau n'a encore été dressé est extrêmement faible. Il faut en effet que la victime ne puisse plus avoir aucune activité professionnelle ou soit décédée. Les 18 premiers mois (1994-1995) ont permis de reconnaître 609 cas sur 1 086 dossiers présentés au titre du « repêchage », soit un taux de reconnaissance de 56 %. Trois tableaux regroupent à eux seuls 72 % des cas reconnus : le tableau 57 relatif aux « affections péri-articulaires » (44 %), le tableau 42 concernant les « surdités professionnelles » (20 %), le tableau 66 relatif aux « affections respiratoires de mécanisme allergique » (8 %). Toutefois, seuls 25 dossiers sur 99 (25 %), pour lesquelles l'affection professionnelle ne figurait dans aucun tableau ont été reconnus.

L'exemple de la mortalité par cancer professionnel

Les données de mortalité accessibles ne concernent que les 14,5 millions de salariés du régime général en 1995 sur une population active nationale qui comptait à cette date environ 25,3 millions de personnes soit 6 actifs sur dix.

Pour 1995, dernière année disponible, 253 décès par maladies professionnelles pour l'ensemble des 102 tableaux existants ont été reconnus, alors que 1 430 décès par accidents du travail et de trajet ont été indemnisés. Les estimations actuellement admises considèrent que 5 % de tous les décès par cancer sont d'origine professionnelle : pour l'année 1994 (144 746 décès par cancer en France), l'évaluation minimale conduit donc à environ 5 800 décès ; pour les seuls décès provoqués par l'amiante, l'expertise collective Inserm déjà citée a estimé, pour l'année 1996, un nombre minimum de 1950. Bien que l'évolution des années récentes montre une augmentation du nombre des cancers reconnus, la très grande majorité de ceux-ci reste ignorée : dans l'hypothèse où les 253 décès par maladies professionnelles reconnus en 1995 seraient dus à des cancers, la mortalité par cancer professionnel serait donc, pour les travailleurs du régime général (14,5 millions de salariés) sous-évalué au moins d'un facteur 13 (figure 13).

Figure 13 **Évolution du nombre total de cancers professionnels reconnus annuellement en France**

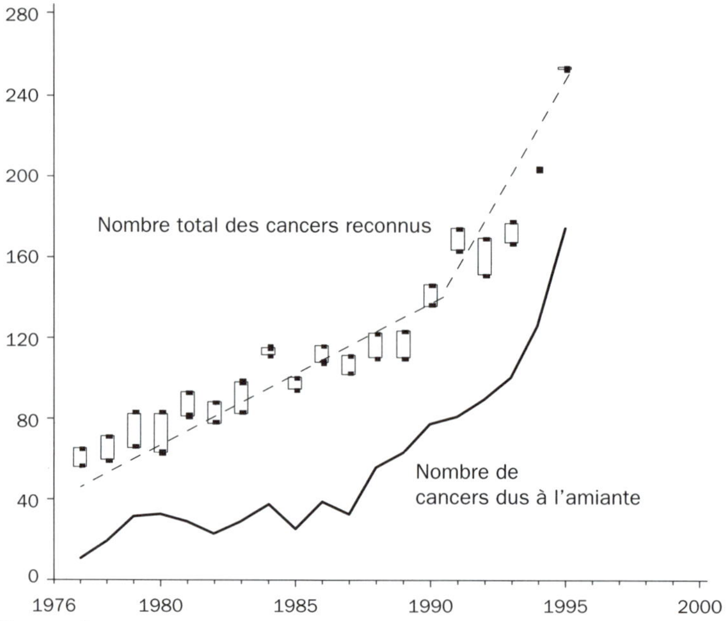

Source : Cnamts.

C H A P I T R E C I N Q

Synthèse

Les indicateurs généraux

Durant la période 1991-1996, les **indicateurs généraux** de mortalité et d'espérance de vie ont poursuivi leur progression puisqu'à structure d'âge identique, la mortalité de la population a baissé de 6 % et son espérance de vie à la naissance s'est accrue de 11 mois. La progression annuelle moyenne a cependant été plus faible que dans la période 1981-1991, la baisse de la mortalité chez les personnes âgées de plus de 65 ans ayant marqué le pas dans la période récente.

Par contre, des gains importants de **mortalité prématurée évitable** ont été observés dans les deux sexes, que ce soit pour des causes liées particulièrement aux habitudes de vie (–21 %) ou au système de soins et de dépistage (–11 %). Cette observation est d'autant plus importante que la France se caractérise, on le sait, par une surmortalité prématurée évitable très élevée par rapport aux autres pays européens. Ainsi que le montre la comparaison effectuée entre la France et l'Angleterre-Galles dans le présent rapport, cette évolution favorable durant la période 1991-1996 dans notre pays ne suffit cependant pas à entamer significativement le déficit. Il en est de même des **indicateurs de surmortalité** particulièrement élevés en France comme la surmortalité masculine ou la surmortalité différentielle entre régions qui sont demeurées dans l'ensemble stables.

L'intérêt d'analyser des indicateurs globaux qui combinent à la fois des données de mortalité et de morbidité a clairement été montré dans le rapport 1994 du HCSP grâce au calcul d'espérances de vie avec et sans incapacité. L'allongement de **l'espérance de vie sans incapacité** dans la période 1981-1991, un peu plus important que celui de l'espérance de vie totale, indiquait un progrès de survie non seulement quantitatif mais également qualitatif.

L'impossibilité de disposer de données comparables de prévalence de l'incapacité en France dans la période 1991-1996 n'a pas permis d'étudier l'évolution récente de cet indicateur. Il est vraisemblable qu'à l'avenir la répétition plus fréquente d'enquêtes du type de l'enquête décennale santé effectuée par l'Insee sera nécessaire afin d'améliorer le suivi des indicateurs globaux.

Les indicateurs spécifiques

L'analyse de l'évolution des **indicateurs spécifiques** des problèmes et des déterminants prioritaires de santé définis dans le rapport 1994 du HCSP aurait pu être effectuée indépendamment des **objectifs d'évolution** qui avaient alors été fixés pour certains d'entre eux. Cependant il est apparu intéressant de les confronter aux évolutions réellement observées depuis leur publication. La variété de l'expression des objectifs (quantifiés ou non), la diversité de la manière dont ils avaient été élaborés (relevant d'une simple « extrapolation » dans certains cas et d'un « volontarisme caractérisé » pour d'autres) rend cette confrontation purement indicative. Il s'agit néanmoins d'une première expérience de ce type menée en France dans le domaine de la santé.

Dans la synthèse qui suit, les indicateurs sont regroupés en trois catégories selon le sens de leur évolution durant la dernière période. Dans la plupart des cas elle appelle la mise en œuvre ou la poursuite d'actions de santé publique dont l'analyse précise sort bien entendu du cadre du présent rapport.

Les problèmes de **précarité et d'insertion sociale** ainsi que les questions **d'accès aux soins et à la prévention** des populations défavorisées sont fortement associés aux contextes économique (précarisation de l'emploi...) et politique (réforme de la protection sociale...) qui ont connu certaines évolutions dans les cinq dernières années. Le Haut Comité de la santé publique a engagé une réflexion approfondie et émis des recommandations sur ces sujets dans un rapport rendu public en 1998[1].

1. *La progression de la précarité en France et ses effets sur la santé*, Rapport au HCSP d'un groupe de travail présidé par J.-D. Rainhorn, février 1998, à paraître.

La santé qui se dégrade

● Bien que largement prévue et annoncée par comparaison avec les pays étrangers et par l'évolution depuis une dizaine d'années des consommations de tabac, l'augmentation de l'incidence et de la mortalité par **cancer du poumon** et des **voies aéro-digestives supérieures** chez la femme est devenue un fait épidémiologique patent durant la période 1991-1996. Les taux absolus sont encore faibles par rapport à ceux observés chez l'homme mais ceci ne constitue évidemment pas un argument pour différer les actions de prévention du tabagisme qui s'imposent. Ces actions, vraisemblablement à la fois générales et spécifiques, devraient permettre de limiter l'extension de l'épidémie de ces cancers prévue pour les prochaines années chez la femme si le cap n'est pas modifié.

● La poursuite de la croissance de l'incidence et de la mortalité par **mélanome** dans les deux sexes dans la période 1991-1996 est clairement un échec de la prévention auquel il faut remédier.

● Bien que l'évolution de tous les indicateurs concernant les **comportements à risques des jeunes et des adolescents** ne soit pas, loin de là, défavorable, de nombreuses inquiétudes se font jour sur certaines évolutions que l'on constate dans leurs comportements, en particulier dans le domaine de la consommation de substances psychoactives. On n'insistera jamais assez sur le fait que c'est à ces âges de la vie que le concept de prévention peut avoir tout son sens et sans doute son efficacité. L'importance de l'éducation familiale puis scolaire dans la détermination de la santé des jeunes adultes a été particulièrement analysée dans le rapport *Santé des enfants, santé des jeunes* publié par le HCSP en 1997[2].

Au-delà des initiatives, obligatoirement à moyen et long terme, qui ont été ou seront prises dans ce domaine, un renouveau des thèmes et de la forme des messages de prévention destinés aux jeunes semble nécessaire à court terme.

La santé qui stagne

● Durant la période 1991-1996, le taux de mortalité par **suicide** (et vraisemblablement la fréquence des tentatives) n'a que peu diminué. Il a même augmenté chez les hommes de 15 à 44 ans.

La Conférence nationale de santé, plusieurs conférences régionales et programmes régionaux de santé ont identifié le suicide comme un problème de santé prioritaire. Des efforts importants

2. Haut Comité de la santé publique. *Santé des enfants, santé des jeunes*. HCSP, Paris, 1997, 158 p. Rapport d'un groupe de travail présidé par A. Hirsch.

seront vraisemblablement nécessaires pour lutter efficacement contre ce fléau.

- Entre 1990 et 1995, la mortalité par **cancer du sein** n'a pratiquement pas changé alors que l'incidence de la maladie s'est accrue de 16 %. Ces résultats indiquent une prise en charge améliorée des femmes grâce à un diagnostic plus précoce et une efficacité thérapeutique supérieure. Ils mettent en évidence l'intérêt d'une part d'accélérer et de rationaliser le dépistage et d'autre part de rechercher les moyens d'une prévention primaire efficace. La situation n'est pas sans analogie avec celle des **cancers colorectaux** dont la mortalité (surtout avant 65 ans) est en légère baisse mais dont l'incidence a cru de 13 %. Là encore, la prévention primaire doit être le domaine prioritaire de l'avenir.
- La mortalité et l'incidence du **cancer du poumon** chez l'homme atteignent, semble-t-il, un plateau. La persévérance qui s'impose dans la lutte contre le tabagisme devrait permettre de voir la fréquence de ce cancer diminuer dans le futur.
- La **mortalité périnatale**, après avoir régulièrement baissé jusqu'en 1992 voit son taux demeurer stable depuis cette date. Le taux de prématurité semble avoir légèrement augmenté dans la période de 1988-1995 et les naissances de poids inférieur à 2 500g sont restés en proportion constante. Rappelons qu'un plan d'action national dans le domaine périnatal est en cours depuis 1994. Il convient d'ajouter que la **mortalité maternelle** ne semble pas diminuer dans la période récente et que des mesures particulières, impliquant systématiquement un audit médical, seraient nécessaires.
- La déclaration des **douleurs rachidiennes** (mal de dos) par la population est restée relativement stable durant les dernières années mais ces pathologies apparaissent plus souvent responsables d'une consultation médicale. Les actions à mettre en œuvre devraient sans doute associer le lancement d'expériences de prévention à la mise au point de références pour guider le diagnostic et la prise en charge médicale.

La santé qui progresse

Est-il besoin de remarquer que l'évolution positive d'un indicateur n'implique pas que les efforts qui avaient été entrepris pour l'obtenir puissent, sans dommage, diminuer d'intensité ? L'évolution des deux déterminants essentiels de la santé que sont la consommation de tabac et d'alcool en fournissent une bonne illustration. S'il est vrai que les consommations moyennes dans l'ensemble de la population ont baissé dans la période 1991-1996, a) elles demeurent à un niveau élevé et la baisse doit se poursuivre, b) certains groupes de population ont vu leur consommation augmenter, c) la baisse n'a pas été uniforme durant toute la période et on assiste à une stagnation dans les dernières années.

L'ensemble de ces raisons plaident en faveur du maintien d'une politique active de prévention portant à la fois sur l'offre et la demande du produit. Tout particulièrement dans le cas de la lutte contre les consommations excessives d'alcool, la nécessité d'un plan global et cohérent précisant les responsabilités et incluant les moyens nécessaires au soin et à la réadaptation s'impose.

- Les taux comparatifs de décès par **accidents de la vie courante** baissent de 14 % entre 1991 et 1996 ainsi que le nombre de séjours hospitaliers liés à ces accidents. Les efforts de prévention doivent s'intensifier et se diversifier en tenant compte de la spécificité des accidents selon l'âge.
- Le nombre **d'accidents corporels de la circulation routière**, celui des blessés et des tués décroissent depuis 1988 mais un ralentissement dans les dernières années apparaît nettement. Les écarts relatifs de mortalité par rapport aux autres pays européens demeurent toujours aussi élevés. Certains progrès ont été constatés dans le domaine du comportement des conducteurs (port de la ceinture de sécurité, dépistage de l'alcoolémie en cas d'accident) mais le nombre d'infractions pour excès de vitesse est demeuré constant. De nouvelles dispositions sont prévues dans le projet de loi sur la sécurité routière en cours d'adoption.
- La fréquence des **accidents du travail** ayant conduit à un arrêt, et leur gravité moyenne en termes d'incapacité permanente, diminuent depuis 1991 lorsque l'on tient compte du nombre d'heures travaillées, même si on peut détecter une tendance à la sous-déclaration des accidents peu graves. Bien entendu des efforts renouvelés de prévention sont nécessaires afin que cette décroissance puisse se poursuivre alors que certains aspects de l'évolution des conditions de travail (horaires, intérim...) sont *a priori* peu favorables.
- La baisse de la **mortalité cardio-vasculaire** totale, par cardiopathies ischémiques et affections cérébro-vasculaires, s'est poursuivie dans les deux sexes, de 1991 à 1996, à un rythme cependant moins élevé que dans les cinq années précédentes. Les données disponibles d'incidence de l'infarctus (1985-1993) indiquent une baisse moins importante que celle de la mortalité coronaire. Le résultat montre les progrès effectués dans la prise en charge médicale des malades atteints d'insuffisance coronaire et l'importance de poursuivre à l'avenir une politique de prévention primaire des affections cardio-vasculaires.
- La politique de prévention du risque de contamination sexuelle d'une part et intraveineuse d'autre part par le VIH, a permis une

diminution du nombre de nouveaux cas de **sida** à partir de 1994, amplifiée depuis 1996 par les progrès apportés par les trithérapies. Une forte diminution de la fréquence des **maladies sexuellement transmissibles** a également été notée.

● Une baisse substantielle de la **mortalité infantile** a été obtenue grâce à la prévention de la mort subite chez l'enfant de moins de un ans, permettant à la France de se rapprocher pour cet indicateur des taux observés dans les pays scandinaves.

À la suite du passage en revue rapide des principaux indicateurs analysés dans le rapport, certains commentaires complémentaires méritent d'être faits.

La santé et l'environnement

L'importance de ce domaine, annoncée dans le rapport 1994 du HCSP, est devenue une évidence de santé publique durant les cinq dernières années. Une sensibilité particulière de la population et des médias aux phénomènes de pollution et d'environnement physique et à leurs conséquences sanitaires doit être notée. Il est essentiel que les termes des débats qui ne manqueront pas à l'avenir de se développer sur ce thème demeurent d'ordre scientifique. Aussi le Haut Comité de la santé publique a-t-il souhaité introduire le sujet d'une manière aussi didactique que possible en analysant deux exemples qui montrent que les incertitudes scientifiques sont nombreuses mais qu'il est néanmoins nécessaire de prendre des décisions de santé publique sur des bases rationnelles. Les effets à long terme de la pollution atmosphérique, les effets des faibles doses dans l'exposition à l'amiante illustrent cette approche. L'introduction d'une réflexion autour des maladies professionnelles permet de rappeler que c'est au poste de travail que l'effet des facteurs d'environnement peut le plus souvent être observé et que néanmoins la reconnaissance de leur responsabilité continue de poser de sérieux problèmes, particulièrement dans notre pays.

La santé que l'on mesure mal

Comment ne pas s'apercevoir du paradoxe créé par la volonté d'adopter une conception large et positive du concept de santé alors que les indicateurs utilisés concernent le plus souvent des maladies particulières et ne s'attachent généralement qu'à la mortalité qu'elles induisent ? Les estimations de morbidité par cancer ou par infarctus du myocarde introduites dans le présent rapport constituent clairement un progrès, mais la difficulté de les obtenir doit être soulignée et l'extension de la structure de registre de morbidité à d'autres pathologies n'est pas simple. Par ailleurs, les limites de l'interprétation de l'évolution de données de morbidité déclarées par les individus eux-mêmes ont été mises en évidence dans le rapport. Il en aurait été de même si l'on avait disposé de données d'évolution de la morbidité hospitalière sur la période considérée. Il est vraisemblable qu'à l'avenir des difficultés comparables limiteront l'emploi des données issues du PMSI. Qu'en sera-t-il lorsque l'informatisation aura gagné l'ensemble des secteurs de la santé ?

D'un autre point de vue, on pourrait imaginer que des progrès puissent être obtenus par la mesure des conséquences d'un bon ou mauvais état de santé en termes fonctionnels, psychologiques... par des enquêtes répétées aussi standardisées que possible. Un souci de comparabilité des données au plan international est également essentiel dans ce domaine. Un champ immense de coopération interinstitutionnelle est ouvert autour du développement des indicateurs de santé et c'était sans doute la volonté du législateur d'organiser cette coopération en donnant à l'Institut de veille sanitaire une responsabilité dans l'observation de la santé en France.

TROISIÈME PARTIE

Quelques problèmes d'organisation du système de santé

I N T R O D U C T I O N

Quelques problèmes d'organisation du système de santé

Il est aujourd'hui admis que la responsabilité d'une politique de santé s'exerce essentiellement dans trois directions : la protection de la santé (assurer la sécurité et la veille sanitaires), la promotion de la santé (promouvoir des comportements favorables à la santé) et l'organisation des soins. Plus généralement, les questions d'organisation du système de santé en vue d'améliorer son efficacité jouent un rôle essentiel et leur évolution conditionne en grande partie le bilan qui peut être fait des indicateurs et des déterminants. Dans cette troisième partie du rapport, le choix a été fait d'analyser trois problèmes relevant de secteurs différents du système de santé : le dépistage précoce des cancers féminins, les soins d'urgence à l'hôpital, les allocations pour personnes âgées dépendantes, pour lesquels la nécessité de progresser fait l'objet depuis plusieurs années d'un consensus et qui pourtant n'ont pas reçu de solution satisfaisante dans la période récente. Sans doute, le rapprochement de ces trois exemples devrait permettre de mieux discerner certaines des difficultés du système de santé et d'indiquer le sens des changements nécessaires.

C H A P I T R E S I X

Le dépistage des cancers féminins en France

Dans son rapport de 1994 *La Santé en France*, le Haut Comité de la santé publique soulignait l'importance du déséquilibre entre les dépenses de soins et les dépenses de prévention. En matière de prévention du cancer, le dépistage peut, s'il est organisé dans de bonnes conditions, réduire la mortalité, grâce à des traitements plus précoces des cas qui ont été dépistés puis diagnostiqués. C'est en particulier le cas pour les cancers féminins du sein et du col de l'utérus.

La qualité de l'organisation de ces dépistages à l'échelle de la population constitue en fait le déterminant principal de l'efficacité qui peut en être attendue. Celle-ci dépend en effet du taux de couverture de la population, de l'observance des périodicités de dépistage, du contrôle de qualité des tests pratiqués et de la prise en charge appropriée des personnes présentant des examens anormaux.

La lenteur constatée dans la généralisation du dépistage de ces cancers s'explique probablement par la difficulté de concilier l'intérêt général avec l'approche individuelle qui prévaut dans notre système de soins.

Le dépistage des cancers soulève de nombreux problèmes méthodologiques, techniques, mais aussi déontologiques, liés à l'adhésion à un programme précis et rigoureux, mais qui peut parfois entraîner des conséquences iatrogènes non négligeables, puisqu'elles touchent alors des personnes en bonne santé. Il est en effet capital de s'assurer que les avantages escomptés en terme de réduction de la mortalité ou de la morbidité sont plus importants que les risques ou effets secondaires liés au dépistage lui-même, aux examens complémentaires pratiqués en cas de dépistage positif, ainsi qu'aux conséquences psychiques de ces démarches.

Le cancer du col et le cancer du sein constituent deux exemples pour lesquels depuis plusieurs années des moyens spécifiques sont investis pour le dépistage.

Le dépistage du cancer du col

Les estimations statistiques réalisées à partir des données des registres français des cancers[1] mettent en évidence une diminution importante des cancers du col de l'utérus. Leur nombre est passé successivement de 6 000 cas en 1975, à 4 200 cas en 1985 et 3 300 cas en 1995. Parallèlement, le nombre de décès est passé de 2 500 en 1985 à 1 630 en 1995, dont plus de 80 % surviennent chez des femmes âgées de plus de 50 ans. Cette réduction de l'incidence et de la mortalité semble être attribuable pour partie à la pratique des frottis de dépistage qui détectent précocement les lésions précancéreuses ou les cancers non invasifs. La protection accrue contre les infections gynécologiques, soutenue par les campagnes anti-sida[1], pourrait constituer un autre facteur explicatif.

En France métropolitaine, l'incidence annuelle de ces cancers chez les femmes serait de 20 pour 100 000 entre 35 et 49 ans, de 33 pour 100 000 de 50 à 64 ans, et de 35 pour 100 000 de 65 à 69 ans[2]. Les taux d'incidence standardisés des cancers invasifs sont passés entre 1978 et 1992 de 15,6 pour 100 000 à 8,6 pour 100 000[1].

Plusieurs rapports et consensus d'experts (Lille en 1990 ; HCSP en 1993 ; Andem en 1994 ; CNC en 1996) ont conclu qu'un frottis tous les trois ans était suffisant dans le cadre d'un dépistage systématique. Il permettrait théoriquement de réduire la mortalité

1. C. Weidmann, P. Schaffer, G. Hedelin, P. Arveux, et col., L'incidence du cancer du col de l'utérus régresse régulièrement en France, *BEH*, 1998, n° 5, p. 17-19.

2. De Vathaire F., Koscielny F., Rezvani A, et al., In *Statistiques de santé*. Estimation de l'incidence des cancers en France 1983-1987, Inserm, Paris, 1996, p. 60-61.

spécifique de plus de 90 %, selon une étude réalisée en 1986 par le Centre international de recherche sur le cancer, à partir de onze programmes nationaux différents. Ainsi, dans les pays où il existe un dépistage de masse organisé, les taux de mortalité par cancer utérin ont baissé de 50 à 80 %.

Cependant, malgré l'importance du nombre de frottis pratiqués annuellement en France (6 à 7 millions), cette hypothèse théorique est loin d'être atteinte. En effet, la plupart des articles sur le dépistage des cancers du col font état d'un grand nombre de femmes n'ayant jamais eu de frottis, et certaines séries hospitalières de cancers invasifs font état de 85 à 90 % de femmes n'ayant jamais eu de frottis, ou des frottis anciens datant de plus de trois ans.

D'après le Baromètre Santé du CFES, réalisé en décembre 1995, sur un échantillon d'un millier de femmes, seulement 8,7 % des femmes interrogées n'ont jamais eu de frottis, alors que près de 75 % des femmes ont un frottis datant de moins de trois ans. Parmi les femmes de plus de 60 ans, 40 % environ n'ont jamais eu de frottis, ou bien des frottis anciens. Les femmes les plus concernées par l'absence de frottis, outre le facteur âge, sont les femmes qui ne travaillent pas, les femmes du milieu rural, ou du secteur artisan-commerçant ; le fait d'être suivie au plan gynécologique par un médecin généraliste plutôt que par un gynécologue diminue les possibilités d'avoir eu un frottis. C'est donc en priorité auprès de ces femmes et des médecins généralistes que doit porter l'information sur l'intérêt du dépistage du cancer du col de l'utérus.

Qualité des frottis

Le frottis est l'examen clef du dépistage des cancers du col de l'utérus, et la qualité du prélèvement, de sa réalisation ainsi que de son interprétation conditionnent les résultats globaux du dépistage.

De ce point de vue, certaines études font état de faux négatifs qui pourraient aller jusqu'à 30 %. L'Agence nationale d'accréditation et d'évaluation en santé (Anaes) vient de publier des recommandations[3] concernant la conduite à tenir devant un frottis anormal du col utérin. Ces recommandations concernent toutes les étapes du frottis, le prélèvement, les méthodes cytologiques et l'interprétation des résultats, enfin la significativité statistique en termes de sensibilité et de spécificité.

---

3. *Conduite à tenir devant un frottis anormal du col de l'utérus. Le frottis du col de l'utérus*, Rapport Anaes, Janvier 1998

En ce qui concerne le prélèvement, l'amélioration de la qualité nécessite que celui-ci porte sur la totalité de l'exocol et sur l'endocol. L'étalement sur lame doit être uniforme et en couche mince, et la fixation doit être immédiate. Les techniques de l'examen cytologique sont en effet dépendantes d'un prélèvement de bonne qualité.

La classification de Papanicolaou est universellement abandonnée et l'Anaes recommande l'utilisation du système de Bethesda. Par ailleurs, le compte rendu doit, quand c'est le cas, préciser les raisons pour lesquelles un frottis n'est pas interprétable.

Le suivi des femmes ayant des frottis anormaux n'est pas toujours assuré correctement. Le Conseil national du cancer a rédigé en juin 1996 un rapport sur le dépistage du cancer du col[4]. Il réaffirme la justification de la référence médicale opposable (RMO) concernant le dépistage systématique. Cette RMO précise par ailleurs qu'un examen gynécologique périodique est nécessaire, et ne doit pas se réduire au seul frottis.

Organisation du dépistage du cancer du col

Le Conseil national du cancer[4] a fait des propositions pour l'organisation de ce dépistage. Cette organisation doit permettre d'améliorer la qualité des frottis ainsi que la prise en charge des femmes en cas de frottis anormal.

La mise en place d'une démarche d'assurance qualité pour ces examens, et le développement d'actions de formation pour les médecins et les professionnels concernés, seront contributives à ces objectifs, et devraient déboucher sur une accréditation des laboratoires participant au programme de dépistage[5], et poser la question d'une éventuelle habilitation des professionnels.

Cette organisation devrait également contribuer à mieux répartir les 6 à 7 millions de frottis réalisés chaque année en France. Il faut pour cela espacer les frottis pratiqués chez certaines femmes, à un rythme annuel, voire semestriel, inutile, et surtout accroître la participation de l'ensemble des femmes. De ce point de vue, le Conseil national du cancer[4] recommande l'utilisation du carnet de santé, mais aussi de meilleures conditions d'accessibilité.

Outre l'accessibilité géographique, par une meilleure répartition

4. Conseil national du cancer, Avis n° 3 du 25 juin 1996 sur l'organisation du dépistage des cancers du col de l'utérus en France.

5. Comité national du cancer, Rapports sur le dépistage des cancers en France, 1997.

des lieux de prélèvement, il conviendrait de faciliter les formalités, et surtout d'assurer la gratuité du frottis de dépistage et des examens complémentaires qu'il peut occasionner. Or, la mise en place par l'assurance maladie d'un repérage spécifique du frottis de dépistage dans la nomenclature des actes médicaux n'est toujours pas réalisée. Ce repérage est indispensable pour vérifier que les recommandations sur la conduite du dépistage sont appliquées.

Enfin, l'évaluation continue de l'ensemble du programme devrait être conduite et coordonnée à l'échelle nationale.

Le dépistage du cancer du sein

En France, le cancer du sein est le plus fréquent des cancers chez la femme. L'incidence est de 58 pour 100 000 habitants. Il est responsable[6] de plus de 10 000 décès par an ; le taux de survie à 5 ans est de 71 %. L'augmentation des décès observée de 1980 à 1992 semble actuellement se ralentir, et même diminuer pour la tranche d'âge 50-69 ans[7]. Cet infléchissement pourrait être dû aux campagnes de dépistage récentes.

Les facteurs de risque de ce cancer sont peu accessibles à la prévention primaire, et l'effort doit être mis sur le dépistage précoce (rapport du HCSP à la Conférence nationale de santé 1996).

Scientifiquement, l'intérêt du dépistage du cancer du sein par mammographie a été démontré par plusieurs essais randomisés, notamment aux États-Unis, en Suède, au Canada, au Royaume-Uni[8]. Selon une méta-analyse portant sur quatre études, le Conseil d'évaluation des technologies de la santé du Québec rapporte une diminution de 35 % de la mortalité à 5 ans pour l'ensemble des femmes dépistées et de 43 % pour les plus âgées[9].

---

6. Andem, *Évaluation du Programme national de dépistage systématique du cancer du sein*. mars 1997

7. Mamelle N., Lacour A., Anes A., Bazin B., Chaperon J., et al., Les expériences de dépistage de masse du cancer du sein par mammographie en France. Un protocole commun d'évaluation, *Rev. Epidém. et Santé Publ.*, 1996, n° 42 : 34-49

8. Scaf-Klomp W., Sanderman R., Van de Wiel HBM. and al., Distressed or relieved ? Psychological side effets of breast cancer screening in the Netherlands, *J Epidemiol Community Health* 1997 ; 51 : 705-710

9. Conseil d'évaluation des technologies de la santé du Québec, *Dépistage du cancer du sein au Québec. Estimation des coûts et des effets sur la santé,* Montréal : CETS 1990 ; novembre : 13 p.

L'intérêt de ce dépistage semble donc certain, compte tenu de la fréquence de ce type de cancer et de la capacité de la mammographie à dépister des tumeurs de petite taille à un stade précoce de la maladie.

Cependant, si la réduction par le dépistage de la mortalité spécifique par cancer du sein, est prouvée, on n'a pas pu mettre en évidence de réduction de la mortalité totale[10], et on ne dispose pas de données scientifiques suffisantes sur l'efficacité du dépistage à longue échéance, en terme de qualité de vie.

En France actuellement, 26 départements ont organisé un programme de dépistage. Les disparités de ces programmes, importantes sur le plan de la gestion, du contrôle de qualité, de la formation et du suivi des femmes dépistées, ont justifié la mise en œuvre d'un programme national de dépistage systématique du cancer du sein (PNDS), officialisé par l'arrêté du 13 mai 1994, qui a créé le Comité national de pilotage du programme avec l'objectif de généraliser le dépistage à l'ensemble des départements français. Le PNDS a fait l'objet d'une évaluation confiée à l'Andem (devenue depuis l'Anaes), publiée en mars 1997[6], et un cahier des charges du PNDS a été publié en 1996[11].

La cohabitation entre les programmes organisés et le dépistage « spontané » persiste dans l'ensemble de ces départements, et alors qu'on estime à 85 % le taux de couverture mammographique de la population cible, seulement 40 % des femmes sont dépistées dans le cadre du dépistage organisé, et 45 % sont dépistées spontanément[11].

En 1993, un rapport de l'Inspection générale des affaires sociales (Igas)[12] sur la faisabilité d'une campagne nationale de dépistage du cancer du sein identifiait déjà les difficultés prévisibles d'un tel dépistage à l'échelon national, en particulier celles liées aux compétences juridiques des partenaires impliqués, qui devaient être clarifiées, la responsabilité de la mise en œuvre des dépistages relevant *a priori* actuellement des conseils généraux. L'Igas faisait par ailleurs des recommandations sur la qualité de l'organisation et la nécessaire pérennisation du financement.

10. Tabar L., Fagerberg G., Duffy S. W., Day N. E., The Swedish two county trial of mammographic screening for breast cancer. Recent results and calculation of benefit, *J Epidémiol Comm Health* 1989 ; 43 : 107-14.

11. Ministère du Travail et des Affaires sociales, DGS Bureau SQ2. Comité national de pilotage du programme de dépistage systématique du cancer du sein. Cahier des Charges, 1996.

12. Tcheriatchoukine J., Raymond M., *Rapport sur la faisabilité d'une campagne nationale de dépistage du cancer du sein*, Igas, Paris, octobre 1993, 26 p.

Actuellement, malgré l'existence de ce programme national, le niveau de financement des programmes rapporté à la population cible diffère largement d'un département à l'autre[6]. Par ailleurs, de grandes différences sont observées dans l'application du contrôle de qualité interne et externe concernant l'acte clef de ce dépistage, la mammographie. En particulier, les résultats du contrôle de qualité des mammographes sont très hétérogènes dans leur présentation et ne permettent pas une synthèse globale. De même, le contrôle de qualité en anatomocytopathologie du sein recommandé par le HCSP dans son rapport de 1994[13] n'est pas réalisé.

Le dépistage organisé et le dépistage spontané diffèrent en coût et en qualité : les mammographies de dépistage réalisées en dehors des programmes organisés constituent « le dépistage spontané ». Dans ce cas, rien n'oblige les praticiens à respecter les principes préconisés par le programme (âge, réalisation, contrôle de qualité, double lecture, suivi des patientes). Rappelons par ailleurs, que la mammographie réalisée dans le cadre du dépistage organisé est payée au radiologue à hauteur de 250 F, alors qu'une mammographie de « diagnostic », faite pour un dépistage spontané, est remboursée environ 450 F par l'assurance maladie.

Ces deux types de dépistage assurent certes une bonne couverture mammographique de la population cible, mais à un coût très élevé, et ce double système amoindrit l'efficacité du programme. Le dépistage spontané devrait être de même qualité que le dépistage organisé, au moins pour la tranche d'âge cible. Par ailleurs, la nomenclature (NGAP) devrait permettre d'identifier les mammographies de dépistage.

La Caisse nationale de l'assurance maladie des travailleurs salariés (Cnamts) souhaite, dans un projet de décembre 96, proposer d'inviter tous les deux ans l'ensemble des femmes de 50 à 69 ans à une mammographie de dépistage gratuite. Cependant, la distinction entre mammographies de dépistage et mammographies à visée diagnostique sera-t-elle bien faite par les généralistes, les gynécologues et les radiologues ?

Un texte de loi instaurant l'obligation d'un contrôle de qualité des mammographies semble nécessaire. Une nouvelle directive européenne relative à la radioprotection des patients par l'instauration d'un contrôle de qualité en radiologie est en cours de validation

13. Haut Comité de la santé publique, Rapport « *Assurance qualité en anatomocytopathologie* ». Cancer du col et Cancer du sein, décembre 1994, 7 p.

et devra être transposée en France avant le premier janvier 1999. L'obligation d'un contrôle de qualité en anatomocytopathologie serait également nécessaire pour garantir l'efficacité du dépistage.

Les ordonnances d'avril 1996 imposent la formation continue des praticiens. Dans ce cadre, il serait raisonnable que les radiologues engagés dans le dépistage possèdent, par exemple, une attestation de formation en imagerie du sein.

Le rapport Andem de mars 1997 sur l'évaluation du PNDS[14] relevait que le bien-fondé d'un dépistage systématique du cancer du sein est confirmé sur les tranches d'âge où il est pratiqué. Ce programme doit répondre aux objectifs de santé publique qu'il se donne. De ce point de vue, le taux de couverture cible d'un programme par rapport à la population visée (70 % pour l'OMS) constitue plus une exigence éthique que scientifique. En revanche, la qualité de la pratique du dépistage et des protocoles de prise en charge des cas positifs doit être strictement encadrée.

Perspectives

L'intérêt du dépistage de ces deux cancers féminins n'est pas contesté, ni sur la base des retours d'expériences internationaux, ni sur l'évaluation des pratiques actuelles en France.

Cependant, les résultats atteints semblent sous-optimaux en regard des résultats théoriques qui peuvent être espérés, et eu égard aux dépenses qui sont engagées de fait, qu'il s'agisse de dépistage organisé ou spontané.

De façon générale, comme le souligne le rapport du Comité national du cancer[15], le dépistage d'un cancer s'adressant à des individus bien portants, les autorités responsables de son organisation se portent implicitement garantes de sa qualité et de ses conséquences.

En effet, le dépistage lui-même présente pour l'individu des risques « iatrogènes » propres. Ainsi, il existe pour ces dépistages un taux important de faux positifs, qui peuvent entraîner chez les

14. Andem, *Évaluation du Programme national de dépistage systématique du cancer du sein*. mars 1997

15. Comité national du cancer, Rapports sur le dépistage des cancers en France, 1997

patientes concernées une angoisse injustifiée, un désagrément ou une souffrance du fait des examens complémentaires subis.

Une étude[16] spécifique sur les faux positifs dans le dépistage du cancer du sein a montré qu'après un délai de deux à six mois, les femmes avec résultat faux positif se souviennent du stress induit. Cependant, l'analyse ne révèle pas de perturbation psychologique particulière par rapport aux femmes ayant eu un résultat négatif d'emblée.

Les accidents iatrogènes éventuels peuvent placer les praticiens et les organisateurs dans des situations médico-légales difficiles, et le médecin est tenu, particulièrement pour le dépistage, à une obligation d'information vis-à-vis du patient. Il lui incombe de prouver qu'il a rempli cette obligation.

D'autres aspects médico-légaux compliquent la mise en place de programmes de dépistage, ne serait-ce que pour la tenue des fichiers nominatifs en vue du suivi individualisé des patients et de l'évaluation globale des programmes (application de la loi informatique et liberté).

Le Comité national du cancer a recommandé que les dépistages organisés fassent l'objet d'un cahier des charges national précis, réalisé (et révisé) par un comité scientifique, précisant les points suivants :
– définition du programme en conformité avec les connaissances scientifiques du moment,
– couverture de la population cible,
– formation des partenaires du programme,
– assurance de qualité et accréditation des structures réalisant les examens,
– gestion du programme,
– évaluation médicale et économique,
– définition des budgets.

L'existence depuis 1994 d'un programme national de dépistage du cancer du sein n'a cependant pas pour l'instant permis de standardiser les pratiques, ni d'encadrer le dépistage spontané, ce qui constitue en soi un résultat décevant.

Au plan réglementaire, la loi de décentralisation donne la responsabilité du dépistage aux conseils généraux. Or ceux-ci n'ont pas spontanément la possibilité de l'organiser avec la rigueur nécessaire.

16. Scaf-Klomp W., Sanderman R., Van de Wiel HBM. and al., Distressed or relieved ? Psychological side effets of breast cancer screening in the Netherlands, *J Epidemiol Community Health* 1997 ; 51 : 705-710.

Ainsi, des différences, dommageables au plan de l'efficacité, apparaissent dans les applications départementales des programmes nationaux. Par ailleurs, la pérennisation des financements peut être contrariée par le vote annuel des budgets départementaux.

Il apparaît de plus en plus nécessaire que l'État prenne des dispositions réglementaires pour préciser le niveau national d'élaboration des programmes de dépistage et l'obligation de leur mise en œuvre par les conseils généraux, s'ils en conservent la responsabilité. En matière de financement, la Cnamts devrait identifier les actes de dépistage (frottis, mammographies...) par des lettres-clefs spécifiques permettant d'unifier les modalités de prise en charge des dépistages organisés et spontanés, sous réserve que ces derniers répondent aux critères de qualité demandés.

La réussite dans la mise en place de ce type d'organisation passera donc par des évolutions réglementaires et tarifaires, par un investissement accru des professionnels dans les démarches qualité, et par une information plus large du public.

CHAPITRE SEPT

L'évolution des services d'urgences

La prise en charge des urgences constitue un sujet très sensible dans l'organisation des systèmes de soins. L'évolution récente montre l'intérêt croissant en France pour optimiser ce secteur, d'abord au travers des différents rapports coordonnés par le Pr A. Steg, puis par l'élaboration des décrets successifs et l'intégration des urgences dans les moyens soumis à la planification au travers des schémas régionaux d'organisation sanitaire (Sros).

Sans pouvoir juger des restructurations qui devraient découler de l'application effective des derniers décrets, et des schémas régionaux en cours de réalisation, il apparaît que des avancées se sont déjà concrétisées en termes de médicalisation et d'autonomie des services d'accueil. Cependant, certains textes de loi récents ne sont toujours pas appliqués aujourd'hui. Par ailleurs, l'amélioration de la prise en charge des urgences ne peut se limiter aux aspects hospitaliers, et relève d'une approche plus globale à l'échelle du système de soins, intégrant en amont la régulation préhospitalière et les transports et, en aval l'organisation des établissements hospitaliers eux-mêmes.

L'accroissement actuel du recours aux services d'urgences[1, 2] de l'ordre de 4 % par an qui atteint actuellement environ huit millions

1. Beecham L., UK emergency services need priority, *BMJ,* 1997, 315 : 1627.

2. Kouchner B., Communiqué de presse du 7 mars 1998, ministère de l'Emploi et de la Solidarité.

de passages par an sur l'ensemble de la France, et la part importante de patients se présentant pour des pathologies de faible niveau de gravité[3], justifient une réflexion sur les motifs de ce type de recours et sur les moyens d'y répondre tant au plan médical que social.

De manière générale, l'organisation des urgences est soumise à plusieurs contraintes parfois contradictoires :
- faire face efficacement aux urgences les plus graves,
- répondre au flux croissant des urgences « ressenties »,
- assurer une accessibilité géographique et sociale optimale.

En conséquence, la qualité des soins aux urgences repose probablement autant sur l'amélioration en cours des services d'urgences eux-mêmes, que sur l'organisation spatiale et la coordination des différents intervenants.

Dans un premier temps, sont présentés les points importants précisés par ces décrets. Une enquête d'opinion réalisée auprès des membres du conseil scientifique et de la commission d'évaluation de la Société francophone des urgences médicales nous permet dans un deuxième temps d'avoir une approche plus qualitative sur la mise en application de ces textes. Enfin, l'augmentation croissante du recours à ce type de service, nous a conduit à élargir le débat sur la mission des services d'urgences.

Historique

Tout au long de la lente évolution du système de santé, la fonction d'accueil des malades a été constamment présente, représentant un des principes fondamentaux de l'activité hospitalière[4]. Dès l'origine des hôpitaux, les missions actuelles des services d'urgences ont été, elles aussi, clairement individualisées : dispenser les premiers soins et assurer le tri des malades en fonction des pathologies rencontrées.

Du point de vue législatif, une première circulaire du 13 août 1965[5], relative à l'organisation des services d'urgences et de réanimation à l'intérieur de l'hôpital, porte principalement sur les modali-

3. Unger P. F., Quels patients doit-on hospitaliser à partir d'un service d'accueil des urgences (SAU) ? *Rean Urg,* 1996, 5 (5) : 603-604.

4. Imbert J., *Histoire des hôpitaux en France*, Privat, Paris, 1982.

5. Circulaire du 13 août 1965 relative à l'instruction sur l'organisation des services d'urgence et de réanimation dans les hôpitaux.

tés de fonctionnement de ce type de service. Cependant, il faut attendre la loi de 1970, portant réforme hospitalière, pour que la notion d'accueil des urgences soit explicitement imposée et confirmée par le décret du 14 janvier 1974[6].

Les notions de coordination et d'organisation sanitaire apparaissent pour la première fois dans la circulaire du 29 janvier 1975[7] qui donne des directives sur l'accès aux services des urgences et les liaisons que ceux-ci doivent entretenir avec d'autres services pour assurer une orientation de qualité des patients.

Le décret du 17 avril 1980[8] impose la création d'unités d'accueil et de réception des urgences dans les centres hospitaliers généraux et régionaux. En 1984, à la suite de divers mouvements revendicatifs, notamment de conflits entre sapeurs-pompiers, Samu, Smur et ambulances privées, le gouvernement saisit le Conseil économique et social pour une étude approfondie de la phase préhospitalière de la prise en charge des urgences. Le Conseil économique et social choisit à cette occasion le Pr A. Steg comme rapporteur. De ce premier rapport[9], découlera la loi du 6 janvier 1986[10] relative à l'aide médicale urgente et aux transports sanitaires accompagnée de ses décrets d'application.

En 1987, un rapport de la Conférence nationale des présidents de commission médicale d'établissement sur le fonctionnement des services d'urgences conduit, une nouvelle fois, le gouvernement à saisir le Conseil économique et social en vue d'étudier la phase hospitalière. Ainsi, en 1989, toujours sous la direction du Pr A. Steg, un deuxième rapport intitulé « L'urgence à l'hôpital » est-il élaboré[11, 12]. Il donnera lieu à la parution de deux circulaires relatives à l'amélioration de l'accueil des urgences : l'une du 15 février 1990[13] et l'autre du 14 mai 1991[14]. Cette dernière précisait

6. Décret n° 74. 27 du 14 janvier 1974 relatif aux règles de fonctionnement des centres hospitaliers.

7. Circulaire ministérielle n° 60 du 29 janvier 1975 relative à l'organisation de l'accueil à l'hôpital et notamment des urgences.

8. Décret du 17 avril 1980.

9. Steg A, L'urgence médicale, Rapport du Conseil économique et social, Paris, 1984.

10. Loi n° 86-11 du 6 janvier 1986 relative à l'aide médicale urgente et aux transports sanitaires. *Journal Officiel* du 7 janvier 1986, 327-329.

11. Steg A., L'urgence à l'hôpital, rapport du Conseil économique et social, Paris 1989.

12. Larcan A, L'accueil des urgences à l'hôpital, *Bull Acad Natle Med,* 1991, 175 (3) : 363-373.

13. Circulaire n° DH. DGS-90. 326 du 15 février 1990 relative à l'amélioration de l'accueil des urgences.

les moyens dont devaient disposer les services d'urgences. Elle est à l'origine des normes auxquelles doivent répondre ce qui est appelé, depuis mai 1997, service d'accueil et de traitement des urgences (Satu).

Même si ces rapports sont à l'origine d'actions financières[15], de mesures relatives à la qualité de prise en charge des urgences et d'un cadre juridique, aucune réelle restructuration des services d'urgences n'a eu lieu.

En 1991, à la suite d'un mouvement de grève des praticiens hospitaliers anesthésistes et réanimateurs, le gouvernement crée la Commission nationale de restructuration des urgences et en confie la présidence au Pr A. Steg. Elle avait comme double objectif la mise en place d'un regroupement des services d'urgences et la médicalisation de ces services. Pour cela, la Commission a exploité les résultats de l'enquête nationale réalisée en 1990 dans les établissements publics par la Direction générale de la Santé et a proposé pour la première fois de restructurer les services d'urgences en deux niveaux : les services d'accueil des urgences (SAU) et les antennes d'accueil et d'orientation (Anacor).

Le rapport paru en 1993[16] sera le précurseur d'une longue phase de préparation des futurs décrets de 1995 modifiés en 1997. Outre la mise en place d'un processus d'habilitation, les principales recommandations portent sur la formation du personnel au sein des services, l'autonomisation de ces services, la réintégration du médecin généraliste dans la chaîne de l'urgence et l'amélioration de la coordination entre hôpitaux publics et privés[17].

L'essentiel de ce rapport se retrouve dans le décret du 9 mai 1995[18, 19] relatif aux conditions techniques de fonctionnement

14. Circulaire n° DH. 4B/DGS 3E/91du 14 mai 1991 relative à l'amélioration des services d'accueil des urgences dans les établissements hospitaliers à vocation générale : guide d'organisation.

15. Steg A., Les experts médicaux : à propos des rapports sur les urgences. *In :* Durand-Zaleski, I. *Politiques de santé en France : quelle légitimité pour quels décideurs ?* Médecine-Sciences Flammarion, Paris, 1997, pp 17-19.

16. Steg A., La médicalisation des urgences, rapport de la Commission nationale de restructuration des urgences, Paris, 1993.

17. Steg A., La restructuration des urgences : un impératif de sécurité, *Bull Acad Nat Med*, 1994, 178 (8) : 1475-1492.

18. Décret n° 95-647 du 9 mai 95 relatif à l'accueil et au traitement des urgences dans les établissements de santé, *Journal officiel* du 10 mai 1995, 27-32.

19. Décret n° 95-648 du 9 mai 95 relatif aux conditions techniques de fonctionnement auxquelles doivent satisfaire les établissements de santé pour être autorisés à mettre en œuvre l'activité de soins « Accueil et traitement des urgences ». *Journal officiel* du 10 mai 1995, 33-37

auxquelles doivent satisfaire les établissements de santé pour être autorisés à mettre en œuvre l'activité d'accueil des urgences. Aucun arrêté d'application ne sera publié, ne permettant pas ainsi sa mise en place.

Le dernier décret du 30 mai 1997[20, 21] reprend les normes de fonctionnement précédemment prévues en intégrant les nouvelles dispositions relatives aux ordonnances d'avril 1996.

Les décrets de mai 1995 et 1997

Les premiers textes sur l'accueil et le traitement des urgences et les conditions techniques de fonctionnement, qui président à la mise en œuvre de cette activité de soins, sont parus dans le décret n° 65-647 du 9 mai 1995 mais ont été peu appliqués. Ils sont en grande partie repris dans le décret n° 97-615 du 30 mai 1997, avec cependant des modifications inhérentes aux ordonnances d'avril 1996, à savoir la mise en place des « contrats relais » [*article R. 712-9 du décret 97-616 du 30 mai 1997*] et celle de la mission d'expertise interrégionale [*article R. 712-80 du décret 97-615 du 30 mai 1997*].

Ce dernier décret intègre le rôle de l'Agence régionale d'hospitalisation (ARH) dans l'organisation des soins d'urgence et développe la notion de réseau de soins. Enfin, il prévoit la réalisation d'un schéma régional organisation sanitaire (Sros) « urgence » [*article 8 du décret 97-615 du 30 mai 1997*].

Deux types de structures sont toujours prévus : le service d'accueil et de traitement des urgences (Satu) [*R. 712-66 décret 95-647 du 9 mai 1995*] et l'unité de proximité d'accueil et de traitement des urgences (Upatu).

La mission de ces deux structures est « *d'accueillir, sans sélection, 24 heures sur 24, tous les jours de l'année, toute personne se présentant en situation d'urgence y compris psychiatrique et la prendre en charge, notamment en cas de détresse et d'urgences vitales* » *[article R. 712-68 du décret 95-647 du 9 mai 1995]*.

---

20. Décret n° 97-615 du 30 mai 1997 relatif à l'accueil et au traitement des urgences dans les établissements de santé, *Journal officiel* du 1er juin 1997, 211-6.

21. Décret n° 97-616 du 30 mai 1997 relatif aux conditions techniques de fonctionnement auxquelles doivent satisfaire les établissements de santé pour être autorisés à mettre en œuvre l'activité de soins « Accueil et traitement des urgences », *Journal officiel* du 1er juin 1997, 217-218.

Pour chaque type de structures, sont explicitées de façon très précise les conditions techniques et de fonctionnement relatives à l'accueil et au traitement des urgences. De ce point de vue, les Satu sont les structures pouvant accueillir les urgences médicalement les plus lourdes et ne peuvent être implantés que dans les établissements bénéficiant d'un plateau technique et d'une gamme de spécialités médicales et chirurgicales précisées dans le décret.

Les médecins amenés à travailler dans ces structures doivent avoir une qualification équivalente : un diplôme universitaire ou une expérience professionnelle d'un an dans un service d'urgences [*articles D. 712-54 et D. 712-62 du décret 95-647 du 9 mai 1995*]. Le responsable du service doit, lui, avoir acquis une expérience professionnelle de 2 ans et un diplôme universitaire validant la médecine d'urgences [*articles D. 712-53 et D. 712-61 du décret 95-647 du 9 mai 1995*]. De même, le décret exige la formation spécifique à l'urgence pour le personnel paramédical [*articles D. 712-55 et D. 712-63 du décret 95-647 du 9 mai 1995*].

La nouvelle réglementation reste quasi équivalente à celle de 1995 en ce qui concerne les normes de fonctionnement (moyens humains et matériels), mais elle apporte quelques modifications concernant le personnel médical et paramédical nécessaire pour la prise en charge des patients psychiatriques [*articles D. 712-65-1, D. 712-65-2, D. 712-65-3 et D. 712-65-4 du décret 96-616 du 30 mai 1997*].

La coordination des Upatu avec tout établissement de santé pratiquant ou non la médecine d'urgence est prévue sous la forme de « contrats relais » qui précisent les conditions dans lesquelles cette coordination doit s'effectuer [*article R. 712-69 du décret 97-615 du 30 mai 1997*].

Pour tout type de structure, le transfert médicalisé des patients doit être assuré en liaison avec le centre 15 [*article R. 712-72 du décret 95-647 du 9 mai 1995*]. Dans ce cadre, l'établissement désirant obtenir l'autorisation du Satu doit faire conjointement une demande d'un Smur sauf s'il existe dans les établissements de santé proches des services suffisants [*article R. 712-64 du décret 95-647 du 9 mai 1995*]. Lorsque l'état du patient ne justifie pas son admission dans un établissement dispensant les soins, le Satu ou l'Upatu oriente ce patient, si nécessaire, en vue d'assurer la continuité des soins [*article R. 712-73 du décret 95-647 du 9 mai 1995*].

L'élaboration d'un Sros « urgence » précédera les demandes d'autorisation d'ouverture de tels services. Ce schéma doit proposer un projet de répartition territoriale des sites d'accueil et de traitement des patients avant le 1er janvier 1999, il tiendra compte des installations et services existants, de l'activité constatée ou prévisible et des caractéristiques sanitaires et géographiques de la région. Il précisera les établissements susceptibles de demander l'autorisation d'activité d'urgences et indiquera les relations interétablissements (contrats relais et réseaux) [*article R. 712-83 alinéa 2 du décret 97-615 du 30 mai 1997*]. Ce Sros, une fois réalisé, laisse aux établissements souhaitant poursuivre cette activité un délai de 4 mois pour formuler leur demande auprès de l'Agence régionale d'hospitalisation (ARH) [*article 9-1 du décret 96-615 du 30 mai 1997*]. La commission exécutive de l'ARH décidera ou non des autorisations.

La mission d'expertise interrégionale peut, à la demande de la commission exécutive de l'ARH ou des établissements de santé désirant obtenir l'autorisation de fonctionner, examiner éventuellement sur place les éléments nécessaires à la mise en place d'un dispositif de qualité [*articles R. 712-80, R. 712-81 et R. 712-82 du décret 97-615 du 30 mai 1997*].

Les modifications essentielles du présent décret portent sur la mise en œuvre de ces dispositifs conformément à la politique préconisée par les ordonnances d'avril 1996.

Enquête d'opinion auprès des urgentistes

Méthode

Un audit téléphonique relatif aux modalités d'application de ce décret a été effectué auprès d'une trentaine de personnes travaillant dans des services d'urgences (responsables, médecins et cadres infirmiers) et appartenant au conseil scientifique et/ou à la commission d'évaluation de la Société francophone des urgences médicales.

Les entretiens téléphoniques ont été structurés à partir d'un guide d'entretien comprenant une dizaine de questions. Les thèmes abordés au cours des entretiens portaient, d'une part, sur l'application du décret avec la coordination entre Upatu et Satu, les contrats relais, la formation et les qualifications requises, le rôle du centre 15 et la « disparition » de la fonction d'infirmière d'accueil et d'orientation. Ils portaient d'autre part, sur la mission du service d'urgences, l'évolution du recrutement des services, l'augmentation annuelle du nombre de patients et le rôle des médecins de ville dans le cadre d'un éventuel réseau. La conclusion portait sur les principaux obstacles rencontrés dans la pratique de la médecine d'urgences.

Résultats

Pour l'ensemble des personnes interrogées, ce décret concrétise l'aboutissement de dix ans de réflexion et traduit la volonté du gouvernement d'organiser spécifiquement la prise en charge des urgences. Les services d'urgences ont été longtemps mal individualisés en tant que services dans les établissements de santé et donc souvent trop peu dotés pour assurer un fonctionnement de qualité.

La restructuration des services en Satu et Upatu semble pertinente mais elle doit nécessiter une particulière vigilance si l'on veut qu'elle soit réellement efficace et fonctionnelle. Le Satu, par son environnement hospitalier et son plateau technique de haut niveau, assure *a priori* une prise en charge du patient quel que soit le niveau de gravité. En revanche, l'Upatu, moins bien dotée, est à l'origine de certaines craintes relatives à la sécurité des patients. Pour garantir aux patients une prise en charge de qualité, il faudra s'assurer de la compétence des médecins affectés à ces structures (ce qui est indispensable pour une bonne orientation des patients), de l'application réelle des contrats relais, de leur évaluation et d'une bonne coordination avec le centre 15 afin de permettre une prise en charge sans délai pour les patients dont l'état nécessiterait un transfert. La complémentarité des deux types de structures paraît inévitable pour établir un réseau de qualité. Deux possibilités peuvent être envisagées : la première consisterait à créer une équipe médicale commune aux deux structures afin de maintenir un niveau de compétence équivalent et de mettre en œuvre des procédures de prise en charge communes. Une formation médicale initiale et continue des médecins des différentes structures pourrait être proposée comme deuxième possibilité si la polyvalence des médecins n'est pas réalisable. Dans tous les cas, une formation commune aux médecins urgentistes et à ceux des centres 15 paraît souhaitable dans l'optique de la mise en place d'un réseau et de protocoles d'évaluation communs.

La réorganisation du service d'urgence telle qu'elle est proposée ne sera fonctionnelle et efficiente que si le Sros et les ARH proposent, dans la répartition territoriale des sites d'urgences, un nombre plus important d'Upatu que de Satu dans la mesure où 90 %

des urgences peuvent être prises en charge dans un Upatu. Un nombre trop important de Satu asphyxierait les petites structures qui seraient probablement désertées par les patients au profit de structures perçues comme plus compétentes. De même, pour certains, l'implication des médecins généralistes est un élément important à prendre en compte dans la prise en charge des soins d'urgences notamment dans les zones rurales.

En ce qui concerne les médecins affectés aux urgences, le décret prévoit d'assurer la présence d'au moins un médecin 24h sur 24h. Cette obligation, qui n'est pas liée dans le décret au volume d'activité du service, fait l'objet de critiques de la plupart des médecins interrogés.

Mais s'agissant d'un minimum obligatoire pour être autorisé à fonctionner, ce critère ne préjuge pas l'ensemble des effectifs médicaux nécessaires au bon fonctionnement de l'unité. Il apparaît en effet que dans les SAU où l'activité est importante de jour, comme de nuit, l'organisation de la permanence médicale, qui repose la nuit et le week-end sur des gardes, n'est plus adaptée et qu'un nouvel aménagement du temps de travail médical devrait être mis en place avec l'intégration de la présence des médecins dans leurs obligations normales de service.

La qualification du médecin prévue dans le décret n'apparaît pas satisfaisante. En effet, il n'existe pas de consensus national sur le contenu des formations. La capacité d'aide médicale urgente (Camu), principal diplôme qualifiant, présente deux inconvénients majeurs : son contenu, élaboré par des médecins ne travaillant pas spécifiquement dans les services d'urgences, ne semble pas toujours adapté aux situations d'urgences. Les modalités requises pour l'obtention du diplôme sont très inégales d'une région à l'autre, ce qui en soi est un élément suffisant pour soupçonner des niveaux de compétence très différents. La majorité des médecins interrogés souhaitent la création d'un diplôme universitaire validant (type DESC), dont le contenu serait élaboré par des médecins travaillant sur le terrain et reconnu au niveau national. L'expérience professionnelle requise dans les textes nécessiterait d'être effectuée dans un service considéré comme formateur.

La participation du centre 15 et du Samu dans la coordination et la mise en réseau des différentes structures fait l'objet de nombreuses controverses. Dans certains cas, les médecins régulateurs et ceux travaillant au Samu sont tellement impliqués dans le fonctionnement du service des urgences, voire inclus dans l'équipe, que l'application du décret et la coordination devraient se faire sans problèmes. D'autres médecins qui ne bénéficient pas de la situation précédente, sont beaucoup plus alarmistes et perçoivent difficilement l'élaboration d'un réseau d'aide médicale urgente avec le centre 15 : les critères d'évaluation des centres de régulation n'ont, semble-t-il, jamais été évalués et concordent rarement avec ceux des urgentistes, de plus leur pratique et leur formation sont différentes.

La coordination entre des ces deux structures nécessiterait sans doute, à terme, la mise en place de protocoles communs voire de procédures de type assurance qualité.

Concernant la fonction de l'Infirmière d'Accueil et d'Orientation et donc la notion d'orientation à l'accueil, les avis sont très partagés. Pour certains, la notion d'orientation à l'entrée paraît intéressante dans la mesure où sont individualisés des circuits de prise en charge et ce d'autant plus que le volume d'activité est important. Ce premier niveau d'accueil semble avoir amélioré les relations avec les patients et donc leur prise en charge, en instaurant des l'entrée un premier contact rassurant. À l'inverse, pour d'autres, étant donné que le service ne peut pas refuser de patients, l'Infirmière d'Accueil et d'Orientation n'a pas trouvé sa place. Dans le cas éventuel où une réorientation vers une consultation de médecine générale serait possible, le rôle du « trieur » reviendrait au médecin, lui seul pouvant prendre la responsabilité de réorienter un patient.

La mission allouée au service d'urgence — « l'accueil 24h/24 de toute personne se présentant dans le service... » — est à l'origine d'un certain nombre de désaccords. Cette mission impose au service une activité non régulable en contradiction avec le fonctionnement des services hospitaliers en général, qui par définition, ont un nombre limité de lits et une partie de leur activité programmée. Ce constat est à l'origine d'une certaine incompréhension entre les différents acteurs, et, pour certains services d'urgences, les difficultés de placement des patients augmentent leur durée de présence dans le service d'urgences et occupent le médecin à des tâches administratives souvent évitables. La mise en place d'unités d'hospitalisation de courte durée a amélioré le système mais une réflexion plus large doit être menée avec l'ensemble des acteurs hospitaliers, administratifs et médicaux, pour régler cette question qui nuit à la qualité des soins.

Cette mission suscite par ailleurs une réflexion plus globale de politique de santé. Le décret réaffirme le caractère non régulable de l'activité des soins d'urgences. Depuis plusieurs années, celle-ci a vu une augmentation constante du nombre de recours aux services d'urgences particulièrement dans les milieux urbains.

Cette augmentation se traduit par le fait qu'une majorité de patients consulte pour des motifs pouvant relever de la compétence de la médecine ambulatoire.

Ce constat génère un double paradoxe : la prise en charge non justifiée de patients par une structure « coûteuse » et l'embolisation de certains services entraînant la diminution de la qualité de prise en charge des urgences vitales. À terme, si l'évolution se poursuit, des moyens additionnels seront nécessaires pour absorber toute cette activité.

Les médecins sont quasiment unanimes quant aux raisons à l'origine de cette évolution. Il existe des raisons économiques : le patient consultant aux urgences ne paie sur place que le ticket modérateur, alors qu'une consultation en cabinet ou à domicile implique une dépense immédiate beaucoup plus importante. De ce fait, le patient peut être conduit à choisir le recours aux services hospitaliers.

Parallèlement, surtout dans les milieux urbains, comme le rapportent les médecins audités, l'accroissement du nombre de patients socio-économiquement défavorisés ou précarisés contribue à accentuer ce phénomène. Toutefois, le pourcentage de ce type de patient ne dépasserait pas 10 % du recrutement. D'autres types de population comme celle des migrants n'ont pas d'expérience de la médecine ambulatoire et consultent, par habitude, plutôt les hôpitaux et/ou les dispensaires. Pour tous, l'absence de contraintes horaires, de prise de rendez-vous et l'accès rapide à un plateau technique complet semblent être les trois éléments majeurs qui rendent particulièrement attractifs les services d'urgence.

Pour toutes ces raisons, de plus en plus de personnes se rendent chaque année dans ces services même si pour la majorité, leur problème médical ne justifie pas un environnement aussi performant et coûteux.

À ce propos, le Pr A. Steg, dans ses rapports sur les urgences de 1989 puis de 1992, parlait de l'augmentation des urgences dites « ressenties », parfois évoquées par certains sous le terme imagé de « bobologie ». Tous désapprouvent l'emploi de ces termes qui leur paraissent péjoratifs pour la partie de leur activité qu'ils désignent. Chacun reconnaît qu'on ne peut parler d'urgences ressenties qu'*a posteriori*, une fois la démarche diagnostique menée. Cependant, il est vrai qu'il semble exister dans certains services une augmentation des patients consultant pour détresse psychologique. De plus, des pathologies mineures d'un point de vue vital, nécessitent la présence d'un plateau technique (la traumatologie par exemple), justifiant le recours au service d'urgences.

Parallèlement, les médecins généralistes, notamment en milieu urbain, semblent avoir démissionné du champ de la médecine d'urgences ce qui peut être un facteur additionnel de l'augmentation du recours aux services d'urgences. L'origine de ce désistement n'est pas forcément à imputer au médecin lui-même, mais est peut-être inhérent à la difficulté de l'exercice libéral particulier dans le traitement de l'urgence.

Ainsi, dans le cadre plus général d'une politique de prise en charge des patients relevant de l'urgence, des décisions politiques devraient être prises pour enrayer le recours croissant à ces services qui, d'un point de vue de santé publique semble non adapté et inflationniste. Plusieurs propositions peuvent être faites, mais nécessitent en préambule un positionnement clair de la part des médecins de ville sur leur désir ou non de prendre en charge ce type de patients et d'appartenir à terme à un réseau de soins d'urgences.

Quelques suggestions peuvent être envisagées pour réguler les flux et diminuer les coûts qu'engendrent ces types de recours inappropriés. Si une organisation avec la médecine de ville, coordonnée avec un réseau de prise en charge hospitalière, n'est pas réalisable, une solution pourrait consister en la mise en place d'une consultation sans rendez-vous de médecine générale au sein de l'établissement et à proximité du service d'urgences. Deux conditions paraissent alors indispensables : la présence d'un médecin « trieur » à l'entrée et la possibilité, pour celui-ci, de réorienter un patient avant son enregistrement dans le service. Dans le cas où il existerait une implication des médecins généralistes dans la médecine d'urgences, deux éléments paraissent souhaitables : la mise en réseau des médecins généralistes associée à la prise en charge des urgences et la généralisation du tiers payant. Cette mise en réseau des médecins permettrait d'effectuer des tours de garde de jour comme de nuit. Un des freins actuel à la prise en charge de l'urgence en ville est l'impossibilité du médecin à évaluer la durée de ce type de consultations peu rentable et préjudiciable à la gestion de son carnet de rendez-vous. Le réseau offrirait alors aux médecins la possibilité de s'organiser pour assurer ce service sans gêner leur activité quotidienne. La généralisation du tiers payant, qui permettrait aux patients une facilité d'accès aux soins, devrait intervenir dans le cadre de la mise en place de l'assurance universelle et pourrait être facilitée par l'utilisation de la carte sésame vitale.

Une réflexion peut être menée parallèlement sur la nécessité d'une meilleure éducation du grand public. Une information sur les possibilités offertes par les structures de soins existantes, leurs modalités d'organisation, de fonctionnement permettrait aux patients un choix plus adéquat. Cette information pourrait être donnée par le centre 15 (numéro de téléphone unique et gratuit) qui dans le cadre d'un réseau d'aide médicale urgente paraît être l'acteur le plus approprié pour cette fonction. Dans ce cas, l'information auprès du public se limiterait à une publicité sur le rôle du centre 15. Parallèlement, il convient de contrôler les messages délivrés par les médias sur la santé (que ce soit sur les pathologies ou les hôpitaux) conduisant fréquemment à une surconsommation en soins médicaux dont le recours abusif aux services des urgences ne constitue qu'un des aspects.

Conclusion

La réglementation la plus récente, tout en proposant la réorganisation des services d'urgences en deux types de structures de niveaux de prise en charge différents, tend à assurer un seuil minimal de sécurité et de qualité en dotant les services de moyens humains et matériels suffisants. En ce sens, ce texte traduit une évolution très positive dans la reconnaissance des services d'urgences. Aujourd'hui, il faut s'assurer que ce décret soit réellement appliqué dans de bonnes conditions.

Les ARH joueront un rôle essentiel puisqu'elles sont garantes de la qualité des structures à mettre en place et du maintien de cette qualité grâce aux évaluations régulières qu'elles feront. Enfin, les urgentistes ressentent plus que jamais le besoin de professionnaliser la médecine d'urgences ; cette professionnalisation étant, selon eux, indispensable à la garantie de la qualité des soins[22].

Enfin, au-delà du contexte strictement réglementaire, l'accroissement actuel du nombre de recours aux services d'urgences, et, parallèlement, de la proportion d'urgences ressenties, traduit à la fois une reconnaissance de la qualité des soins prodigués par ces services, mais aussi les difficultés sociales et organisationnelles qui entravent l'accès à d'autres secteurs du système de soins. De ce point de vue, le maintien, et l'amélioration de la qualité des soins aux urgences, constituent un déterminant important de l'efficacité de notre système de soins dans la phase

---

22. Goldfrank L., Brewer P., Warnod V., From the Happy Visitors ! *Rean Urg* 1997, 6 (5) : 659.

actuelle. La réorganisation de ces structures d'accueil dans le cadre des Sros, le partage entre les Satu et Upatu, doivent s'envisager dans la perspective stricte d'améliorer l'accès à des soins de qualité[23]. Cela implique que s'instaure un véritable *débat citoyen* sur la mission des services d'urgences, et sur les attentes objectives de la population à leur égard.

Ce débat doit s'étendre à l'information du public sur le bon usage de ces services, ainsi que sur le rééquilibrage des différents secteurs concernés : libéral et institutionnel, en liaison avec les centres de coordination et les transports d'urgences. À terme, la mise en place de l'assurance maladie universelle et la généralisation du tiers payant contribueront très probablement à ce rééquilibrage.

23. Steg A., Urgences hospitalières : problèmes socio-économiques, *Bull Acad Nat Med*, 1991, 175 (3) : 421-426.

CHAPITRE HUIT

La politique en faveur des personnes âgées dépendantes

L'évolution des politiques publiques dans le secteur médico-social sera illustrée par la prestation spécifique dépendance. En effet, le débat public sur les personnes âgées dépendantes fut intense et riche en rebondissements, mais son issue n'a pas recueilli la faveur des professionnels et de la population. Cet exemple éclaire aussi les conditions d'une amélioration de la santé publique par les politiques sociales : il faut du temps pour l'élaboration d'un référentiel d'action commun, des ressources pour prendre en charge de manière significative des problèmes à l'échelle de l'ensemble d'une population.

La prise en charge de la dépendance : des projets au choix de l'expérimentation

Vers la finition d'une politique publique

On fait généralement remonter au rapport Laroque de 1962 l'amorce d'une politique française de la vieillesse, qui dépasse l'objectif d'assistance aux vieillards, avec une priorité accordée au maintien à domicile. Il s'agissait à l'époque de promouvoir l'intégration des personnes âgées dans leur environnement, surtout d'ailleurs des personnes âgées valides, d'éviter leur isolement, ce qui donnera lieu à la lente mise en œuvre, au cours des années soixante-dix, d'un certain nombre des propositions formulées dans ce rapport : adaptation des logements, organisation des loisirs des personnes âgées, développement de l'aide ménagère à domicile, mais aussi médicalisation des structures d'hébergement et création des sections de cure médicale.

Deux lois de juin 1975, l'une relative aux personnes handicapées instituant notamment l'allocation compensatrice pour tierce personne, l'autre relative aux établissements médico-sociaux, vont jouer un rôle primordial pour la prise en charge des personnes âgées en difficulté, même si ce n'était pas leur objectif initial. En 1978, sont également institués les services de long séjour et la double tarification créant un forfait soin à la charge de l'assurance maladie et un forfait hébergement à la charge de la personne (et/ou de ses descendants) ou de l'aide sociale. On commence alors à parler de dépendance ou de « *personnes ayant perdu la capacité d'accomplir les actes essentiels de la vie courante* ». En 1980, le rapport de R.-M. Van Lerberghe et S. Paul demande que soit prise en compte « *l'exacte mesure des besoins des personnes âgées dépendantes* »[1].

Pour autant, le bilan dressé de ces différentes mesures en 1980, dans le cadre de la préparation du VIIIe Plan et synthétisé dans le rapport « Vieillir demain » reste assez négatif : services d'aide ménagère insuffisants et souvent médiocres, quasi-absence d'adaptation des logements, hospitalisations injustifiées en court séjour, insuffisante médicalisation des établissements sociaux, prise en charge inadéquate en long séjour donnant à ces établissements une fonction de « mouroir », rupture et incohérence de la prise en charge sanitaire et sociale, etc.

En 1981, est créé le premier secrétariat d'État chargé des retraités et des personnes âgées. En 1982, la circulaire Franceschi décrit les actions à mener pour une meilleure coordination et adéquation des besoins et de l'offre de services en instituant les plans gérontologiques départementaux élaborés en concertation entre l'État et les conseils généraux. Ceux-ci deviendront quatre ans plus tard les schémas départementaux des équipements sociaux et médico-sociaux arrêtés par les conseils généraux.

Mais la dépendance ne devient une question spécifique qu'à partir de 1986 avec la production du rapport de T. Braun au nom de la

1. Ministère de la Santé et de la Sécurité sociale, *Les soins aux personnes âgées*, Rapport du groupe de travail soins aux personnes âgées, présenté par R.-M. Van Lerberghe et S. Paul, 1980.

Commission nationale d'étude sur les personnes âgées dépendantes, qui s'est donné pour objectif d'analyser les causes précises de cette situation et l'inadaptation des réponses apportées. Ce rapport propose alors « l'assurance autonomie » pour les retraités ou l'ouverture d'une prestation en nature dans le cadre de l'allocation compensatrice pour tierce personne.

Les rapports se succèdent ensuite à un rythme accéléré : en 1989, un rapport de G. Laroque pour l'Inspection générale des affaires sociales (Igas), en 1991, le « rapport Boulard » de la commission des affaires sociales de l'Assemblée nationale et le « rapport Schopflin » remis au gouvernement par un groupe d'experts dans le cadre des travaux du Commissariat au plan ; en 1992 le rapport annuel de l'Igas fait également mention de cette question à laquelle il consacre même un rapport spécifique en 1993, à nouveau sous la responsabilité de G. Laroque. Cinq propositions de loi seront formulées entre-temps entre 1991 et 1993 sur la prise en charge de la dépendance en vue d'instituer une allocation de dépendance au profit des personnes âgées. Mais aucun de ces projets ne verra le jour.

B. Jobert qualifiait en 1991 de « non-décision exemplaire » ce lent processus de définition d'une politique concernant la dépendance des personnes âgées[2] et invoquait les raisons suivantes pour l'expliquer. En premier lieu, la dépendance n'était pas un problème suffisamment maîtrisé par les professionnels qui auraient pu s'en emparer pour accroître leur influence : les mesures adoptées depuis le début des années soixante se sont révélées efficaces pour venir en aide aux personnes âgées ayant de très faibles ressources et des niveaux de handicap limités, mais totalement inadaptées pour répondre aux besoins de la dépendance lourde. En second lieu, les personnes dépendantes et leurs familles ne représentent pas un groupe social organisé qui pourrait faire pression sur l'opinion publique, comme ce fut le cas pour le handicap.

Mais les obstacles sont sans doute aussi à chercher du côté des différents gouvernements qui se sont succédé sur la période. Ainsi, pour B. Jobert, « *ces retards répétés s'expliquent par des réticences fortes à l'intérieur du gouvernement à ouvrir les vannes à une politique dispendieuse alors que l'on a fait du contrôle des dépenses*

2. Pour lui, il y a « *non décision quand la nécessité d'une politique publique est reconnue comme urgente dans le discours politique et que pour autant cette reconnaissance répétée ne débouche sur aucune action pratique* ».

Jobert B., « *Une non décision exemplaire : les pouvoirs publics et la politique de dépendance des personnes âgées* » in Kuty O., Legrand S.-M., *Politiques de santé et vieillissement*, AISLF, Universités de Lièges et de Nancy, 1993, p. 49.

publiques un élément clé de la stratégie économique... Il apparaît politiquement beaucoup plus aisé de refuser une politique nouvelle que de faire le ménage dans les politiques déjà instituées » (*ibid*., p. 51). Telle est la situation à la veille de la décision d'expérimenter et d'évaluer sur un an une nouvelle prestation, avant d'envisager une généralisation.

Le choix d'une expérimentation

Face à ces obstacles, le choix français a consisté à promouvoir, dans le cadre d'une expérimentation sur sites, quelques-unes des propositions mentionnées dans les derniers rapports d'experts, ainsi que le principe d'une évaluation devant permettre d'envisager une généralisation à l'échelle nationale. La loi n° 94-637 du 25 juillet 1994 relative à la sécurité sociale instaure dans son titre IV portant dispositions diverses, le principe de l'expérimentation d'une prestation dépendance au niveau départemental versée à des personnes âgées dépendantes qui résident dans un domicile individuel.

Ces expérimentations ont été initiées le 1er janvier 1995 dans douze des départements volontaires, au départ pour une durée d'un an, dans le cadre de conventions départementales conclues entre les différents intervenants. Ce cahier des charges, qui définit l'ensemble des caractéristiques de ces expérimentations, sert de référence aux départements retenus et fixe un certain nombre d'objectifs :
– valider une grille d'évaluation de la dépendance ;
– mettre en place une coordination autour de la personne âgée et de sa famille pour leur information sur les services et les aides disponibles et leur orientation ;
– promouvoir au niveau départemental une meilleure adéquation de l'offre et de la demande ;
– apprécier le nombre de bénéficiaires concernés et établir le coût global de la prise en charge de la dépendance.

Les leçons des expérimentations

La couverture de la prestation concerne une minorité de personnes : une personne dépendante sur neuf seulement en a bénéficié[3] dans les conditions définies par l'expérimentation[4]. Les rai-

3. Le nombre de personnes dépendantes est estimé ici avec la méthode proposée par Lebeaupin A., Nortier F. dans Les personnes âgées dépendantes : situation actuelle et perspectives d'avenir. Insee données sociales, 1996.

4. Conditions de ressources plafonnées à 10 000 F, respect de la procédure d'instruction des dossiers dont bilan médico-social au domicile, mais pas de récupération par les Conseils généraux sur les successions en ligne directe (héritage des enfants).

sons de ce faible impact d'une politique jugée prioritaire par tous tiennent en premier lieu au volume d'aide apporté par l'environnement familial, mais en second lieu, interviennent les conditions d'attribution de la prestation. La visite au domicile du demandeur par l'équipe médico-sociale pour évaluer les besoins est vécue par le bénéficiaire de l'aide comme une contrainte, il en est de même pour la signature obligatoire d'un contrat d'aide entre le bénéficiaire et les institutions, enfin un plafond de ressources limite l'aide aux plus démunis.

L'usage de la grille Aggir s'est avéré utile et facile pour mesurer la dépendance.

En revanche, elle s'avère insuffisante pour la mise en œuvre du plan d'aide.

L'équipe technique départementale, sur examen du dossier social, a souvent reconnu comme dépendantes des personnes du groupe isoressource « moyennement dépendant » (GIR 4) et dans 20 % des cas les personnes issues du groupe des plus faiblement dépendants (GIR 5 et 6).

La coopération entre les acteurs à l'échelon départemental a été notablement renforcée par cette nouvelle forme d'action sociale : partenariat entre les caisses, ajustement de l'organisation sur le

QU'EST-CE QUE LA GRILLE AGGIR ?

Il s'agit d'un instrument qui permet :
- d'évaluer le degré d'autonomie grâce à l'observation des activités effectuées seules par la personne âgée et,
- de définir en fonction de la perte d'autonomie les ressources nécessaires.

Le sigle Aggir se développe en « autonomie gérontologique groupes isoressources ».

Aggir a été conçue à partir d'une synthèse des grilles d'autonomie les plus courantes. Elle comporte 10 variables discriminantes et 7 variables illustratives. Les premières portent sur la cohérence, l'orientation, la toilette, l'habillage, l'alimentation, l'élimination, les transferts, les déplacements et la communication à distance. Elles seules servent à définir les groupes isoressources (GIR). Les secondes portent sur les activités de la vie quotidienne au domicile : gestion, cuisine, ménage, etc.

Ces variables sont cotées selon une échelle à trois degrés : le premier correspond au cas où la personne fait ces activités seule c'est-à-dire sans aucune aide ni stimulation, totalement, habituellement et correctement ; au degré suivant la réalisation est partielle et au dernier la personne ne fait pas ou non correctement.

Les observations sont traitées par un logiciel informatique qui calcule le GIR, pouvant aller de 1 (les plus dépendants) à 6 (les moins dépendants).

La loi de janvier 1997 a retenu Aggir comme instrument officiel de mesure de la dépendance. Elle a aussi fixé le seuil minimal pour obtenir la prestation spécifique dépendance (PSD) : il s'agit du GIR 3 qui correspond aux personnes ayant conservé leur autonomie mentale et partiellement leur autonome motrice, mais qui nécessitent quotidiennement et plusieurs fois par jour des aides pour l'hygiène de l'élimination tant anale qu'urinaire.

terrain pour une meilleure coordination des services, élaboration de règles communes dans la sélection des demandes. La gestion de cette nouvelle prestation est novatrice, à tel point que ses effets se font sentir dans d'autres domaines tels que la protection de l'enfance par exemple.

La prestation expérimentale dépendance (PED) a renforcé l'exigence de qualité de service, par le contrat d'aide établi à partir des besoins de la personne âgée et par l'émulation entre prestataires qu'elle permet dans certaines zones où existait un monopole des services. Ce dernier constat suggère de faire évoluer l'offre de services à la fois au niveau des associations et des CCAS pour rendre l'offre plus flexible en termes d'horaires, et au niveau des aidants rémunérés en développant leur compétence et leur qualification.

Mais la PED restait un système lourd et complexe, qui ne pouvait être prolongé en l'état sans allocation de moyens de gestion supplémentaires.

Il aurait donc semblé logique en 1996, à l'issue de cette période expérimentale, de retenir un dispositif proche de celui proposé par les expérimentations, avec un renforcement des moyens pour organiser la coordination autour de la personne et un relèvement des plafonds de revenus pour élargir le cercle des bénéficiaires à plus de 10 % des personnes ayant une incapacité sévère. Mais les événements vont se dérouler différemment.

La prestation spécifique : les arbitrages et les conséquences

Une histoire pleine de rebondissements

Alors que les résultats des expérimentations ne sont pas attendus avant 1996, le gouvernement dépose au Sénat dès octobre 1995 un projet de loi instituant une prestation d'autonomie pour les personnes âgées dépendantes[5]. Ce projet fait l'objet le 9 novembre 1995 d'une discussion générale qui est suspendue brutalement du fait de l'annonce le 15 du même mois des mesures de réforme de la protection sociale (plan Juppé) suite au déficit record de l'année 1995 (40 milliards).

Répondant à la pression des conseils généraux qui n'acceptent plus de verser l'allocation compensatrice pour tierce personne aux personnes âgées, les sénateurs déposent en juillet 1996 une proposition de loi « *tendant dans l'attente du vote de la loi instituant une prestation d'autonomie pour les personnes âgées dépendantes, à mieux répondre aux besoins des personnes âgées par l'institution d'une prestation spécifique dépendance* ». Elle sera adoptée le 18 décembre 1996 et promulguée au *Journal officiel* le 25 janvier 1997.

Les points retenus par le législateur

Le législateur a tranché sur un point essentiel du débat : faut-il créer une nouvelle branche de la sécurité sociale pour prendre en charge le risque dépendance ? Cette voie n'a pas été retenue, la gestion de la prestation dépendance a été confiée au département.

Plusieurs raisons ont conduit le législateur à confier aux départements la gestion de la nouvelle prestation :
– la gestion et le service de l'aide sociale légale aux personnes âgées et aux adultes handicapés leur incombent ;
– ils exercent également une action sociale facultative traditionnellement importante ;
– la loi leur a confié une compétence de planification (schémas départementaux) et d'autorisation des établissements sociaux et médico-sociaux hébergeant des personnes âgées, il est donc logique de leur confier la gestion d'une prestation destinée à faciliter le maintien à domicile ;
– ce sont des collectivités proches de l'usager.

5. Meynadier B., La loi instituant une prestation spécifique dépendance, revue française des affaires sociales, numéro hors série « le vieillissement comme processus », octobre 1997.

Un autre argument à prendre en compte est que la prise en charge du risque dépendance par les techniques d'assurance n'aurait pas permis à la collectivité d'optimiser les bénéfices de cette allocation en fonction du niveau de dépendance. Ainsi les Cram ont-elles pendant longtemps délivré les prestations d'aide ménagère selon le niveau de revenu de la personne et réparti les ressources selon une logique égalitaire, sans prendre en compte le niveau de dépendance. La faible pertinence de ce mode de répartition, eu égard aux besoins, avait montré les faiblesses d'une gestion du risque dépendance par les assurances sociales. De fait la PSD est novatrice sur plusieurs points très importants.

Au premier rang de ceux-ci, l'obligation qui est faite aux conseils généraux de conclure avec les organismes de sécurité sociale des conventions pour favoriser la coordination des prestations servies aux personnes âgées, institutionnalisant ainsi le caractère transversal de cette politique. En second lieu, la loi impose une évaluation de la dépendance dans le milieu ordinaire de vie du demandeur, avec un outil commun au plan national, la grille Aggir.

Un plan d'aide personnalisé comportant les aides et matériels nécessaires pour assurer la plus grande autonomie est mis au point. Cet ensemble de mesures, une fois valorisé, permet de calculer le montant de la prestation nécessaire : l'aide dépend ainsi des besoins recensés, mais à l'évidence elle sera également fonction des ressources disponibles du département.

Cette aide est une prestation affectée, elle sera donc dépensée exclusivement au bénéfice des personnes dépendantes et un suivi personnalisé est recommandé.

Enfin, la loi instituant cette nouvelle prestation doit s'accompagner d'une réforme de la tarification des établissements d'hébergement pour personnes âgées dépendantes. Cette autre dimension de la loi qui prévoit une relation entre niveau de dépendance et tarification soulève beaucoup d'interrogations en l'absence des décrets d'application.

Les premiers résultats de l'évaluation de la prestation spécifique dépendance (PSD)

Les premiers résultats de la nouvelle prestation mettent en lumière des tendances assez contradictoires[6].

Pour les points positifs, il est admis que le recours à une évaluation pluridisciplinaire des besoins avec le plan d'aide permet un

---

6. *La PSD un an après : premières tendances*, Études réalisée par l'Odas à la demande de la Commission des Affaires sociales du Sénat, Cahiers de l'Odas, janvier 1998

dialogue entre les aspects social et sanitaire et probablement une ouverture sur l'ensemble des liens de différente nature qui existent entre une personne et son milieu de vie.

Mais ce dialogue est soumis à deux limites importantes :
– l'équipe médico-sociale qui effectue le remplissage de la grille Aggir et qui organise le plan de soin n'est pas celle qui le met en œuvre, ce qui peut entraîner des différences d'appréciation. Cela pose la question plus générale de la coordination des acteurs, qui ne porte ses fruits qu'à la suite d'un long processus de travail en commun ;
– les services à la personne financés par la prestation dépendance sont distincts des soins d'hygiène personnelle fournis par les infirmiers. Mais l'infirmier ou l'aide à domicile peuvent délivrer les mêmes soins à deux personnes, la distinction repose sur le fait que l'une est prise en charge par l'assurance maladie et l'autre non. Ainsi le prestataire d'aide à domicile moins diplômé et moins bien payé que l'infirmier, intervient plutôt auprès des bénéficiaires de la PSD pauvres et dépendants, alors que l'infirmier intervient plutôt auprès des personnes qui ne sont « que » dépendantes.

Au plan institutionnel, la collaboration entre les conseils généraux et les caisses de sécurité sociale et de retraite, souhaitée par le législateur, est de plus en plus perçue comme une nécessité pour garantir la cohérence de la réponse publique, mais reste encore très peu développée aujourd'hui.

Certaines difficultés pratiques sont apparues au cours de la mise en œuvre orchestrée par les différents départements, par exemple : l'intégration de la valeur du patrimoine dans le calcul du revenu réalisée par certains départements provoque un blocage du côté des bénéficiaires potentiels. L'image d'une politique de soutien à la dépendance lourde réservée aux plus pauvres est mal acceptée, car la charge de travail et le poids émotionnel qui reposent sur les familles sont indépendants des revenus. Enfin, la déception est forte chez les demandeurs appartenant au groupe de dépendance 4, alors même qu'il correspond à des niveaux d'incapacité qui avaient conduit la Cotorep[7] à attribuer une prestation les années précédentes.

La complexité de ces choix est sans doute une des raisons de la lenteur du processus de définition de cette politique, faisant suite à une série de rapports officiels qui soulignent tous la nécessité d'une réforme du dispositif existant et l'urgence de répondre aux défis démographiques du vieillissement. Près de vingt ans de

7. Commission technique d'orientation et de reclassement professionnel.

débats, d'avis d'experts et de projets ont partiellement contribué à lever les ambiguïtés : le choix s'est fait en faveur d'une logique d'aide sociale alors que la dépendance n'est pas forcément signe de pauvreté. La sélection d'un population de « vieux pauvres » limite très sérieusement la portée d'une politique qui se voulait exemplaire.

Au plan quantitatif, la nouvelle prestation ne couvre pas le besoin d'aide de la plupart des personnes dépendantes. Si l'on se fonde sur les estimations de A. Lebeaupin et F. Nortier[8] le nombre de personnes âgées dépendantes s'établirait à 660 000 au début des années quatre-vingt dix (dont 290 000 confinées au lit et au fauteuil et 370 000 qui ont besoin de l'aide quotidienne d'un tiers pour s'habiller et faire leur toilette) et autour de 700 000 en 1995. Le nombre de personnes ayant bénéficié de la PSD entre le début de l'application de la loi et mars 1998 — et qui en bénéficient toujours à cette date — sur 78 départements est de 31 700, soit environ 40 700 personnes sur l'ensemble des départements. Bien entendu les chiffres se modifient rapidement car on assiste à une montée en charge du dispositif. Rappelons qu'en 1995, le nombre de bénéficiaires de l'allocation compensatrice pour tierce personne versée aux personnes de 60 ans et plus était estimé à 210 000 par le Sesi[9]. Quel sera le nombre de bénéficiaires de la PSD au terme de la période transitoire actuelle ? Il n'est pas possible de le dire et cela représente une inconnue de taille pour l'avenir de cette prestation.

À défaut d'un accroissement du nombre des bénéficiaires, n'y aurait-il pas eu une amélioration de la qualité des services et donc de l'état de santé des personnes dépendantes ?

La qualité de l'aide a-t-elle évolué ?

La PSD est une prestation en nature : le montant de la prestation est calculé sur la base du plan d'aide qui est élaboré par l'équipe médico-sociale en coordination avec la personne âgée ou son tuteur. Le plan d'aide tient compte de l'état de dépendance de la personne âgée ainsi que de son « environnement ».

À domicile, la prestation doit essentiellement être utilisée à la

8. Lebeaupin A., Nortier F. *op. cit.*

9. Ministère de l'Emploi et de la Solidarité, Sesi, *Données sur la situation sanitaire et sociale en France,* La Documentation française, 1998, 246 p.

rémunération des heures d'aide à domicile. Le travail peut être assuré soit par un salarié engagé directement par la personne âgée, soit par un salarié embauché par l'intermédiaire d'un service mandataire ; dans ces deux cas la personne âgée est employeur du salarié. Elle peut également faire appel à un service prestataire, dans ce cas l'aide à domicile est salarié par le service.

La PSD peut aussi être utilisée dans le cadre d'un accueil familial, c'est-à-dire d'un particulier qui accueille à titre onéreux à son domicile une personne âgée dépendante.

La personne âgée peut engager un membre de sa famille, à l'exception de son conjoint ou de son concubin.

Selon la loi, les salariés rémunérés pour assurer un service d'aide à domicile auprès d'une personne âgée allocataire de la PSD peuvent bénéficier d'une formation dont le financement est assuré par un prélèvement sur les salaires, mais les modalités pratiques de prise en charge de cette formation ne sont pas définies.

Variabilité du montant [d]e la PSD entre départements

Dans une enquête portant sur trente départements l'Odas[10] montre que la part accordée aux différentes catégories de services à domicile dépend des choix des conseils généraux.

« *Douze départements semblent privilégier le recours à des professionnels en fixant un ou plusieurs tarifs pour les services prestataires, un tarif pour les services mandataires et un tarif égal ou plus faible pour l'emploi de gré à gré.*

« *Dix-huit départements semblent privilégier le recours aux formules les plus économiques. Treize départements ne prévoient qu'un tarif forfaitaire unique (de 40 à 60 francs) qualifié de provisoire.* »

Or, le taux de référence utilisé pour le calcul de la prestation est prépondérant dans le choix du service : une personne très dépendante dont l'aide est calculée sur une base horaire de 50 F ne pourra pas payer des services prestataires qui, souvent, disposent de personnels qualifiés et peuvent assurer une coordination et une continuité du service tout en offrant de meilleures conditions de travail aux salariés.

Vers une [pr]écarisation de [l']emploi d'aide à domicile

Les professionnels du secteur de l'aide à domicile commencent à voir leur métier se structurer autour des nouveaux besoins des personnes âgées : aux besoins d'aide au ménage s'ajoutent

10. *Cahiers de l'Odas, op. cit.*

progressivement un besoin d'aide à la personne. Le métier d'aide ménagère évoluant, il est apparu indispensable de préparer ces professionnels au métier d'aide à domicile par le biais d'une formation : le certificat d'aptitude aux fonctions d'aide à domicile (Cafad).

Cette formation se fait en cours d'emploi, c'est donc souvent dans le cadre des services prestataires et mandataires que les professionnels ont été formés au Cafad.

La formation porte sur l'accompagnement des personnes dépendantes tant au plan psychique qu'au plan physique, sur le maintien et le respect de l'autonomie des personnes âgées dépendantes. Au cours de leur formation elles sont amenées à réfléchir sur leur pratique professionnelle, à prendre du recul quant aux effets de leurs comportements professionnels sur les personnes aidées. Elles sont également formées à travailler en équipe et à coordonner leurs actions avec les autres professionnels du domicile.

Comme les conseils généraux privilégient l'embauche au moindre coût (le gré à gré) et que la loi ne pose aucune condition quant à la formation, à la qualification et aux conditions de travail des aidants professionnels, on observe un double paradoxe :
– les personnels les moins payés et les moins qualifiés travaillent auprès des personnes âgées les plus dépendantes qui ont besoin d'un volume d'aide important ;
– les personnes âgées les plus dépendantes deviennent souvent employeurs, pour la première fois de leur vie, des aidants professionnels.

Alors que la PSD pouvait être l'occasion de définir un réel statut pour ces salariés, que leurs conditions de travail pouvaient être définies, on s'oriente vers une précarisation de l'emploi d'aide à domicile. Cette situation est renforcée par le désengagement de l'État dans le financement de la formation Cafad.

La coordination des services et des intervenants

Au vu du montant de la prestation, les personnes les plus dépendantes font peu appel à des services coordonnés. Or ces personnes sont celles qui ont le plus de besoins (physiques, psychologiques et sociaux), qui bien souvent « demandent » beaucoup aux intervenants, et font fréquemment appel à plusieurs catégories de professionnels (infirmiers, aides soignantes, kinésithérapeutes...) à leur domicile.

Pour que l'accompagnement des personnes dépendantes soit effectif (travail sur l'indépendance et l'autonomie de la personne), pour assurer une continuité dans la prise en charge des personnes, maintenir une disponibilité psychologique chez les aides à domicile et éviter les phénomènes d'usure professionnelle, il est nécessaire que plusieurs aides à domicile interviennent chez une même personne. Pour assurer une cohérence dans la prise en charge il apparaît indispensable de coordonner les modes d'intervention de chaque professionnel.

Ces deux conditions sont réalisables si les aides à domicile interviennent dans le cadre d'un service prestataire.

En conclusion, les modes de gestion de l'aide aux personnes dépendantes conduisent au choix des solutions les plus économiques qui offrent peu de place à la formation des professionnels et à leur bonne coordination. L'évolution récente de l'offre de services ne semble donc pas devoir être créditée d'une meilleure qualité, à défaut d'une plus grande quantité.

C H A P I T R E   N E U F

Commentaires

Les trois exemples évoqués précédemment montrent les difficultés rencontrées dans la mise en œuvre d'une démarche de santé publique cohérente. Plus largement, ces analyses nous incitent à quelques réflexions sur les efforts qui doivent être menés pour **diminuer les cloisonnements** du système de santé, **simplifier les dispositifs réglementaires,** et améliorer la coordination des acteurs et des institutions. Il s'agit également de **développer l'évaluation** des programmes de santé et de renforcer les démarches garantissant les meilleures conditions de qualité pour les actes pratiqués ainsi que pour **la formation des professionnels**. **L'information du public** lui-même constitue aussi un enjeu important de réussite des changements qui affectent le système de santé.

Les cloisonnements du système de santé

Les cloisonnements du système de santé restent un problème majeur, même si certaines améliorations sont constatées sur les cinq dernières années, notamment avec la tenue des Conférences nationale et régionales de santé, le lancement des Programmes régionaux de santé, la mise en place des Agences régionales de l'hospitalisation, des Unions régionales des médecins libéraux et des Urcam qui regroupent, à l'échelon régional, les régimes d'assurance maladie. Au niveau national, les lois sur le financement de la sécurité sociale ont rapproché les organismes gestionnaires des décideurs politiques nationaux, puisque désormais le Parlement fixe l'objectif d'évolution des dépenses.

Cependant, les principes de la loi de décentralisation introduisent progressivement, par l'autonomie des régions ou des départements pour gérer certains problèmes de santé, des facteurs de cloisonnement administratif, et des difficultés de coordination des actions de santé publique à l'échelle nationale. D'autres cloisonnements existent entre partenaires institutionnels, conseils généraux et assurance maladie par exemple.

L'exemple du dépistage des cancers féminins montre bien la nécessité de concevoir des programmes de dépistage à l'échelle nationale, conformes aux recommandations scientifiques, fixant les conditions optimales de sécurité et d'efficience. Un tel programme existe, nous l'avons vu, pour le dépistage du cancer du sein, mais aucun n'est encore formalisé pour le dépistage du cancer du col utérin. Dans ces domaines le cloisonnement dépistage/soins est d'ailleurs très artificiel, puisque plus de la moitié des mammographies de dépistage et la quasi-totalité des frottis sont pratiqués dans le cadre de la médecine ambulatoire et remboursés par l'assurance maladie au même titre que les soins.

La responsabilité du dépistage est donnée aux conseils généraux, et la prise en charge financière est en partie assurée par la sécurité sociale. Un effort important de coordination s'impose donc, et il semble bien que l'État doive prendre en ce domaine plus de responsabilité. La méthodologie, dont il doit être le garant, doit conduire à l'élaboration de cahiers des charges spécifiques dont le respect devrait devenir obligatoire pour chaque département. L'État doit également contrôler l'application des contrôles de qualité et des règles d'habilitation à introduire et veiller à ce que tous les bénéficiaires potentiels du dépistage puissent y avoir accès. Cela suppose de combler le hiatus qui perdure entre la médecine de soins et la médecine de prévention, en particulier dans le domaine du financement.

Afin de redonner une cohérence à l'articulation soins/prévention, et de simplifier les procédures de prise en charge à la fois pour l'usager et pour les professionnels de santé, il est urgent que l'assurance maladie identifie les actes de dépistage conformes aux programmes homologués. Ces actes seraient ensuite imputés par l'assurance maladie aux différents budgets ou financeurs devant être impliqués. On retrouverait ainsi un principe analogue à celui des « caisses pivot » pour les hôpitaux, mais destiné ici à l'usager.

Cette notion d'opérateur financier unique devrait également être développée dans le domaine de l'aide aux personnes âgées dépendantes. En effet, le département a une compétence pour l'aide qui est censée se substituer au travail fourni par la famille, aux tâches ordinaires de la vie quotidienne, à l'exclusion des soins techniques rendus par des professionnels de santé. Dans ces conditions, la séparation entre le sanitaire et le social reste identique avant et après la loi. Seule une politique fondée sur un mode de financement unique permettrait d'éviter le débat sans fin sur ce qui est du ressort des soins techniques médicalisés et ce qui est de l'aide et de l'action sociale.

La prestation spécifique dépendance introduit un intéressant dispositif de coordination par la mise en relation des services des départements avec ceux de l'État par le biais d'une convention constitutive de la PSD et par la rencontre entre les professionnels des secteurs social et médical au domicile de la personne pour construire un plan d'aide.

Mais cet objectif n'est atteint que très imparfaitement : le dispositif est clairement piloté par le conseil général et les services de l'État ont peu participé, compte tenu de leur sentiment d'exclusion du nouveau dispositif. Sur le terrain, le bilan médico-social voulu par le législateur est *a priori* une bonne mesure, mais il peut devenir inutile et générer des formalités supplémentaires si la définition du plan d'aide se fait parallèlement à la coordination assurée par les professionnels dans les services à domicile ou les associations d'aide.

En matière d'urgences, les textes récents apportent, avec la notion de contrats relais, une formalisation des relations de coordination interétablissements pour optimiser le fonctionnement des unités de proximité d'accueil et de traitement des urgences. Des incertitudes demeurent sur les conditions de mise en pratique de ces textes sur le terrain. Par ailleurs, ce décloisonnement entre établissements dans le cadre de réseaux de prise en charge des urgences devrait s'accompagner d'un renforcement de la coordination avec les centres de régulation préhospitalière des urgences.

Sur un plan moins institutionnel, le décloisonnement doit aussi s'accompagner d'une meilleure coordination des acteurs. D'une part, le désengagement progressif des médecins généralistes dans la prise en charge des urgences doit être freiné, en particulier par une plus grande incitation de ces professionnels à répondre aux demandes d'intervention des centres de régulation, d'autant plus que la médecine générale est associée au fonctionnement et à l'organisation de ces centres. D'autre part, il conviendrait aussi d'intégrer le secteur médico-social au niveau des unités d'accueil des urgences, afin d'apporter les réponses les mieux adaptées aux cas qui se présentent. L'application de la loi sur l'exclusion rendra probablement encore plus attractifs les services d'accueil des urgences, puisqu'il est prévu que les personnes en situation d'exclusion sociale y reçoivent gratuitement soins et médicaments.

En termes de financement, la mise en place de l'assurance maladie universelle devrait améliorer l'accessibilité de toute la population aux différentes modalités de prise en charge de l'urgence. De plus, l'accès à la médecine générale pourrait être facilité par la généralisation du tiers payant pour l'ensemble des praticiens.

La simplification des dispositifs réglementaires

La simplification des dispositifs réglementaires est une démarche importante à entreprendre par l'État, alors que, trop souvent, une nouvelle loi ou un nouveau dispositif s'ajoute aux précédents, ce qui accroît la complexité du système de santé, érodant son efficience, si ce n'est son efficacité.

Dans le cas de la prestation spécifique dépendance, la révision de la politique en direction des personnes dépendantes aurait pu être l'occasion d'une simplification. Le maintien, dans le giron des politiques départementales, de la PSD fait que l'on a remplacé une allocation unique aux handicapés (ACTP) par deux prestations. L'allocation est maintenue pour les moins de 60 ans et il s'y ajoute une autre prestation mieux contrôlée par les départements (la PSD). De plus, pendant la période transitoire entre les deux dispositifs, le paysage se complique encore avec la coexistence des deux systèmes chez les plus de 60 ans. Enfin n'oublions pas que la prestation spécifique dépendance est appliquée en attente d'une prestation autonomie qui pourrait réapparaître avec les prochaines échéances électorales...

Dans le cadre du dépistage du cancer ou des urgences, la simplification des modalités de prise en charge, la clarification des responsabilités des différentes structures seront aussi de nature à améliorer l'accessibilité du public et le bon fonctionnement des programmes.

Des progrès doivent encore être accomplis, qui relèvent à la fois de l'action réglementaire de l'État, mais aussi d'initiatives régionales ou locales entre les institutions ou les partenaires.

L'évaluation

Dans le domaine de l'évaluation, le Haut Comité de la santé publique avait souligné dans son rapport de 1994 qu'il fallait généraliser une attitude favorable à son développement. Les exemples analysés montrent des progrès réels.

Pour les personnes âgées, la standardisation apportée par la grille Aggir dans l'appréciation de la dépendance permet de conduire plus facilement des études nationales, des comparaisons entre secteurs géographiques, ainsi qu'entre périodes.

L'évaluation constitue aussi l'un des axes de construction des programmes nationaux de dépistage des cancers. L'État doit être destinataire de ces données, portant sur la participation des usagers, sur la conformité des actions par rapport aux objectifs attendus, sur l'efficacité médicale et l'estimation des coûts engendrés. L'État doit rendre publics ces résultats, aussi bien pour l'information des professionnels que pour celle du public.

Parmi les cas analysés, l'accueil des urgences reste encore sous-doté en matière d'évaluation. L'activité elle-même ne relève pas du PMSI (sauf pour les patients secondairement hospitalisés). Le développement, prévu dans le futur, d'un système d'information en médecine ambulatoire pourrait combler cette lacune, mais il paraît opportun de disposer d'un outil standardisé spécifiquement adapté aux urgences. Il est important de pouvoir suivre plus finement, et sur la base d'informations médicalisées, l'évolution du recours aux services d'accueil des urgences, en particulier pour mesurer l'effet des nouveaux dispositifs sur le fonctionnement d'ensemble du système.

La formation des professionnels

Le développement de la formation des professionnels, qu'il s'agisse de la formation initiale ou d'une formation continue réellement adaptée à la fois à l'activité réelle et aux objectifs de santé publique à atteindre, reste pour l'instant embryonnaire. C'est une remarque sur laquelle le Haut Comité de la santé publique revient régulièrement depuis six ans sans beaucoup de succès.

Pour le dépistage du cancer, la formation des professionnels fait partie intégrante de l'assurance de qualité de ces programmes. En effet, quelle que soit l'évolution de l'organisation administrative du dépistage, le point crucial est de disposer d'un nombre suffisant de praticiens compétents : radiologues, anatomopathologistes, gynécologues et généralistes. Il faut agir à la fois sur les programmes d'enseignement initial des facultés de médecine, mais aussi sur les sociétés savantes ou les collèges d'enseignants des différentes disciplines, ainsi que sur les syndicats professionnels.

S'il existe un nombre suffisant d'enseignants et de lieux de stage pour former ces praticiens, encore faut-il mobiliser les structures et disposer des moyens financiers nécessaires. L'État doit affirmer sa volonté dans ce domaine par voie réglementaire. Peut-être faut-il aller jusqu'à proposer dans certains cas une habilitation périodique des professionnels pour tel ou tel acte, dont le maintien serait soumis à des conditions de formation permanente et de pratique réelle.

L'amélioration de la formation des urgentistes est également souhaitée par les professionnels eux-mêmes, de manière à répondre plus efficacement aux conditions de formation mentionnées dans les décrets. Mais la formation continue constitue une autre exigence, sachant aussi que l'expérience professionnelle doit être entretenue sur le terrain. De ce point de vue, la mobilité de certains professionnels au sein du système de soins pourrait constituer une réponse efficace, et contribuer de plus au décloisonnement des acteurs : les urgentistes pourraient être partiellement mobiles au sein du réseau, de manière à exercer régulièrement dans les unités de proximité aussi bien que dans les services d'accueil et de traitement des urgences. Cette disposition pourrait ne concerner, pour les personnels en poste dans un hôpital donné, qu'une journée par semaine ou par quinzaine, qui serait consacrée à un autre hôpital du réseau d'urgence. Par ailleurs, le public pourrait apprécier que le même personnel médical et paramédical exerce dans des centres d'urgence, qui ne différeraient en fait que par le niveau de leur plateau technique.

D'autres personnels que les urgentistes pourraient bénéficier de ce type de mobilité, susceptible de maintenir le niveau de compétence par un renforcement de l'expérience. On pense en particulier aux obstétriciens et aux sages-femmes exerçant dans les maternités ayant une faible activité ou encore aux chirurgiens et anesthésistes.

D'autre part, les médecins généralistes qui le souhaitent pourraient être incités à prendre périodiquement des gardes aux urgences. Il faut aussi prendre en compte la pénibilité de certaines spécialités médicales, la médecine d'urgence en particulier, et s'interroger sur l'intérêt potentiel qu'il pourrait y avoir à faciliter le renouvellement plus rapide des professionnels de santé exerçant ces activités, en leur permettant d'accéder à d'autres postes ou à d'autres spécialités lorsqu'ils le souhaitent. De ce point de vue, le principe de l'exercice, pendant toute une carrière, d'une spécialité médicale déterminée une fois pour toutes par le concours d'internat et la formation initiale du DES, paraît constituer un handicap important qu'il faudra savoir dépasser.

Dans le cadre de la prestation spécifique dépendance, nous avons également souligné les attentes en matière de formation et de qualification du personnel. En effet, l'État a créé les conditions d'une formation adaptée aux métiers d'aide à domicile en prévoyant un diplôme adapté et un financement par un prélèvement sur les salaires. Certains départements ont créé un label destiné aux services qui répondent aux exigences de formation. Mais cet effort voit ses effets limités par le fait que la personne dépendante est le décideur ultime du choix du prestataire de service et que sa contrainte budgétaire lui fait préférer souvent un volume de service supérieur pour une qualification du personnel inférieure. En pratique, les facteurs responsables de la qualité sont mieux identifiables, mais la contrainte financière demeure.

L'information des usagers

L'information des usagers doit permettre une meilleure connaissance par le public du fonctionnement de notre système de santé, une compréhension plus complète des enjeux de santé publique, et du rôle du corps social dans l'amélioration des performances du système. L'usager doit mieux connaître les possibilités d'accès à l'offre de soins et de prévention dont il dispose, mais doit aussi avoir conscience des initiatives qu'il peut prendre, voire des responsabilités qui lui incombent. Il s'agit là d'une prise de conscience politique et c'est dans cet esprit qu'ont été conçus les États généraux de la santé prévus pour les prochains mois.

Ces réflexions, déjà abordées dans le rapport du HCSP de 1994, restent pertinentes pour les trois domaines analysés.

Dans le cas du dépistage du cancer, la bonne information du public est une condition déterminante de sa participation aux programmes de dépistage. Cette information doit être diffusée directement et relayée par les professionnels de santé, en particulier le médecin généraliste, mais encore faut-il qu'il soit lui-même bien informé et convaincu.

Dans le cas des urgences, le public ne connaît pas suffisamment les moyens de bénéficier, en appelant le 15, d'une régulation médicalisée qui permet d'adapter la réponse la plus appropriée au problème qui se présente.

Pour la mise en place de la prestation dépendance, les modalités d'attribution restent mal connues, et il est à craindre que nombre de bénéficiaires potentiels ne fassent pas les démarches appropriées. Par ailleurs, la méconnaissance des conditions réglementaires précises de revenu et de patrimoine peut décourager une partie des demandeurs, ce qui expliquerait le taux important de dossiers sans suite après une première démarche.

Conclusion

CONCLUSION

Publié par le Haut Comité de la santé publique à la fin de son premier mandat en 1994, *La santé en France* a constitué un événement. En effet, pour la première fois dans notre pays, un rapport ne se contentait plus seulement de dresser le bilan de santé de la population mais s'interrogeait sur l'organisation du système de santé, définissait des priorités, proposait des objectifs à atteindre ainsi que la mise en place d'une véritable politique de santé.

Concluant le deuxième mandat du Haut Comité, le présent rapport constitue lui aussi une innovation en s'attachant à évaluer le chemin parcouru depuis 1994. Jamais en France, semble-t-il, une telle démarche comparant objectifs et résultats n'a été entreprise à cette échelle dans le domaine de la santé. Le Rapport de 1998 s'inscrit ainsi directement dans la continuité de celui de 1994. Le Haut Comité souhaite que ce type de démarche se développe le plus largement possible aux niveaux national et régional.

Au demeurant les constats d'aujourd'hui rejoignent ceux d'hier. Sans revenir en détail sur les éléments présentés dans ce rapport, en particulier sur les conclusions des deuxième et troisième parties, il n'est pas inutile d'insister sur quatre aspects essentiels.

En matière d'état de santé, la France se caractérise toujours par une situation contrastée associant des résultats excellents, et parfois même remarquables, à des situations pour le moins médiocres relativement à des pays comparables au nôtre. Si à 65 ans, les Françaises mais aussi les Français ont la meilleure espérance de vie des pays de l'Union européenne, avant cet âge, et particulièrement entre 20 et 40 ans, nous nous distinguons par une mortalité nettement plus forte que dans de nombreux pays d'Europe. Cette différence résulte dans une large mesure des conséquences nocives pour la santé de facteurs de comportement comme la consommation de tabac, l'usage abusif d'alcool, la prise de risque en voiture ou en moto, l'absence de protection au cours de relations sexuelles, etc. La lutte contre la mortalité et la morbidité évitables avant 65 ans ne relève pas pour l'essentiel d'un renforcement du système de soins mais d'une modification de comportements dont l'habitude et la pratique s'instaurent souvent avant même l'adolescence, aspect largement abordé par le Haut Comité dans son rapport de 1997 sur la santé des jeunes. Si nos possibilités de prise en charge des soins sont très développées (parfois même hypertrophiées) et mobilisent une part de la richesse nationale parmi les plus importantes des pays économiquement comparables, il n'en va pas de même de nos capacités d'agir pour préserver et promouvoir la santé en amont des soins. Elles bénéficient de peu de considération et de moyens et la cohérence de leur organisation est encore embryonnaire. Le même type de situation se retrouve en matière d'aide aux personnes handicapées ou dépendantes.

Deuxième aspect, les inégalités d'état de santé en fonction du sexe, de la catégorie sociale ou de la région demeurent fortes et ne semblent pas avoir tendance à se réduire. Comme l'indique la première partie de ce document, la pauvreté s'accroît parmi les ménages jeunes. Les situations de précarité pouvant avoir un impact négatif sur la santé concernent désormais un grand nombre de personnes comme le Haut Comité l'a souligné avec force il y a quelques mois dans son rapport sur ce thème. Mais là encore, les réponses mises en place sont avant tout « curatives ». Elles interviennent trop tard, quand la précarité a déjà éloigné du système de santé les personnes en situation de fragilité.

Le troisième constat qui mérite d'être souligné concerne le système d'information. Les données qui ont servi à élaborer ce rapport sont sensiblement de même nature qu'en 1994. La mortalité, générale ou par cause de décès, en constitue toujours le fondement. Il existe à peu près les mêmes lacunes en matière de morbidité, de déterminants de l'état de santé ou de handicaps. Pourtant, de nombreuses données sont enregistrées, en particulier dans les établissements de santé, les caisses d'assurance maladie ou les commissions en charge des personnes handicapées. Mais ces informations sont très peu accessibles ou ne le sont pas sous une forme utilisable.

Enfin, la multiplication des logiques institutionnelles, des structures et des procédures paralyse de plus en plus l'action des acteurs de santé et rend difficile la mise en œuvre d'une logique globale et cohérente. Les cloisonnements entre institutions aboutissent à une segmentation administrative qui devient incompréhensible aussi bien par la population, notamment en situation de précarité, que par les professionnels. Pourtant chacun est de plus en plus conscient de la nécessité d'une approche transversale des problèmes associant sanitaire et social, ambulatoire et hospitalier, public et privé. Pour dépasser ces clivages, on ne cesse d'ajouter des dispositifs pour relier les structures, les procédures, les financements et les acteurs. Une part de plus en plus importante de l'énergie collective est ainsi consacrée à franchir des obstacles institutionnels au détriment des actions elles-mêmes et au prix d'une usure grandissante des professionnels concernés.

Depuis 1994 cependant, de nombreux événements ont contribué à renforcer la démarche de santé publique en France. Le constat formulé par le Haut Comité et ses propositions ont fait l'objet d'un important processus d'appropriation dans l'ensemble du pays. A l'occasion des premières conférences régionales de santé en 1996, le diagnostic de la situation établi en 1994 a été présenté dans chaque région par un des membres du Haut Comité et les priorités proposées dans *La santé en France* ont été soumises à débat. En matière de sécurité et de veille sanitaires, la création ou le renforcement de structures a été décidé. La surveillance et la lutte contre la pollution atmosphérique ont été considérablement développées. Des actions pour essayer de mieux coordonner le dépistage de certains cancers ont été engagées. Enfin, les réformes intervenues en avril 1996 ont pour la première fois fourni un cadre législatif à une prise en compte globale et systématique des besoins de santé pour décider de l'allocation et de la répartition des moyens consacrés au système de soins. Les critères et les conditions de cette répartition entre les régions ont fait l'objet de propositions du Haut Comité à la Conférence nationale de santé en 1998.

Bien que la période prise en compte dans ce rapport soit brève, moins de cinq ans, des évolutions concernant différents aspects de l'état de santé de la population se sont produites. Beaucoup d'entre elles ont été positives, en particulier en matière de mortalité prématurée évitable dont la baisse a atteint, selon les cas, 10 à 20 %. D'autres tendances conduisent à penser qu'il sera au contraire difficile d'atteindre dans les délais proposés plusieurs des objectifs retenus par le Haut Comité en 1994.

Dans les années qui viennent, l'amélioration de la santé en France suppose d'abord une grande persévérance dans la démarche engagée. Il convient d'aboutir rapidement à un véritable changement d'attitudes et de pratiques qui accorde leur véritable place aux stratégies et aux actions en amont comme en aval des soins. Ce changement de mentalité concerne les professionnels, les décideurs politiques et administratifs mais aussi chaque Français. Une telle évolution comporte une dimension culturelle profonde dont on n'a pas encore pris la mesure. Des aspects essentiels de la situation française restent encore connus par trop peu de monde, notamment de façon comparative avec les autres pays de l'Union européenne. Cette méconnaissance conduit souvent à proposer ou préconiser des solutions répondant mal aux besoins actuels. Beaucoup informer et beaucoup expliquer sont le préalable indispensable à toute évolution du système de santé. Mais pour aboutir pleinement, cet effort doit aussi s'accompagner d'une simplification de nos dispositifs institutionnels. Il serait en effet beaucoup plus efficace de supprimer nombre des barrières qu'ils comportent que de constamment chercher des échelles pour les franchir. Même si c'est plus difficile à réaliser.

Remerciements

Le Haut Comité de la santé publique remercie

pour leur collaboration

l'Agence nationale de recherche sur le sida (ANRS)
la Caisse nationale d'assurance maladie des travailleurs salariés (Cnamts)
le Centre de recherche, d'étude et de documentation en économie de la santé (Credes)
le Centre de recherche pour l'étude et l'observation des conditions de vie (Credoc)
le Centre technique national d'études et de recherches sur les handicaps et les inadaptations (CTNERHI)
le Comité français d'éducation pour la santé (CFES)
le Conseil supérieur de la prévention des risques professionnels (CSPRP)
la direction de l'Action sociale (Das)
la direction de la Sécurité sociale (DSS)
la direction des Hôpitaux (DH)
la direction générale de la Santé (DGS)
l'École nationale de la santé publique (ENSP)
la Fédération nationale des observatoires régionaux de la santé (Fnors)
l'Institut national de recherche sur les transports et leur sécurité (Inrets)
l'Institut national de la santé et de la recherche médicale (Inserm)
l'Institut national de la statistique et des études économiques (Insee)
l'Observatoire français des drogues et des toxicomanies (OFDT)
l'Observatoire national interministériel de sécurité routière (Onisr)
l'Observatoire régional de la santé d'Aquitaine (Orsa)
la Mission interministérielle de lutte contre la drogue et la toxicomanie (Mildt)
le Réseau national de santé publique (RNSP)
la Société francophone des urgences médicales
le Service des statistiques, des études et des systèmes d'information (Sesi)

pour leur contribution à la rédaction

Stéphanie Antoniotti
Gérard Badeyan
Annick Bounot
Laurent Caussat
Laurence Chérié-Challine
Jean-Claude Désenclos
Christine Duval
André Ernst
Stéphanie Gentile
Marcel Goldberg
Hubert Isnard
Christine Jestin
Éric Jougla
Alain Jourdain
Martine Ledrans
Annette Leclerc
Ludivine Leroi
Claude Martin
Eliane Michel
Françoise Mohaer
Claudine Parayre
Véronique Pellissier
Philippe Quenel
Nicolas Sandret
Jésus Sanchez
Catherine Sermet
Jean-Claude Zerbib

Il remercie également

Nathalie Bajos
Béatrice Blondel
Gérard Bréart
René Demeulemeester
Dominique Deugnier
Myriam Dubuc
Fabienne Dubuisson
Dominique de Galard
Jean-Pierre Giordanella
Jean-Claude Henrard
Marie-Pierre Joly
Bernard Laumon
Catherine Lavielle
Véronique Ledoray
Catherine Manuel
Élisabeth Martelli
Martial Mettendorff
Danièle Mischlich
Christophe Paal
Jean Pasturel
Jean-Marie Robine
Olivier Roche
Yves Souteyrand
Carmelita Stoffels
Claude Thiaudière
Jean Viñas
Joëlle Voisin

ainsi que les membres de la Société francophone des urgences médicales entendus dans le cadre de l'enquête auprès des services d'urgence

B. Bedock, G. Bleichner, A.-M. Bouvier, M. Desquin, L. Divorne, D. Elkharrat, S. Feurstein, J.-P. Fournier, B. Garo, P. Gerbeaux, M. Gobert, P. Jean, G. Jego, J. Koppferschmit, B. Le Chevalier, D. Pateron, P. Pelloux, S. Nicolas, F. Staikowski, M.-D. Touze.

Merci à Riama M'Bae et Myrielle Toi
pour la réalisation dactylographique du manuscrit.

Table des sigles

Anaes	Agence nationale d'accréditation et d'évaluation en santé
Andem	Agence nationale pour le développement de l'évaluation médicale
ARH	Agence régionale d'hospitalisation
CAT	Centre d'aide par le travail
CCAS	Centre communal d'action sociale
CCMSA	Caisse centrale de la Mutualité sociale agricole
Cnamts	Caisse nationale d'assurance maladie des travailleurs salariés
CNC	Conseil national du cancer
Cram	Caisse régionale d'assurance maladie
Credes	Centre de recherche, d'étude et de documentation en économie de la santé
Credoc	Centre de recherche pour l'étude et l'observation des conditions de vie
CTNERHI	Centre technique national d'études et de recherches sur les handicaps et les inadaptations
CFES	Comité français d'éducation pour la santé
CSPRP	Conseil supérieur de la prévention des risques professionnels
Dares	Direction de l'animation, de la recherche, des études et des statistiques
Das	Direction de l'Action sociale
DSS	Direction de la Sécurité sociale
DGS	Direction générale de la Santé
DH	Direction des Hôpitaux
ENSP	École nationale de la santé publique
Fnors	Fédération nationale des observatoires régionaux de la santé
Igas	Inspection générale des affaires sociales
INRS	Institut national de recherche et de sécurité pour la prévention des accidents du travail et des maladies professionnelles
Inrets	Institut national de recherche sur les transports et leur sécurité
Insee	Institut national de la statistique et des études économiques
Inserm	Institut national de la santé et de la recherche médicale
OCDE	Organisation de coopération et de développement économiques

OMS	Organisation mondiale de la santé
Onisr	Observatoire national interministériel de sécurité routière
Orctis	Office central de répression du trafic illicite de stupéfiants
ORS	Observatoire régional de la santé
Mildt	Mission interministérielle de lutte contre la drogue et la toxicomanie
MSA	Mutualité sociale agricole
PED	Prestation expérimentale dépendance
PSD	Prestation spécifique dépendance
RNSP	Réseau national de santé publique
Satu	Service d'accueil et de traitement des urgences
Sesi	Service des statistiques, des études et des systèmes d'information
Sros	Schéma régional d'organisation sanitaire
Upatu	Unité de proximité d'accueil et de traitement des urgences

Table des tableaux

Table des figures

Chapitre 1
Les dimensions démographique, économique et sociale, politique…

Chapitre 2
Les opinions et perceptions de la population

Chapitre 3
Les indicateurs de l'état de santé

Table des hors-texte

Table des matières

Réalisation graphique
Philippe **Ferrero**
★
Conseil & création

Impression Bialec S.A., 54000 Nancy, D.L. n° 48946 - 4e trimestre 1998